糖尿病中医诊治精要

温伟波　王洪武　主编

科学出版社
北京

内 容 简 介

本书主要论述糖尿病的中医诊治，共八章。其中第一章主要从现代医学方面，概述糖尿病及其并发症的基础知识、诊断治疗。中医学方面，首先，第二章至第五章，重点阐述了糖尿病及其并发症的中医认识、遣方用药，分门别类地梳理了药食两用、具有降糖功效的单味药，详尽地列举了大量实用验方、时方、经方；且针对目前糖尿病逐渐年轻化以及人口老龄化趋势的问题，从中医学角度对糖尿病前期以及老年糖尿病进行了分述；其次，第六章、第八章简述了施今墨、祝谌予、林兰、熊曼琪、吕仁和、仝小林、温伟波几位近现代医者对糖尿病的诊治思想，精选了古今医家诊治糖尿病医案；最后，第七章介绍了糖尿病中医实验研究的方法与目前部分糖尿病常用中药复方、成药及中药成分的作用研究。

本书适合于广大中医、中西医结合临床工作者以及医学生、医学爱好者参考阅读。

图书在版编目（CIP）数据

糖尿病中医诊治精要 / 温伟波，王洪武主编. —北京：科学出版社，2023.4

ISBN 978-7-03-075380-9

Ⅰ. ①糖… Ⅱ. ①温… ②王… Ⅲ. ①糖尿病-中医诊断学 ②糖尿病-中医治疗学 Ⅳ. ①R259.871

中国国家版本馆 CIP 数据核字（2023）第 062472 号

责任编辑：鲍 燕 李 媛 / 责任校对：刘 芳

责任印制：赵 博 / 封面设计：陈 敬

科学出版社 出版

北京东黄城根北街 16 号

邮政编码：100717

http：//www.sciencep.com

北京华宇信诺印刷有限公司印刷

科学出版社发行 各地新华书店经销

*

2023 年 4 月第 一 版 开本：787×1092 1/16

2024 年10月第二次印刷 印张：12

字数：285 000

定价：79.00 元

（如有印装质量问题，我社负责调换）

本书编委会

主　编　温伟波　王洪武

副主编　钱　锐　曹拥军　谢雪华

编　委　（按姓氏笔画排序）

王　斯　王珏璇　王柔钧　韦姗姗　李　杨

李倩雯　杨　龄　杨云姣　辛晓驰　张倩莹

罗珺钰　金梦雪　赵　杰　原恩泽　柴　媛

徐　超　殷　圆　陶丽玲　曹凡洲　崔换天

韩　雪　解海雪　廖加抱　魏淑芳

前　言

糖尿病作为慢性代谢性疾病中的一种，在社会飞速发展的背景下，其发病率有逐年上升趋势，但人群知晓率、治疗率、控制率持续较低。部分糖尿病患者呈现隐匿发病的特点，容易出现误诊、漏诊的情况，甚至部分患者在出现并发症时才被诊治，最终，严重影响了患者的生活质量及生命安全，增加了患者以及社会的负担，故开展糖尿病诊治工作研究具有重要意义。

中医学源远流长、历久弥新，从自然社会发展而来，最后又反哺于其。糖尿病归属于中医学“消渴”范畴，中医学在防治消渴病方面有悠久的历史以及系统的理论支撑，所以时至今日依旧能发挥不容忽视的作用。中医药治疗消渴，方法丰富，药食同源，内外同治，有其独特的优越性。首先，能做到宏观调控，调理体质、改善症状，恢复机体“阴平阳秘”的状态，提高患者生存质量；其次，针对难控性血糖，有辅助降糖作用；最后，防治并重，未病先防，已病防传，预防进展，防治并发症。目前，人们对于中医药治疗糖尿病观念接受程度越来越高，中医药的应用也使得糖尿病患者能有更多治疗途径的选择与更多在治疗上受益的可能性。虽然已经认识到中医药在治疗糖尿病方面有其独特的优势，但目前国内外相关著作仍较少，尤其是包含中医实验研究，指导传统医学与现代医学科学、条理结合的著作更是少之又少。为了系统全面地介绍中医诊治糖尿病的相关内容，为临证诊治提供一定帮助，我们参考、收集了相关内容，总结提炼后编撰了本书。

在长期的历史演变中，由于不同的历史背景、时代特点，当时的医家对消渴的治疗有着不同的认知，百花齐放，百家争鸣，各有其可取可弃之处。本书意欲阐发众家之长，以兹举一反三。为求同存异，拓展读者的视野，在撰写时，尽量选取名家名方和有实验佐证的方剂，并力求在注意术语规范的前提下，对存在分歧的点和学科自身的不足之处逐一评述。对于具体的知识细节，如用药方法等，常规教材一般只有结论，或者论述不完备，本书有专病专述的优势，尽量避免照本宣科式的陈述，让读者知其然，知其所以然。

《糖尿病中医诊治精要》一书，是写给对糖尿病中医诊治有需要的所有医务工作者以及医学院校学生的书。但限于自身的学术水平，虽借鉴百家之长，仍难免疏漏，书中不足之处，敬请广大读者批评指正。同时，本书参考、引用了诸多糖尿病相关书著、文献的内容及图表，在此对所有被借鉴、引用的中西医资料的原作者表示由衷的感谢。在本书的编写过程中，得到了科学出版社的大力支持、帮助和指导，在此表示由衷的感谢和诚挚的敬意。

编　者

2022 年 6 月

目　　录

第一章 概　　述

第一节　糖尿病定义、流行病学

一、糖尿病定义

糖尿病是遗传因素和环境因素长期共同作用所导致的一种慢性、全身性、代谢性疾病，主要是由于体内胰岛素分泌不足或者对胰岛素的敏感性降低，引起血糖升高，脂肪、蛋白质、水、电解质等代谢紊乱。严重者出现多系统多器官的急慢性损害、进行性病变甚至衰竭，如在病情严重或应激时可发生急性严重代谢紊乱（糖尿病酮症酸中毒、高渗性高血糖状态等）；久病导致血管、心、肾、眼、脑、神经等重要组织器官的损害，出现相应慢性并发症。糖尿病及其并发症极大地影响着患者的生活质量和生命健康，增加患者负担，须予以重视。

二、糖尿病流行病学

2021 年国际糖尿病联盟（International Diabetes Federation，IDF）发布的《全球糖尿病地图（第 10 版）》数据显示，目前全球共有 5.37 亿成人（20～79 岁）糖尿病患者，而中国成人糖尿病患者数量高达 1.4 亿，位居世界第一，占全球成人糖尿病患者总数的 1/4 以上。我国近 40 年来进行了多次全国范围内的大规模糖尿病流行病学调查，结果显示我国糖尿病患病率呈上升态势。1980 年的全国 14 省市 30 万人的流行病学资料显示全人群糖尿病患病率仅为 0.7%，1994～1995 年全国 19 省市 21 万人的糖尿病流行病学调查发现 25～64 岁年龄段糖尿病的患病率为 2.5%；2007～2008 年中华医学会糖尿病学分会组织 14 个省市进行了糖尿病的流行病学调查，我国 20 岁以上的成人糖尿病患病率为 9.7%；2013 年糖尿病患病率为 10.4%，2017 年患病率上升到 10.9%。虽然近年来我国糖尿病患病率趋于平稳，但有研究表明，如果血糖、体重指数（BMI）、吸烟和身体活动这四个主要疾病危险因素按照 1990～2013 年的趋势发展（自然趋势场景），2030 年糖尿病死亡人数、死亡率和标化死亡率将会分别增加 230.6%、222.1%和 78.7%。

2017 年全球约 400 万人死于糖尿病，糖尿病占全球死因的 10.7%，糖尿病相关健康支出高达 7270 亿美元，而我国有超过 84 万患者死于糖尿病，其中 33.8%的患者年龄小于 60 岁。表明糖尿病已成为严重危害人们健康并给社会带来沉重经济负担的重大慢性疾病。糖尿病的急、慢性并发症会损害人体多个器官，严重影响患者的身心健康，大幅增加医疗支出，糖尿病每年造成的全球死亡人数约达 1300 万，由此产生的巨额医疗费用高达 4600 亿美元左右，给个人和社会的发展带来了沉重的经济负担。而最新糖尿病防治指南指出，直至 2020 年我国糖尿病的知晓率（36.5%）、治疗率（32.2%）和控制率（49.2%）虽较前有所改善，但仍处于低水平。

我国作为糖尿病大国，糖尿病防治工作仍面临巨大挑战。而糖尿病本身作为需要长期控制的慢性病，患者日常生活习惯和自我管理能力是控制疾病的关键，提升患者血糖控制能力迫在眉睫，故而提高人群对糖尿病防控的知晓度与参与度，在重点人群中采取有针对性的防控措施无疑是十分重要的。

第二节　病因与发病机制

人体内存在着精细的调节血糖来源和去路的动态平衡机制，稳定的血糖水平对于保证人体各组织器官的利用非常重要。糖尿病的病因极为复杂，至今尚未完全阐明。不同类型其病因不尽相同，即使同一类型也存在异质性。总体来说，遗传因素及环境因素共同参与其发病。胰岛素由胰岛 β 细胞合成和分泌，经血液循环到达体内各组织器官的靶细胞，与特异性受体结合并引发细胞内物质代谢效应，在此过程中任何一个环节发生异常均可导致糖尿病。主要原因是胰岛细胞功能障碍导致的胰岛素分泌水平下降，或者机体对胰岛素作用不敏感或二者兼备，从而导致血液中葡萄糖不能被有效利用和存储。

目前糖尿病分型国际通用世界卫生组织（World Health Organization，WHO）糖尿病专家委员会提出的分型标准，根据病因不同分为 1 型糖尿病（type 1 diabetes mellitus，T1DM）、2 型糖尿病（type 2 diabetes mellitus，T2DM）、妊娠糖尿病（gestational diabetes mellitus，GDM）、特殊类型糖尿病四大类型。妊娠糖尿病因对象的特殊性，中医诊治不多，特殊类型糖尿病目前病因相对清楚，且发病率相较其他三型偏低，故这两型本书不作详述。

一、1 型糖尿病

目前公认的 1 型糖尿病（T1DM）的发病机制是多因素导致自身免疫系统紊乱，传统观念认为某些外界因素（如病毒感染、化学毒物和饮食等）作用于有遗传易感性的个体，激活淋巴细胞介导的一系列自身免疫反应，引起选择性胰岛 β 细胞破坏和功能衰竭，体内胰岛素分泌不足进行性加重，最终导致糖尿病。随着研究的深入发现，T1DM 与 T2DM 患者的发病特点越发相似。近年对于 T1DM 病因的判定包括肥胖、胰岛素抵抗等。

1. 遗传因素

T1DM 遗传易感性涉及 60 多个基因。包括 *LA* 基因和 *HLA* 基因，已知位于 6 号染色体短臂的 *HLA* 基因为主效基因，贡献了遗传易感性的 50%，如 *CTSH* 基因上的 rs3825932 是最具有整合功能证据的 T1DM 关联位点。其他为次效基因，HLA-Ⅰ、HLA-Ⅱ类分子参与了 $CD4^+$ T 细胞及 $CD8^+$ T 杀伤细胞的免疫耐受和免疫损伤，有研究表明 miR-148a、miR-146a、miR-150 等显著下调与自身免疫进程相关，从而参与了 T1DM 的发病。其他基因可能也参与了 T1DM 的易感性：如 *INS 5'VNTR*（胰岛素基因的非编码启动区，位于 11 号染色体短臂）可能影响胰岛素基因的表达；*CTLA4*（细胞毒性淋巴细胞抗原 A 基因，位于 2 号染色体长臂）在 T 细胞的作用和调控中起作用；*PTPN22*（非受体型蛋白酪氨酸磷酸酶 N22 基因，位于 1 号染色体短臂）也是 T 细胞作用的调控因子等。

2. 环境因素

（1）病毒感染：与 T1DM 有关的人类病毒大致如下：柯萨奇 B 病毒、埃可病毒、风疹病毒、流行性腮腺炎病毒、巨细胞病毒、轮状病毒以及丙肝病毒等。一些研究认为柯萨奇 B 病毒感染促进机体免疫系统产生胰岛 β 细胞相关抗体，破坏胰岛 β 细胞促进 T1DM 的发生，或者柯萨奇 B 病毒血症直接破坏胰岛细胞；轮状病毒的结构蛋白 VP7 与 T1DM 相关的两种自身抗原谷氨酸脱羧酶（GAD65）、胰岛素瘤抗原 2（IA-2）蛋白具有同源氨基酸序列。动物实验证实 T1DM 的发展程度与轮状病毒的抗体滴度有关。或如 Toll 样受体（TLR）和黑色素瘤相关抗原 5（MDA5）等表达，后者可激活 NF-κB 和干扰素调节因子 3（IRF3）等转录因子。这些转录因子可导致胰岛 β 细胞早期炎性化学因子和细胞因子（如 IL-1β、TNF-α、IFN-α/β/γ）的表达并导致胰岛细胞凋亡等。

（2）化学毒物和饮食因素：链脲佐菌素（STZ）、四氧嘧啶（ALX）、灭鼠剂吡甲硝苯脲可造成人类糖尿病，属于非免疫介导性 β 细胞破坏（急性损伤）或免疫介导性 β 细胞破坏（小剂量、慢性损伤）。但目前尚未识别出明确的致病因素。

3. 免疫因素

T1DM 本身是一种 T 细胞介导胰岛 β 细胞破坏的慢性自身免疫性疾病，受体液免疫、细胞免疫等多重影响，常伴有其他免疫疾病如桥本甲状腺炎等，早期表现为淋巴细胞的浸润，以及在多数患者血清中存在多种自身抗体，如针对 β 细胞的单株抗体、多株胰岛细胞抗体、胰岛素抗体、谷氨酸脱羧酶抗体、蛋白质酪氨酸磷酸酶样蛋白抗体等，以及各种因素导致的自身免疫系统的激活，各种直接、间接的自身免疫攻击导致胰岛炎，最终导致胰岛 β 细胞破坏、凋亡而致本病。近年对于 T1DM 病因的判定，认为与 T 细胞密切相关的程序性死亡受体 1/程序性死亡受体配体 1 通路也参与了 T1DM 的发展。Daniel 等认为强化外周胰岛素免疫耐受可通过使抗胰岛素反应占优势的前驱非肥胖糖尿病小鼠免疫，有效阻止糖尿病的发病和抗胰岛素的自身免疫的进展，提示抗胰岛素自身免疫在胰岛破坏中的重要作用。叉状头蛋白 3 调节性 T 细胞可调控自身免疫耐受，抑制炎症活性淋巴细胞，通过抑制抗原提呈活性 T 细胞或释放抗炎症因子抑制外周自身反应性 T 细胞的活性，对阻止 T1DM 进展发挥着重要的作用。Gardner 等研究表明，胰岛素抗原在胸腺外的自身免疫调节因子中表达，可以有效抑制 $CD4^{+}$ T 细胞参与的自身免疫性糖尿病。

二、2 型糖尿病

2 型糖尿病（T2DM）是由遗传因素及环境因素共同作用而引起的多基因遗传性复杂疾病，且具有更强的遗传基础。发病机制主要是胰岛素抵抗与胰岛素分泌障碍，不同患者其胰岛素抵抗与胰岛素分泌缺陷在发病过程中的重要性不同，同一患者在疾病进程中两者的相对重要性也可能发生变化。T2DM 的进程中胰岛 β 细胞功能呈进行性减退。胰岛素抵抗是指胰岛素作用的靶器官对胰岛素的敏感性降低，胰岛素与胰岛素受体结合能力和（或）结合后效应力下降，差于预计正常水平，导致血糖升高。此时机体为降低血糖，增加胰岛素分泌，但因为胰岛素抵抗导致血糖仍不能下降至正常水平，而居高不下的血糖不断刺激机体分泌胰岛素，促进高胰岛素血症发展，高胰岛素血症又使得胰岛素受体数量减少，加重胰岛素抵抗，形成恶性循环。最终胰岛 β 细胞对胰岛素抵抗失代偿，出现胰岛素分泌障碍，到达 T2DM 发病的最后机制。

1. 遗传因素

T2DM 具有很强的遗传倾向。有研究提出 T2DM 的遗传易感性是多基因的，涉及多个变异，这些遗传等位基因主要通过损伤胰岛 β 细胞功能、减少胰岛素作用或增加肥胖风险来影响罹患 T2DM 的风险。基因 *Ink4a* 可能是 T2DM 患者衰老、代谢紊乱和胰岛 β 细胞衰竭之间的潜在联系。

2. 环境因素

T2DM 发病的增加可能与人们生存的环境中一些危险因素彼此交互相关。例如饮食结构、活动行为以及自身素质条件等都可能成为影响因素，最终本病相关的遗传易感基因的正常表达调控受到影响，进一步增加了本病的易感性风险。还有研究指出提前进行生活方式的干预能使得患病风险有所降低，这对于 T2DM 的临床防治有一定指导的意义。

3. 肠道菌群

近年研究表明，T2DM 患者肠道菌群结构和功能与健康人不同，肠道菌群可能通过干预宿主营养及能量的吸收利用、影响体质和胆汁酸代谢、促进脂肪的合成及储存、影响慢性低度炎症反应等机制参与 T2DM 的发生发展。

第三节 临床表现

一、基本临床表现

糖尿病初期部分患者可无任何临床表现，仅于健康检查或因其他疾病就诊时发现血糖升高。随着血糖的升高，渗透性利尿引起多尿，继而口渴多饮，因外周组织对葡萄糖利用障碍，使得脂肪合成减少、分解增加，蛋白质代谢呈负平衡，所以患者出现易饥多食，且渐见体重下降、乏力，即“三多一少”（多饮、多食、多尿、体重下降）症状。病程较长、血糖控制不佳的糖尿病患者会出现各种并发症，常伴随着各种临床症状，如视物模糊、皮肤瘙痒、四肢麻木刺痛、泌汗异常、下肢水肿、泡沫尿、足部溃烂等。

二、不同类型糖尿病临床特点

根据 WHO（1999 年）糖尿病的病因学分型体系，将糖尿病分为 4 大类，即 T1DM、T2DM、GDM 和特殊类型糖尿病。具体见表 1-1。

表 1-1 糖尿病的分型及鉴别要点

类型	病因	主要表现	多发人群	治疗
T1DM	胰岛 β 细胞破坏致胰岛素绝对缺乏	明显“三多一少”症状；急性起病，部分首发症状为糖尿病酮症酸中毒昏迷	青少年	必须终身依赖注射胰岛素治疗
T2DM	胰岛素抵抗、胰岛素分泌相对缺乏	“三多一少”症状可以不明显；发病缓慢；常在体检或发生并发症时被诊断	中老年	口服降糖药、胰岛素
GDM	胎盘分泌多种能对抗胰岛素的激素，使得胰岛素分泌不足	一般无明显症状；即便出现“三多一少”症状，孕妇容易误认为是孕期反应而忽略	孕妇，通常发生在妊娠中期或后期	只能使用胰岛素，口服降糖药可能会造成胎儿畸形
特殊类型糖尿病	除上述三型外的糖尿病（详述见下文）			

注：GDM 因对象的特殊性，在临床容易鉴别，治疗上除饮食运动干预，用药上只能使用胰岛素。

特殊类型糖尿病病因相对清楚，此类型糖尿病包括：①胰岛 β 细胞功能的基因缺陷：青年人中的成年发病型糖尿病（MODY）、线粒体基因突变糖尿病等。②基因缺陷所致胰岛素作用减低：矮妖精貌综合征；A 型胰岛素抵抗；Rabson-Mendenhall 综合征；脂肪萎缩型糖尿病等。③内分泌疾病：例如甲状腺功能亢进症、胰高血糖素瘤、库欣综合征、肢端肥大症、嗜铬细胞瘤等因拮抗胰岛素外周作用而导致血糖升高引起的糖尿病。④胰腺外分泌疾病：如胰腺炎、胰腺癌、胰腺切除、血友病等引起糖尿病。⑤病毒感染：如先天性风疹病毒、腮腺炎病毒、巨细胞病毒、腺病毒引发糖尿病。⑥化学制剂或药物导致的糖尿病：如糖皮质激素、甲状腺激素、噻嗪类药物、苯妥英钠、女性口服避孕药等。⑦免疫介导糖尿病：如胰岛素自身免疫综合征等，这类糖尿病较不常见。⑧与糖尿病相关的其他遗传综合征。

在各型糖尿病中最重要的是要学会鉴别 T1DM 与 T2DM。鉴别两种糖尿病，从血糖情况难以鉴别，需结合胰岛功能、糖尿病自身抗体等综合判别，但临床上，部分患者在诊断初期可能会同时具有 T1DM、T2DM 两种糖尿病的特点，尤其是青年人群，难以快速明确分型，此时可先临时性分型，以指导治疗。再依据患者对治疗的初始反应以及胰岛 β 细胞功能的动态变化进行重新评估与分型。其中尤其需警惕成人隐匿性自身免疫性糖尿病（latent autoimmune diabetes in adults，LADA），LADA 为 T1DM 中的亚型，是披着 T2DM“外衣”的 T1DM，其从发病机制上看，LADA 患者胰岛 β 细胞所受免疫损伤较经典 T1DM 患者缓慢，但 LADA 患者胰岛 β 细胞衰退速度约是 T2DM 患者的 3 倍。本病主要有三个典型特征：成年起病、病程进展缓慢、具有胰岛自身免疫破坏的证据。LADA 患者前半年多可不依赖于胰岛素治疗，目前主要通过是否依赖胰岛素治疗来区分其与酮症起病的经典 T1DM。LADA 诊断标准：①排除其他类型糖尿病；②胰岛素自身抗体阳性（GADA 为首选推荐监测抗体，因其出现早且持续时间长，IAA/ZnT-8A 可提高检出率）；③年龄≥18 岁；④诊断糖尿病后至少半年不依赖胰岛素治疗。

第四节 实验室检查

一、血 糖 测 定

无论何种类型的糖尿病，血糖测定均为首选诊断依据（诊断必须为静脉血测定的血糖值），也是长期动态观察病情的主要指标（病情监测可用毛细血管全血测定，即末梢血）。临床上血糖检测有三项指标：空腹血糖（≥7.0mmol/L）、随机血糖（≥11.1mmol/L）、口服葡萄糖耐量试验（oral glucose tolerance test，OGTT）2h 血糖（≥11.1mmol/L），任意一项指标超过上述标准，均应在另一天采集静脉血，重复检查以便确诊。

二、糖化血红蛋白

糖化血红蛋白是血红蛋白与糖类（如葡萄糖、6-磷酸葡萄糖或 1, 6-二磷酸果糖）经非酶促结合而成的产物，糖化血红蛋白 A1c（HbA1c）约占糖化血红蛋白的 60%～70%，且结构稳定。由于红细胞在血液循环中的寿命大约为 120 天，故 HbA1c 能反映测定前 8～12 周内患者的平均血糖水平。需注意，失血过多导致血红蛋白下降、近期有输血史、发生溶血性贫血等均会导致 HbA1c 检测值过低，缺铁性贫血等则会导致 HbA1c 检测值过高。HbA1c 正常参考值为＜6.5%，血糖控制不良者 HbA1c 升高，且与血糖升高的程度、持续时间相关。对于 HbA1c 的个体化控制原则，《中国 2 型糖尿病防治指南（2020 版）》中提出：对于年龄较轻、病程较短、预期寿命较长、无并发症、未合并心血管疾病的 T2DM 患者在没有低血糖及其他不良反应的情况下可采取更为严格的 HbA1c 控制目标，反之则采取相对宽松的 HbA1c 控制目标。

三、糖化血清蛋白（果糖胺）

血清葡萄糖能与白蛋白及其他血清蛋白分子末端的氨基发生非酶促糖化反应，形成果糖胺，其不受临时血糖浓度波动的影响，因白蛋白的半衰期为 19 天，故其可监控糖尿病患者在过去 2～3 周内的平均血糖水平，可作为糖尿病近期控制的灵敏指标，观察治疗效果，以调整用药。参考值：1.7～2.8mmol/L。但需注意，血浆白蛋白≤35g 时该试验结果不可靠。

四、口服葡萄糖耐量试验

无糖尿病症状但随机或空腹血糖异常或者血糖高于正常范围但尚未达到诊断标准

时，以及有明显家族史的患者需进行 OGTT。OGTT 能了解胰岛 β 细胞功能和机体调节糖的功能。行 OGTT 检查者，试验前 3 天内需摄入足量糖类，应该提前 3～7 天停用影响血糖的药物，于禁食 8h 后的清晨抽取空腹血，之后受试者需 5 分钟内饮入 250～300ml 含 75g 无水葡萄糖的糖水（儿童服糖量按 1.75g/kg 计算，但总量不超过 75g），从喝第一口开始计时，分别于 30min、60min、120min 和 180min 静脉取血送检，分别测定上述 5 个时间点的血糖值。参考值：空腹血糖＜6.1mmol/L，服糖后 30～60min 血糖达高峰，＜11.1mmol/L，120min 后恢复到正常水平。需注意急性病及应激状态下不宜行 OGTT，检测过程中，患者当避免剧烈运动，不喝茶和咖啡、不吸烟。

五、胰岛素释放试验

测定血清（或血浆）胰岛素水平，有助于糖尿病的临床分型、对隐性糖尿病以及胰岛 β 细胞瘤的诊断。本试验能反映基础、葡萄糖介导下的胰岛素释放功能，正常人空腹基础血浆胰岛素为 35～145pmol/L（5～20U/ml），于空腹饮入含 75g 无水葡萄糖的 250～300ml 糖水后，血浆胰岛素在 30～60 分钟内上升至高峰，峰值为基础值的 5～10 倍，3～4h 后恢复到基础水平。需要注意，胰岛素测定受血清中胰岛素抗体和外源性胰岛素干扰。隐性糖尿病：OGTT 可以正常，但胰岛素反应下降。T1DM：胰岛素分泌明显下降，空腹血浆胰岛素≤5U/ml，糖耐量曲线上升，而胰岛素曲线低平。T2DM：胰岛素释放曲线可正常或略升高，峰值时间≥60min，恢复时间≥180min。胰岛素水平持续升高，而血糖持续低平可见于胰岛 β 细胞瘤。胰岛素持续升高，血糖正常见于早期糖尿病。

六、C 肽

C 肽为胰岛素原转化为胰岛素时的分解产物，对于用胰岛素治疗的患者，测定其血中胰岛素结果包括外源性胰岛素，不能判断内生胰岛素水平；长期使用胰岛素的患者，有可能产生抗胰岛素抗体，使胰岛素测定结果偏低。而 C 肽测定不受血清中的胰岛素抗体和外源性胰岛素影响，又能反映胰岛 β 细胞功能，指导胰岛素治疗。测定方法同 OGTT，正常人空腹基础值不小于 400pmol/L，在 30～60min 内上升至高峰，峰值为基础值的 5～6 倍。T1DM：C 肽水平低，对血糖刺激无反应，曲线低平。T2DM：C 肽正常或略高，高峰延迟。

七、尿　　糖

尿糖是诊断糖尿病的重要线索，但并非诊断依据。正常人尿糖定性为阴性，当血糖水平超过肾糖阈（约 10mmol/L）时，即可检出尿糖，尿糖阴性不能排除糖尿病可能。而某些肾病影响肾小管的重吸收和肾小球的滤过率，肾糖阈降低时也可出现血糖正常，但尿糖阳性情况。而当并发肾小球硬化时，血糖升高但尿糖可呈假阴性。妊娠期肾糖阈降低，这时虽然血糖正常，但是尿中却能检测到尿糖，即尿糖呈假阳性。

八、糖尿病自身抗体

自身免疫性 T1DM 以胰岛自身抗体阳性为特点。常见 T1DM 自身抗体包括谷氨酸脱羧酶抗体（GADA）、蛋白酪氨酸磷酸酶自身抗体（IA-2A）、胰岛细胞抗体（ICA）、胰岛素自身抗体（IAA）等，GADA、IAA、ICA、IA-2A、ZnT-8A 为 5 种胰岛敏感性、特异性较高的自身抗体类型，T1DM 患者普遍存在上述 5 种抗体，阳性水平较高。

九、其 他 检 查

糖尿病患者需定期行肝肾功能、血脂、尿微量白蛋白等检查。眼底检查可发现早期视网膜病变；肌电图及运动神经传导速度可发现糖尿病性周围神经病变；当发生急性并发症时应据情况及时进行尿酮、血乳酸、血气分析、血电解质、血浆渗透压等检查。

第五节　诊断与治疗

一、糖尿病诊断标准

对于糖尿病，临床上需要尽可能地早期诊断、早期干预，其诊断主要依据血糖、糖化血红蛋白水平。具有糖尿病的典型“三多一少”症状以及以糖尿病急慢性并发症症状首诊的患者，以及年龄超过 45 岁的肥胖或超重者、有明确糖尿病家族史等高危人群尤其需要进行糖尿病的常规筛查。

（一）糖尿病诊断

糖尿病诊断依据于血糖的异常升高，包括空腹血糖（fasting blood glucose，FBG）、随机血糖或 OGTT 2h 血糖值（2 hours plasma glucose，2hPG）。但须注意的是，单纯检测空腹血糖值有很高的漏诊率，需同时检测餐后血糖、糖化血红蛋白，如有必要还需进行 OGTT、胰岛素释放试验、C 肽释放试验。诊断时还需注意其分型及并发症、伴发症等情况。《中国 2 型糖尿病防治指南（2020 年版）》更新了糖尿病的诊断标准，正式将 HbA1c 纳入糖尿病的诊断标准中，诊断切点为≥6.5%。但考虑到糖化血红蛋白干扰因素多，故指南中提示：在有严格质量控制的实验室，采用标准方法测定得出的 HbA1c，才能作为糖尿病的补充诊断标准。具体诊断标准见表 1-2。

表 1-2 糖尿病诊断标准

诊断标准	指标（静脉血浆葡萄糖或糖化血红蛋白）
①典型糖尿病症状（多饮、多尿、多食、体重下降）加上随机血糖检测	≥11.1mmol/L
或	
②糖化血红蛋白	≥6.5%
或	
③糖负荷后 2h 血糖监测	≥11.1mmol/L
或	
④空腹血糖监测	≥7.0mmol/L

注：①无糖尿病症状者，需另一日重复核查一次予证实，诊断才能成立，随机血糖不能用来诊断空腹血糖受损或糖耐量减低。②空腹状态指至少 8h 没有进食热量；随机血糖指不考虑上次用餐时间，一天中任意时间的血糖。③只有通过一致性评价后，HbA1c 才能被用于糖尿病诊断。

（二）糖尿病前期诊断

对于血糖值已超正常范围，但尚未达到诊断标准者考虑为糖尿病前期：2hPG 在正常范围内（＜7.8mmol/L），FBG 在 6.1～7.0（不包括 7.0）mmol/L 应考虑为空腹血糖受损；FBG＜7.0mmol/L，2hPG 在 7.8～＜11.1mmol/L 应考虑为糖耐量减低。具体见表 1-3。

表 1-3 糖代谢状态分类

糖代谢状态	静脉血浆葡萄糖值（mmol/L）	
	空腹血糖	OGTT 2h 血糖
正常血糖（NGR）	3.9～6.0	＜7.8
空腹血糖受损（IFG）	6.1～7.0（不包括 7.0）	＜7.8
糖耐量减低（IGT）	＜7.0	7.8～＜11.1
糖尿病（DM）	≥7.0	≥11.1

注：诊断 IFG 或 IGT 需根据 3 个月内的 2 次 OGTT 结果，据其平均值判断。

此外，对于有糖尿病高危因素的孕妇（肥胖、GDM 个人史、有糖尿病家族史者或尿糖阳性者），首次产前检查时需进行普通糖尿病筛查，可判断是否孕前就患有糖尿病。若排除孕前患有糖尿病，需在孕 24～28 周时行 OGTT，以筛查 GDM：达到或超过下列至少 1 项指标：餐后血糖（PBG）≥5.1mmol/L，中间高血糖（IHG）≥10.0mmol/L 和（或）2hPG≥8.5mmol/L 可诊断。儿童糖尿病的诊断标准同成人标准。

二、鉴别诊断

（一）其他原因所致尿糖阳性

肝源性糖代谢异常，例如严重肝病所致糖原储备受阻，通常表现为餐后半小时到 1h

血糖升高，出现糖尿，而空腹血糖、餐后 2～3h 血糖正常或偏低。

（二）应激状态引起的高血糖

如严重的心、脑血管疾病以及急性创伤、感染等均可导致血糖升高，血糖水平于解除应激状态后可恢复。

三、治　　疗

因目前糖尿病的发病机制、病因尚未完全阐明，故治疗上主要以控制血糖、调节代谢紊乱为主，同时预防或延缓并发症的发生发展，提高患者的生活质量。强调早期、长期、个体化、积极而理性的原则。IDF 提出的糖尿病教育、医学营养治疗、运动治疗、血糖监测和药物治疗被称为糖尿病治疗的“五驾马车”，从中也可以看出糖尿病的管理是强调以患者为中心的医患协同管理模式，需充分考虑患者情况，量体裁衣，综合性评估后个性化治疗（表 1-4）。

表 1-4　中国 T2DM 综合控制目标

指标名称		目标值
毛细血管血糖（mmol/L）	空腹	4.4～7.0
	非空腹	＜10.0
糖化血红蛋白（%）		＜7.0
血压（mmHg）		＜130/80
总胆固醇（mmol/L）		＜4.5
高密度脂蛋白胆固醇（mmol/L）	男性	＞1.0
	女性	＞1.3
甘油三酯（mmol/L）		＜1.7
低密度脂蛋白胆固醇（mmol/L）	未合并 ASCVD	＜2.6
	合并 ASCVD	＜1.8
体重指数（kg/m^2）		＜24

注：1mmHg≈0.133kPa。ASCVD：动脉粥样硬化性心脏病。

（一）糖尿病教育

糖尿病教育是糖尿病管理是否能够取得成功的关键。糖尿病教育包括两方面：一方面是对从事糖尿病防治的医务人员的医学教育；另一方面是对患者及其家属甚至普通人群的卫生保健教育。成功的糖尿病宣教需要让患者充分认识糖尿病，同时掌握一定糖尿病自我管理技能。具体可从如下几方面着手：①做好糖尿病及其并发症的基础知识宣教，让患者对其有所了解；②糖尿病作为慢性病，现尚不能根治，需进行患者心理疏导工作；③进行饮食运动指导，详见医学营养治疗及运动治疗部分；④进行血糖监测以及用药指导，尽量避免或减少低血糖发生，对于已出现并发症的患者，有针对性地进行指导。

（二）血糖监测

血糖监测有利于动态观察患者血糖变化情况，能更好地指导治疗，建议患者使用便携式血糖仪进行自我血糖监测，血糖监测范围主要包括随机血糖、空腹血糖、餐后 2h 血糖、睡前血糖，必要时需加测凌晨 2～3 时血糖。血糖偏高、波动较大时应适当增加监测频率，监测空腹、餐前及三餐后 2h 血糖情况；血糖偏低时尤其需注意监测餐前血糖及夜间血糖；血糖控制相对平稳时，血糖监测间隔可以相对延长；对于无症状低血糖以及频发低血糖患者则需进行持续血糖监测。糖化血红蛋白可用于评价患者近 2～3 个月的血糖控制情况，也是临床上调整治疗方案的重要指导依据，糖尿病患者开始治疗时需每 3 个月检测 1 次，血糖达标后每年也应至少检测 2 次。糖化血清蛋白也可以反映近 2～3 周的血糖情况。

（三）医学营养治疗

医学营养治疗是糖尿病的基础治疗手段，加强营养教育与管理，调整饮食总能量、饮食结构及餐次分配比例，有利于血糖控制，有助于维持理想体重并预防营养不良发生，是糖尿病及其并发症的预防、治疗、自我管理以及教育的重要组成部分。根据《中国 2 型糖尿病防治指南（2020 年版）》推荐，建议糖尿病患者根据其劳动强度、身体情况，参考通用系数方法，按照 105～126kJ（25～30kcal）/kg（标准体重）估算每日能量摄入（表 1-5）。根据患者身高、体重、性别、年龄、活动量、应激状况可进行系数调整。

表 1-5 不同身体活动水平的成人糖尿病患者每日能量供给量[kJ（kcal）/kg 标准体重]

身体活动水平	体重过低	正常体重	超重或肥胖
重（如搬运工）	188～209（45～50）	167（40）	146（35）
中（如电工安装）	167（40）	125～146（30～35）	125（30）
轻（如坐式工作）	146（35）	104～125（25～30）	84～104（20～25）
休息状态（如卧床）	104～125（25～30）	84～104（20～25）	62～84（15～20）

注：标准体重参考 WHO（1999 年）计算方法：男性标准体重=[身高（cm）−100]×0.9（kg）；女性标准体重=[身高（cm）−100]×0.9（kg）−2.5（kg）。根据我国体重指数（BMI）的评判标准，＜18.5kg/m^2 为体重过低，18.5～23.9kg/m^2 为正常体重，24.0～27.9kg/m^2 为超重，≥28.0kg/m^2 为肥胖。

一般认为，膳食中脂肪提供的能量应占总能量的 20%～30%，应尽量限制饱和脂肪酸、反式脂肪酸的摄入量。单不饱和脂肪酸和 n-3 多不饱和脂肪酸（如鱼油、部分坚果及种子）有助于改善血糖和血脂，可适当增加。糖类所提供的能量占总能量的 50%～65%，同时选择低血糖生成指数糖类，可适当增加非淀粉类蔬菜、水果、全谷类食物，减少精加工谷类的摄入，增加膳食纤维的摄入量，严格控制蔗糖、果糖制品（如玉米糖浆）的摄入。肾功能正常的糖尿病患者，推荐蛋白质的供能比为 15%～20%，并保证优质蛋白占总蛋白的一半以上；有显性蛋白尿或肾小球滤过率（GFR）下降的糖尿病患者蛋白质摄入应控制在每日 0.8g/kg。

对糖尿病患者来说，并不推荐特定的膳食模式，建议给予个体化营养治疗，并与运动、戒烟一起作为糖尿病及其并发症防治的基础。进餐应定时定量，餐后血糖控制不佳的糖尿病患者，可适当降低糖类的供能比，喜好甜食的糖尿病患者可适当摄入糖醇和非营养性甜味剂。不推荐糖尿病患者饮酒，应警惕酒精可能诱发的低血糖，尤其是服用磺脲类药物或注射胰岛素及胰岛素类似物的患者应避免空腹饮酒并严格监测血糖。食盐摄入量限制在每天 5g 以内，合并高血压的患者可进一步限制摄入量，同时应限制摄入含盐高的食物，如味精、酱油、盐浸等加工食品、调味酱等。根据营养评估结果适量补充微量营养素，长期服用二甲双胍者应防止维生素 B_{12} 缺乏。

（四）运动治疗

在糖尿病的综合治疗中，运动治疗和医学营养治疗一样重要，是贯穿糖尿病治疗始终的有效治疗措施。规律运动可增加胰岛素敏感性、改善血糖及血脂代谢、减少心血管危险因素。运动疗法不仅是糖尿病的基础治疗方法，也是预防糖尿病的重要措施。从目前关于运动与糖尿病的研究成果来看，建议 T2DM 患者的最佳运动方案为有氧运动与抗阻训练相结合。

糖尿病患者应该保持每周至少 150min（如每周运动 5 天，每次 30min）中等强度（50%～70%最大心率，运动时有点用力，心跳和呼吸加快但不急促）的有氧运动。可选择散步、慢跑、骑自行车、游泳，以及全身肌肉都参与活动的中等强度的有氧体操（如医疗体操、健身操、太极拳）等。还可适当选择娱乐性球类活动，如乒乓球、保龄球、羽毛球等。太极拳、八段锦和五禽戏作为中医传统功法的代表，在血糖和糖化血红蛋白指标的控制方面都有积极作用。

糖尿病患者推荐抗阻训练每周至少进行 2 次，更理想的是逐渐增加至每周进行 3 次，训练时阻力为轻或中度。常见的抗阻运动有阻力带、杠铃，不用器械辅助的有俯卧撑、仰卧起坐、深蹲、弓形步、平板支撑等。进行训练时可以从简单的抗阻运动开始，如：二头弯举、颈后臂屈伸、深蹲、坐位双腿并举上抬、爬楼等，这些简单易行，经常锻炼效果显著。

糖尿病患者的运动频率一般以 1 周 3～7 天为宜，具体视运动量的大小而定。如果每次的运动量较大，可间隔一两天，但不要超过 3 天。如果每次运动量较小且患者身体允许，则每天坚持运动 1 次最为理想。中国的糖尿病患者多为餐后血糖升高，故运动应在餐后 1～3h 内为宜。

糖尿病患者运动治疗应在医师指导下进行，运动前要进行必要的评估，特别是心肺功能和运动功能的医学评估，并根据个人具体情况来选择合适的运动方式，运动项目要与患者的年龄、病情及身体承受能力相适应，并定期评估，适时调整运动计划。严重低血糖、糖尿病酮症酸中毒等急性代谢并发症、合并急性感染、增殖性视网膜病变、严重心脑血管疾病（不稳定型心绞痛、严重心律失常、一过性脑缺血发作）等情况下禁忌运动，病情控制稳定后方可逐步恢复运动。

（五）药物治疗

糖尿病患者经饮食、运动控制后血糖仍不达标者需进行药物治疗，降糖药物包括口服药物与注射制剂。目前口服类药物主要有六类：促胰岛素分泌剂、双胍类、噻唑烷二酮类、α-葡萄糖苷酶抑制剂（AGI）、二肽基肽酶-Ⅳ（DPP-Ⅳ）抑制剂和钠-葡萄糖共转运蛋白2抑制剂（SGLT-2抑制剂）。注射制剂有胰岛素及胰岛素类似物、胰高血糖素样多肽-1（GLP-1）受体激动剂。

1. 口服降糖药物

糖尿病是慢性进展性的疾病，临床上，多数患者需要药物干预。药物选择应基于糖尿病的主要病理生理改变[胰岛素分泌不足和（或）胰岛素抵抗等]以及患者的血糖波动特点、年龄、体重、重要脏器功能等来综合考虑，必要时需采用机制互补的药物联合使用以使血糖控制在理想水平。

（1）促胰岛素分泌剂

1）磺脲类（sulfonylureas，SUs）：主要通过结合胰岛β细胞膜的磺脲类受体，使ATP敏感性钾通道关闭，刺激胰岛β细胞分泌胰岛素，发挥降糖作用。由此可见，SUs发挥降糖作用的前提是机体尚保存一定数量有功能的胰岛β细胞，其促胰岛素分泌作用不依赖于血糖浓度。临床试验显示，SUs可以使HbA1c降低1%～2%。SUs的使用使得糖尿病微血管病变和大血管病变发生的风险下降。

适应证与禁忌证：SUs作为单药治疗主要适用于新诊断的经饮食和运动治疗血糖控制不理想的胰岛β细胞尚有一定功能的T2DM患者，SUs也可与机制不同的其他降糖药物联合运用。当胰岛β细胞功能衰竭时，SUs将失效，须停用并进行外源性胰岛素替代治疗。故T1DM以及有严重并发症或胰岛β细胞功能很差的T2DM患者SUs不适用。此外，儿童糖尿病、孕妇、哺乳期妇女、大手术围术期、全胰腺切除术后、对SUs过敏或有严重不良反应者等SUs也不适用。SUs应慎用于伴有冠心病的糖尿病患者。

临床应用：SUs是最早发现的降糖药物。目前，SUs共分为三代：第一代药物临床已不常用，第二代药物主要有格列本脲、格列齐特、格列吡嗪、格列喹酮等；第三代药物为格列美脲。第三代格列美脲对心血管影响作用较小，血糖控制更稳定。其主要不良反应为低血糖及体重增加，还有皮肤过敏反应及消化系统症状，偶见肝功能损害、胆汁淤滞性黄疸。

2）非磺脲类：即格列奈类降糖药物。此类药物作用位点也在胰岛β细胞膜上，是一类快速作用的促胰岛素分泌剂，主要通过刺激胰岛素的早时相分泌而降低餐后血糖，具有吸收快、起效快和作用时间短的特点，主要用于控制餐后高血糖，也有一定降低空腹血糖的作用，需于餐前即刻服用或进餐时口服。可使HbA1c降低0.5%～1.5%。

适应证与禁忌证：在我国新诊断的T2DM人群中，瑞格列奈与二甲双胍联合治疗较单用瑞格列奈可更显著地降低HbA1c，但低血糖的风险有所增加。适应证与禁忌证：同SUs，较适合于T2DM早期餐后高血糖阶段或以餐后高血糖为主的老年患者，低血糖的风险和程度较SUs轻。

临床应用：临床常用药物有瑞格列奈、那格列奈等。瑞格列奈主要特点是“快进快出”；那格列奈为氨基酸衍生物，依赖于葡萄糖水平刺激胰岛素分泌，能有效控制餐时血糖高峰，低血糖风险小。格列奈类药物主要通过胆汁排泄，经肝脏代谢，无肝毒性反应，胃肠反应罕见，可以在肾功能不全的患者中使用。

（2）双胍类：目前二甲双胍是应用最广泛的双胍类药物，也是 T2DM 患者一线用药和联合用药中的基础用药。二甲双胍主要是通过抑制肝葡萄糖输出，改善外周组织对胰岛素的敏感性、增加对葡萄糖的摄取和利用而降低血糖；对正常人并无降血糖作用，并可改善血脂谱、增加纤溶系统活性、降低血小板聚集性、使动脉壁平滑肌细胞和成纤维细胞生长受抑制等，可能有助于延缓或改善糖尿病血管并发症，有心血管保护作用。二甲双胍可以使 HbA1c 下降 1%～2%，但不增加体重。

适应证：①T2DM：作为治疗一线用药，可单用或联合其他药物，尤其适用于肥胖患者。②T1DM：与胰岛素联合应用可能改善胰岛素抵抗、减少胰岛素用量。③不稳定（脆型）糖尿病：有利于血糖控制，减小血糖波动。

禁忌证：①肾功能不全[估计的肾小球滤过率（eGFR）＜45ml/min]、肝功能不全、缺氧及高热患者禁忌使用，慢性胃肠病、慢性营养不良不宜使用；②T1DM 不宜单独使用本药；③T2DM 合并急性严重代谢紊乱（糖尿病酮症酸中毒）、严重感染、缺氧、外伤、大手术、孕妇和哺乳期妇女等禁忌使用；④对药物过敏或有严重不良反应者禁忌使用；⑤酗酒者禁忌使用。

临床应用：目前双胍类主要有二甲双胍。二甲双胍起效最小剂量为 500mg/d，最佳有效剂量为 2000mg/d，成人最大推荐剂量为 2550mg/d，二甲双胍的疗效具有剂量依赖效应。年老者慎用，药量当酌减，并监测肾功能；儿童不宜服用本药。行静脉注射碘造影剂检查术，GFR＞60ml/min 者检查时停用二甲双胍即可；GFR 在 45～60ml/min 的患者，在注射碘造影剂 48 小时前必须停服二甲双胍；所有患者在检查完成 48 小时后复查肾功能无恶化时可恢复服用。二甲双胍的主要副作用为胃肠道反应。可有腹部不适、厌食、恶心、腹泻，偶有口干或金属味，可通过进餐时服药，从小剂量开始、逐渐增加剂量以减轻反应；乳酸性酸中毒是其最严重的副作用，但罕见。需要注意的是长期使用二甲双胍可能会导致维生素 B_{12} 缺乏，应定期监测维生素 B_{12} 水平，必要时补充。

（3）噻唑烷二酮类（TZDs，格列酮类）：主要通过激活过氧化物酶体增殖物激活受体 γ（PPARγ）起作用，PPARγ 被激活后能诱导调节糖、脂代谢的相关蛋白的表达。TZDs 能增加靶组织对胰岛素作用的敏感性而降低血糖，促进脂肪重新分布，使脂肪组织从内脏组织转移至皮下组织，可能与其提高胰岛素敏感性的作用有关。TZDs 被称为增敏剂，能改善胰岛素抵抗，可使 HbA1c 降低 0.5%～0.7%。TZDs 单独使用时不导致低血糖，但与胰岛素或促胰岛素分泌剂联合使用时可增加低血糖发生的风险。

临床应用：TZDs 可单独或与其他降糖药物合用治疗 T2DM，尤其适用于肥胖、胰岛素抵抗明显者。不宜用于 T1DM 患者、孕妇、哺乳期妇女和儿童。有心力衰竭[纽约心脏病学会（NYHA）心功能分级Ⅱ级以上]、活动性肝病或转氨酶升高超过正常上限 2.5 倍以及严重骨质疏松和骨折病史的患者应禁用。现有或既往有膀胱癌病史的患者或存在不明原因肉眼血尿的患者禁用吡格列酮。

不良反应：单独使用时不导致低血糖，但与胰岛素或促胰岛素分泌剂联合使用时可增加低血糖发生的风险。体重增加和水肿是 TZDs 的常见副作用，在与胰岛素合用时更加明显。TZDs 还与骨折和心力衰竭风险增加相关。

（4）α-葡萄糖苷酶抑制剂（AGI）：主要通过抑制 α-葡萄糖苷酶，减少小肠黏膜吸收食物中的淀粉、糊精和双糖（如蔗糖），延迟碳水化合物吸收，降低餐后高血糖。AGI 可使 HbA1c 降低 0.5%～0.8%，且不增加体重。

适应证：AGI 适用于主要食物以碳水化合物为主的患者，或空腹血糖正常（或不太高）而餐后血糖明显升高者。可单独用药或与其他降糖药物合用。T2DM 患者在胰岛素治疗基础上加用 AGI 有助于降低餐后高血糖。

禁忌证及不适应证：肝、肾功能不全者仍应慎用。不宜用于有胃肠功能紊乱者、孕妇、哺乳期妇女和儿童。T1DM 患者不宜单独使用。

不良反应：腹胀、排气增多或腹泻等胃肠道反应常见，可从小剂量开始，逐渐加量。单用本药不引起低血糖，但如与 SUs 或胰岛素合用，仍可发生低血糖，且一旦发生应直接给予葡萄糖口服或静脉注射，进食双糖或淀粉类食物无效。

临床应用：①阿卡波糖：主要抑制 α-淀粉酶，每次 50～100mg，每日 3 次；②伏格列波糖：主要抑制麦芽糖酶和蔗糖酶，每次 0.2mg，每日 3 次；③米格列醇：每次 50～100mg，每日 3 次。AGI 应在进食第一口食物后立即服用。

（5）DPP-Ⅳ抑制剂：其机制是通过抑制 DPP-Ⅳ活性而减少 GLP-1 的失活，提高内源性 GLP-1 水平。可使 HbAlc 降低 0.5%～1.0%。单独使用不增加低血糖发生的风险，也不增加体重。

适应证：可单药使用，或与其他口服降糖药物或胰岛素联合应用治疗 T2DM。

禁忌证：孕妇、儿童和对 DPP-Ⅳ抑制剂有超敏反应的患者，可能出现头痛、超敏反应、肝酶升高、上呼吸道感染、胰腺炎、关节痛等不良反应。阿格列汀和沙格列汀不增加心血管事件风险，但可能增加心力衰竭住院风险，尤其是已经存在心脏或肾脏疾病的患者。

临床应用：目前临床使用的有：沙格列汀，5mg，每日 1 次；西格列汀，100mg，每日 1 次；维格列汀，50mg，每日 1～2 次；利格列汀，5mg，每日 1 次；阿格列汀，25mg，每日 1 次。肾功能不全的患者在使用时，除了利格列汀外，应注意根据 eGFR 调整药物剂量。

（6）SGLT-2 抑制剂：通过抑制近端肾小管管腔侧细胞膜上的 SGLT-2 的作用而抑制葡萄糖重吸收，降低肾糖阈、促进尿葡萄糖排泄，从而达到降低血糖的作用，同时还可以降低尿酸、减少尿蛋白排泄、降低甘油三酯。SGLT-2 抑制剂能使 HbA1c 降低 0.5%～1.0%。另外，SGLT-2 抑制剂使得钠重吸收减少，减轻水钠潴留，使得血压下降、心脏负荷减轻，且有研究提示本类药物对于合并或不合并糖尿病的患者均有一定心血管保护作用。SGLT-2 抑制剂单用不增加低血糖风险，联合胰岛素或 SUs 时，可增加低血糖发生风险。

适应证：单独使用，或与其他口服降糖药物及胰岛素联合使用治疗 T2DM。

禁忌证：T1DM；T2DM eGFR＜45ml/min。

不良反应：可能出现生殖泌尿道感染，抗感染治疗有效。部分可能增加截肢风险和骨折风险。SGLT-2 抑制剂可能会引起酮症酸中毒；明确诊断为糖尿病酮症酸中毒（DKA）者应立即停用，并按 DKA 治疗原则处理。

临床应用：达格列净，5～10mg，每日1次；卡格列净，100～300mg，每日1次；恩格列净，10～25mg，每日1次。从小剂量开始，根据血糖控制需求和是否耐受可调整至最大剂量。达格列净和恩格列净餐前或餐后服用均可，卡格列净需要在第一次正餐前口服。

2. 胰岛素

胰岛素作为治疗糖尿病最重要的药物，在胰岛素绝对缺乏以及并发急、慢性并发症时有着不可替代的作用。胰岛素在糖代谢方面有加速葡萄糖氧化及无氧酵解作用，促进糖原合成、储藏，促进糖转变为脂肪，同时还能抑制糖原分解与糖异生。减少了血糖生成来源，增加了血糖去路，而达到降糖目的。胰岛素据化学结构及来源不同，分为动物胰岛素、人胰岛素和胰岛素类似物，其中胰岛素类似物分为速效、长效和预混胰岛素类似物。按胰岛素发挥作用的时间、特点，又分为短效、中效、长效和预混胰岛素。短效胰岛素皮下注射后起效快，但持续时间短，可经静脉注射用于抢救 DKA；短效胰岛素和速效胰岛素类似物皮下注射主要用于控制餐后高血糖。中、长效胰岛素制剂，使用碱性蛋白质与之结合，再加入微量锌使之稳定，皮下注射后缓慢释放、吸收，以提供基础胰岛素，所有的中长效的胰岛素都是混悬剂，故不可静脉注射。中效胰岛素主要有低精蛋白胰岛素，主要用于提供基础胰岛素，也可控制餐后高血糖。长效制剂有精蛋白锌胰岛素注射液和长效胰岛素类似物，无明显作用高峰，主要提供基础胰岛素。

（1）临床应用：胰岛素使用应力求模拟机体生理性胰岛素分泌模式，应在综合治疗基础上应用，从小剂量起始，据血糖水平逐渐调整至合适剂量。主要适用于以下人群：①T1DM患者一经诊断就应开始胰岛素治疗，并终身治疗，或新发病且与 T1DM 鉴别困难的消瘦糖尿病患者；②新诊断的 T2DM 伴有明显高血糖者，使用胰岛素迅速缓解高血糖毒性，可以部分减轻胰岛素抵抗和逆转胰岛 β 细胞功能；③T2DM 经饮食运动、口服降糖药血糖仍不能控制者，尤其是体形消瘦者，或者 T2DM 患者 β 细胞功能明显减退时；④各种严重的糖尿病急性或慢性并发症者；⑤妊娠、分娩、围手术期糖尿病患者；⑥部分特殊类型糖尿病患者。

（2）胰岛素分类

1）速效胰岛素类似物：有赖脯胰岛素、门冬胰岛素、谷赖胰岛素，速效胰岛素类似物皮下注射后吸收快，通常 15min 起效，30～60min 达峰值，持续作用 2～5h，更加符合进餐时的生理需求。

2）短效胰岛素：主要有生物合成人胰岛素注射液、重组人胰岛素注射液、常规重组人胰岛素注射液。宜餐前 30～45min 注射，30～90min 起效，2～3h 达峰，作用持续 5～8h。短效胰岛素由于存在一个皮下吸收过程，不如速效胰岛素峰型尖锐，与人生理性胰岛素分泌模式有一定的差异，进餐时间提前易导致血糖控制不佳，若延后则易发生低血糖。

3）中效胰岛素：又称低精蛋白锌胰岛素，主要有精蛋白生物合成人胰岛素注射液、低精蛋白重组人胰岛素注射液、精蛋白重组人胰岛素注射液等。其作用时间延长，吸收减慢，起效时间为 2～4h，作用高峰为 4～10h，持续时间为 10～16h。对于基础血糖、餐后血糖控制欠佳者较适用，每天定时分一次或两次注射。中效胰岛素是混悬液，为乳白色浑浊液体，抽取前应摇匀。

4）预混胰岛素：是将短效或速效胰岛素制剂与中效胰岛素制剂进行不同比例的混合而制成的胰岛素，相当于注射 1 次便可同时注射短效和中效胰岛素，主要包括预混人胰岛素以及预混胰岛素类似物两种类型。目前临床上常用的预混人胰岛素剂型有 30%短效+70%中效（预混 30R）、50%短效+50%中效（预混 50R）两种。主要有精蛋白生物合成人胰岛素注射液（预混 30R/50R）、精蛋白重组人胰岛素注射液（预混 30/70）。预混人胰岛素建议餐前 15min 注射，作用时间持续 10～16h。临床上常用的预混胰岛素类似物有门冬胰岛素 30 注射液、精蛋白锌重组赖脯胰岛素混合注射液（25R）、精蛋白锌重组赖脯胰岛素（50R）等。如门冬胰岛素 30 注射液，包含 30%的可溶性门冬胰岛素以及 70%的精蛋白门冬胰岛素，是速效胰岛素类似物和中效胰岛素类似物的混合。此类胰岛素不需餐前 15min 或 30min 进行注射，可餐时注射。

5）德谷门冬双胰岛素：是首个可溶性双胰岛素制剂，无浑浊，注射时无需混匀，制剂中包含 70%的超长效基础胰岛素类似物（德谷胰岛素）和 30%的速效胰岛素类似物（门冬胰岛素），两种组分在制剂中独立存在，皮下注射后可独自发挥作用。

6）长效胰岛素类似物：主要有甘精胰岛素、地特胰岛素、德谷胰岛素，长效胰岛素类似物提供的基础胰岛素水平较稳定，血糖控制较好，低血糖发生情况减少。

（3）胰岛素不良反应：①主要不良反应是低血糖，与剂量过大和（或）饮食失调有关。胰岛素治疗初期可因钠潴留而发生轻度水肿，可自行缓解；部分患者出现视物模糊，为晶状体屈光改变，常于数周内自然恢复。②胰岛素过敏反应，通常表现为注射部位瘙痒或荨麻疹样皮疹，罕见严重过敏反应。③局部反应，脂肪营养不良为注射部位皮下脂肪萎缩或增生，停止在该部位注射后可缓慢自然恢复，应经常更换注射部位以防止其发生。

3. GLP-1 受体激动剂

GLP-1 受体激动剂是一种葡萄糖依赖性促胰岛素多肽 GLP 肠促胰素，与胰岛 β 细胞的 GLP-1 受体结合后，可葡萄糖依赖性地刺激胰岛素合成和分泌、抑制胰高血糖素分泌、延缓胃排空，通过中枢性的食欲抑制来减少进食量。GLP-1 受体激动剂均需皮下注射，可使 HbA1c 降低 1.0%～1.5%，且有显著的降低体重作用，并且可能在降低血压等方面有较好的前景。

临床应用：目前 GLP-1 受体激动剂短效制剂有艾塞那肽、利司那肽和利西拉来；长效制剂有利拉鲁肽、阿必鲁肽、度拉鲁肽、艾塞那肽缓释混悬液、他司鲁肽、司美格鲁肽等。适用情况：GLP-1 受体激动剂可单独或与其他降糖药物合用治疗 T2DM，尤其是肥胖、胰岛素抵抗明显者。

禁忌证和不适应证：有胰腺炎病史者禁用，不用于 T1DM 或 DKA 的治疗。艾塞那肽禁用于 GFR＜30ml/min 的患者；利拉鲁肽不用于既往有甲状腺髓样癌史或家族史患者以及 2 型多发性内分泌肿瘤综合征患者。

不良反应：常见的有恶心（大多数开始治疗时出现恶心者，症状发生频度和严重程度会随着继续治疗时间的延长逐渐减轻）、呕吐、腹泻、消化不良、上呼吸道感染和注射部位结节，低血糖的发生率很低。

第六节 糖尿病急性并发症

糖尿病急性并发症起病急重，是指糖尿病急性代谢紊乱，包括糖尿病酮症酸中毒、高渗性高血糖状态，以及在糖尿病降糖治疗过程中出现的低血糖症。且常因与其他疾病同时存在而使病情复杂。具体分述如下。

一、糖尿病酮症酸中毒

（一）发病机制

糖尿病酮症酸中毒（diabetic ketoacidosis，DKA）为最常见的糖尿病急性并发症。DKA可分为三个阶段：早期血糖升高、脂肪分解增加导致血中酮体升高，尿中酮体排出增多，统称酮症；继而因酮体中酸性物质消耗体内储备碱、循环衰竭以及肾脏排出酸性代谢产物减少而出现酸中毒，酸中毒可使胰岛素敏感性降低；组织分解增加，钾从细胞内逸出，抑制组织氧利用和能量代谢。严重酸中毒使微循环功能恶化，降低心肌收缩力，导致低体温和低血压。当血 pH 降至 7.2 以下时，刺激呼吸中枢引起呼吸加深加快；低至 7.1～7.0 时，可抑制呼吸中枢和中枢神经功能，诱发心律失常；最后，病情进一步进展，严重酸中毒、失水、缺氧、体循环及微循环障碍等可导致脑细胞失水或水肿而出现中枢神经功能障碍，即糖尿病酮症酸中毒昏迷。

（二）诱因

T1DM 患者发生 DKA 的原因多是由于中断胰岛素或胰岛素用量不足；T2DM 患者大多存在应激因素，如感染、创伤、药物等。胰岛素治疗的 T1DM 患者应激状况下也可发生 DKA。

（三）诊断及临床表现

DKA 早期诊断是决定治疗成败的关键，临床上凡原因不明的恶心呕吐、酸中毒、失水、休克、昏迷的患者，尤其是呼吸有烂苹果味、血压低而尿量多者，无论有无糖尿病病史，均应排除此症。如血酮体升高（血酮体≥3mmol/L）或尿糖和酮体阳性（++以上）伴血糖增高（血糖＞13.9mmol/L），血 pH（pH＜7.3）和（或）二氧化碳结合力降低（HCO_3^-＜18mmol/L），无论有无糖尿病病史，都可诊断为 DKA。DKA 临床表现有极度烦渴、尿多、明显脱水、极度乏力、恶心、呕吐、食欲低下，少数患者表现为全腹不固定疼痛，有时较剧烈，似外科急腹症，但无腹肌紧张，仅有轻压痛，头痛。精神萎靡或烦躁、神志渐恍惚，最后嗜睡、昏迷；严重酸中毒时出现深大呼吸，频率不快，也无呼吸困难感，呼气有烂苹果味。脱水程度不一，双眼球凹陷，皮肤弹性差，脉快，血压低或偏低，舌干程度是估计脱水程度的重要而敏感的体征；此外，尚有诱因本身的证候群，如感染、心脑血管病变的症状和体征。

（四）治疗

（1）治疗上补液是关键，应尽快补液以恢复血容量，纠正失水状态，补液当先快后慢。DKA 患者失水量可达体重的 10%以上，对于无心衰患者，开始补液的 2h 内可补液 1000～2000ml，后续据患者心率、血压、尿量，调整补液速度与补液量，前 4h 可输入总失水量的 1/3。当血糖下降至 13.9mmol/L 以下后，据血钠情况调整为 5%的葡萄糖注射液或葡萄糖氯化钠注射液，按照 2～4g 葡萄糖加入 1U 短效胰岛素继续补液。第一个 24h 内补液总量一般为 4000～6000ml，对于心、肾功能不全等需要限制补液量患者，需在严密监测下据病情进行补液。

（2）降低血糖，采用小剂量短效胰岛素。每小时 0.1U/kg 胰岛素，降糖与补液可以同时进行。每小时降糖速度一般以 3.0～6.1mmol/L 为宜，降糖开始需每 1～2h 复查血糖，若 2h 后脱水情况已纠正，但血糖下降不理想甚至升高，胰岛素量可加倍。当血糖降至 13.9mmol/L 以下后，调整为 5%的葡萄糖注射液或葡萄糖生理盐水，按照 2～4g 葡萄糖加入 1U 短效胰岛素继续补液，每 4～6h 复查血糖，补液致酮体转阴后，在病情稳定情况下，过渡为胰岛素皮下注射。

（3）纠正电解质及酸碱平衡失调。酮体经补液降糖治疗后下降，酸中毒可自行纠正，一般不必补碱，但当血 pH＜6.9 时，可适量补等渗碳酸氢钠溶液。补钾当据电解质及尿量水平，治疗前血钾低于正常水平，开始胰岛素治疗时也当同时补钾；若血钾正常，尿量大于 40ml/h，也可立即补钾，若血钾正常，尿量小于 30ml/h，暂缓补钾。

（4）同时积极寻找和消除诱因，防治并发症，降低病死率。

DKA 经过及时的抢救治疗，其预后多属良好，如果不予及时治疗，其预后多属不良。

二、高渗性高血糖状态

高渗性高血糖状态（hyperosmolar hyperglycemic state，HHS）是糖尿病的严重急性并发症之一，临床以严重高血糖而无明显 DKA、血浆渗透压显著升高、脱水和意识障碍为特征。

（一）发病机制

HHS 发病机制复杂，目前尚未完全阐明，发病基础是患者不同程度的糖代谢障碍，基本病因是胰岛素不足、靶细胞功能不全和脱水。在各种诱因（应激、感染、失水或摄水不足等）的作用下，使原有糖代谢障碍加重，胰岛对糖刺激的反应减低，胰岛素分泌减少，肝糖原分解增加，血糖显著升高，严重的高血糖和糖尿引起渗透性利尿，致使水及电解质大量自肾脏丢失而出现高血糖、脱水及高血浆渗透压，最终导致 HHS。

（二）诱因

T1DM 与 T2DM 均会出现 HHS，多见于 T2DM 患者，多见于急性感染、手术、外伤等应激状态下或误摄入过量含糖饮料等。

（三）诊断及临床表现

HHS 的实验室诊断参考标准是：①血糖≥33.3mmol/L；②有效血浆渗透压≥320mOsm/L；③血清 HCO_3^-≥18mmol/L 或动脉血 pH≥7.3；④尿糖呈强阳性，而血酮体及尿酮阴性或为弱阳性；⑤阴离子间隙＜12mmol/L。HHS 患者出现神经系统症状和进入昏迷前的一段过程称为前驱期。这一时期从数天到数周不等，由劳累、饮食控制放松，以及感染等引起。起病慢，主要表现为原有糖尿病病症加重，烦渴、多饮、多尿、乏力、头晕、食欲不振、恶心、呕吐、腹痛等，反应迟钝，表情淡漠。如前驱期得不到及时治疗，则病情继续发展进入典型期，此期由于严重失水引起血浆高渗和血容量减少，患者主要表现为严重的脱水以及神经系统症状：体重明显下降，皮肤、黏膜、唇舌干燥，眼球松软、凹陷，少尿等，血压多下降。病情严重者可有周围循环衰竭的表现；神经系统症状中意识模糊者占 50%，昏迷者占 30%，常可出现可逆的局限性神经系统体征，如局限性或全身性癫痫（13%～17%），肌阵挛、偏盲、轻瘫、幻觉、失语及出现病理反射（23%～26%）。神经系统表现与血浆渗透压升高的速度与程度有关，而与酸中毒关系不大，高渗状态的程度较严重或发展迅速者，易出现中枢神经功能障碍的表现。

（四）治疗

HHS 的治疗原则与酮症酸中毒相同，治疗方法包括补液、使用胰岛素、纠正电解质紊乱及酸中毒等。同时应积极地寻找并消除诱因，严密观察病情变化，因人而异地给予有效的治疗。此外，在临床上，HHS 同时可有显著酮症酸中毒，而典型的酮症酸中毒同时也可存在着高渗状态，可见，HHS 和酮症酸中毒之间可有很大的重叠，称之为重叠综合征，这一点在临床工作中应予以重视。HHS 发生后，并发肺部感染最常见，此外由于严重的脱水，患者发生血栓的危险也明显升高。

三、低 血 糖

糖尿病患者在治疗过程中可能发生血糖过低现象。对于非糖尿病患者来说，低血糖症的诊断标准为血糖＜2.8mmol/L，而接受药物治疗的糖尿病患者只要血糖＜3.9mmol/L 就属于低血糖。患者常以交感神经兴奋和神经精神症状为主要表现，严重的低血糖会导致低血糖昏迷。低血糖也会发生于正常人群，本文中主要阐述糖尿病患者的低血糖。

（一）诱因

胰岛素分泌过多、拮抗胰岛素的激素分泌过少、药物使用不当（药源性，如胰岛素剂量过多、磺脲类口服降糖药过量）、严重肝病（肝源性）、葡萄糖供应不足、消耗过多等会导致低血糖。

（二）临床表现

低血糖对机体的影响以神经系统为主，交感神经受低血糖刺激后，儿茶酚胺分泌增多，后者可刺激胰升糖素的分泌和血糖水平的增高，又能作用于肾上腺素能受体而引起心动过速、烦躁不安、面色苍白、大汗淋漓和血压升高等交感神经兴奋的症状。葡萄糖是脑部尤其是大脑的主要能量来源，较长时间的重度低血糖可严重损害脑组织，出现中枢神经症状，主要为头痛、头昏、视物模糊，有时有定向力障碍、无欲状、嗜睡表现，严重时陷入昏迷或癫痫发作。脆性糖尿病患者容易突然发作，多数呈急性经过。老年性低血糖临床表现常常不够典型，应细心检查方可发现。

（三）治疗

1. 对症处理

若存在药物因素，立即停用相关药物，症状轻者立即进食含糖类食物、饮料，症状重或不能口服者立即静脉注射50%葡萄糖50～100ml，继以5%～10%葡萄糖滴注，若对补充葡萄糖反应不明显者，必要时须加大葡萄糖补充量，并加用氢化可的松100～200mg与葡萄糖混合滴注。还可用胰高血糖素0.5～1mg肌内注射或静推。

2. 对因治疗

纠正导致低血糖的因素，防止低血糖再发。低血糖纠正后要及时治疗各种可能出现的并发症。同时需进行科普，使糖尿病患者及其家属了解低血糖的病因与症状，轻度低血糖应及时处理，防止低血糖由轻度发展为低血糖昏迷。

第七节 糖尿病慢性并发症

糖尿病慢性并发症可累及全身各大重要器官，部分患者在糖尿病诊断前已存在，患者多因并发症作为线索而发现糖尿病，也可由糖尿病发展而出现。慢性并发症发病机制极其复杂，尚未完全阐明，认为与遗传易感性、胰岛素抵抗、高血糖、慢性低度炎症状态、血管内皮细胞功能紊乱、凝血异常等多种因素有关。

慢性糖尿病并发症是目前糖尿病致残、致死的主要因素，主要包括的类型有：①微血管的病变，如肾脏、眼部血管病变等；②大血管病变相关并发症，如常见的心脑血管或肢体血管的病变；③神经系统并发症，如：感觉神经病变导致的感觉功能丧失或运动功能丧失等。T2DM并发神经病变是多因素作用的结果，年龄、糖尿病病程、血糖升高等均是其危险因素。

一、微血管病变

微血管是指微小动脉和微小静脉之间、管腔直径在 100μm 以下的毛细血管及微血管网。微血管病变是糖尿病的特异性并发症，其典型改变是微血管基底膜增厚和微循环障碍。主要危险因素包括长糖尿病病程、血糖控制不佳、高血压、血脂异常、吸烟、胰岛素抵抗等；遗传背景在发病中也起重要作用。微血管病变可累及全身各组织器官，主要表现在视网膜、肾、神经和心肌组织，其中以糖尿病肾病和视网膜病变尤为重要。

（一）糖尿病肾病

常见于糖尿病病史超过 10 年的患者，是慢性肾脏病（chronic kidney disease，CKD）的一种重要类型，是终末期肾衰竭的主要原因。是 T1DM 的主要死因；在 T2DM，其严重性仅次于心、脑血管疾病。

1. 诊断

糖尿病肾病常常根据持续存在的尿白蛋白肌酐比（uACR）增高和（或）eGFR 下降，同时排除其他 CKD 而做出临床诊断。推荐采用随机尿测定 uACR，uACR 30～300mg/g 为微量白蛋白尿，uACR＞300mg/g 为大量白蛋白尿。eGFR＜60ml/（min · 1.73m^2）时诊断为 eGFR 下降。糖尿病患者也常合并高血压、血脂异常、动脉粥样硬化症及其他慢性肾脏疾病，这些因素共同引起及促进了糖尿病肾病的发生和发展，且多数糖尿病肾病的发病涉及多个因素，临床很难截然区别。如患者出现难以鉴别是否合并其他慢性肾脏病时，无明显活检禁忌，推荐肾活检以鉴别、诊断糖尿病肾病。

2. 治疗

①生活干预：建议蛋白质摄入量为 0.8g/（kg · d），避免高蛋白饮食[＞1.3g/（kg · d）]；建议钠摄入量为 1.5～2.3g/d。②药物治疗：主要分为三点。第一点，控糖管理：尽量使患者 HbA1c 控制于 7%以下，可部分改善已异常的肾血流动力学，延缓患者糖尿病肾病的进展。对于早期肾功能尚正常的患者，降糖方案的选择可依据患者胰岛功能、血糖情况以及 BMI 情况等综合选择。但出现肾功能减退异常时，当谨慎甚至避免使用经过肾脏代谢类药物。必要时停用口服降糖药物，应用胰岛素。第二点，控压管理：血压控制范围应≤130/80mmHg。如无禁忌证，以血管紧张素转换酶抑制剂（ACEI）或血管紧张素Ⅱ受体阻滞剂（ARB）作为首选药物，但运用过程中需观察肾功能，血清钾及血容量的变化。第三点，控脂管理：高脂血症，除了直接参与心血管并发症的发生之外，尚可引起系膜细胞和足细胞的损伤加重蛋白尿和肾小球及肾小管间质纤维化的进展，所以对于糖尿病肾病的患者要纠正脂代谢紊乱，尤其是控制高胆固醇血症，可以降低蛋白尿，延缓肾小球硬化的发生与发展。血清胆固醇增高为主者宜选用羟甲基戊二酰辅酶 a 还原酶类药物，比如他汀类的降脂药；以血清甘油三酯增高为主者，宜选用纤维酸衍生物类的降脂药，比如贝特类。抗血脂药使血脂降低是否对于糖尿病的进展有影响，目前还不清楚，迄今为止，还没有大量的试验来分析显示，是否降脂治疗能够防止糖尿病肾病的发展或防止肾功能的下降。③进入肾衰竭终末期患者可行肾脏替代治疗（透析、肾移植）。但糖尿病肾病患者一旦出现肾功能不全，往往同时伴有其他较严重的并发症，因此糖尿病肾病患者接受肾脏替代治疗，其存活率仍远低于非糖尿病肾病。

（二）糖尿病视网膜病变

糖尿病视网膜病变（diabetic retinopathy，DR）是糖尿病微血管最常见并发症之一，病程较长的糖尿病患者常合并有程度不等的视网膜病变，主要是因为长期高血糖会导致毛细血管管壁破坏，此外，糖尿病患者血液多处于高凝状态，所以易出现血管栓塞、破裂，乃至视网膜脱落、玻璃体积血、失明等。DR 也是成人失明的主要原因之一。

1. 临床表现

DR 的患者可能无明显临床症状，明显时可有视力下降、视物不清甚至失明等。

2. 诊断及临床分期

DR 通过眼底检查即可确诊。2012 年国际临床分级标准依据散瞳后检眼镜检查，将糖尿病视网膜改变分为两大类六期。Ⅰ期：微血管瘤、小出血点；Ⅱ期：出现硬性渗出；Ⅲ期：出现棉絮状软性渗出；Ⅳ期：新生血管形成、玻璃体积血；Ⅴ期：纤维血管增殖、玻璃体机化；Ⅵ期：牵拉性视网膜脱离、失明。以上Ⅰ～Ⅲ期为非增殖期视网膜病变（NPDR），Ⅳ～Ⅵ期为增殖期视网膜病变（PDR）。当出现 PDR 时，常伴有糖尿病肾病及神经病变。

3. 治疗原则

早期治疗，密切随访。对于 NPDR 患者，积极控制血糖、血压、血脂，以及配合醛糖还原酶抑制剂（依帕司他）等药物，可延缓、改善病情。对于 PDR 患者，治疗主要依靠手术、激光治疗。

二、大血管病变

血糖升高作为糖尿病血管病变的独立危险因素，影响血管并发症的发生发展以及动脉粥样硬化（AS）的加速。糖尿病大血管病变主要指主动脉、冠状动脉、基底动脉、肾动脉及周围动脉等动脉粥样硬化。血管内皮破损、血管内皮功能异常以及动脉粥样硬化是糖尿病大血管并发症的共同特征，且糖尿病大血管病变患者临床常伴发冠心病、脑卒中、周围血管病、截肢等疾病，会严重影响患者生存质量。此外，同时伴发中心血管疾病的糖尿病患者死亡率会明显高于单纯的 T2DM 患者。

动脉粥样硬化的易患因素如肥胖、高血压、血脂异常等在糖尿病（主要是 T2DM）人群中的发生率均明显增高，致糖尿病人群动脉粥样硬化的患病率较高，发病更早，病情进展较快。

（一）临床表现

糖尿病大血管病变的临床表现与非糖尿病者相似，但通常表现为发生早、进展快、病情重。

（1）心血管病变：表现为心绞痛、心肌梗死，也可表现为心律失常、心功能不全。值得注意的是因糖尿病累及心脏自主神经导致心脏自主神经病变时，心绞痛和心肌梗死可呈无痛性。

（2）脑血管病变：动脉粥样硬化引起血管狭窄和阻塞及糖尿病患者的高凝状态，糖尿病患者脑血管疾病主要表现为缺血性脑卒中（脑梗死），且病变多较广泛，有时为腔隙性脑梗死。临床表现与病变血管支配区域相关。

（3）周围血管病变：主要表现为下肢间歇性跛行和糖尿病足。通常有腓肠肌活动后疼痛，休息后缓解表现，外周动脉搏动减弱，严重者甚至出现足部溃疡和足坏疽。

（二）诊断与治疗

主要依据病史、症状体征、辅助检查以行诊断。治疗除积极的血糖控制外，糖尿病大血管病变的治疗与非糖尿病者相似，包括生活干预与药物治疗。

1. 生活干预

采取健康合理的生活方式，合理控制饮食、控制体重，戒烟限酒。糖尿病患者的代谢异常与血脂紊乱可以因减轻体重、运动、戒烟和节食而改善。因此，生活方式的改善是治疗的重要步骤。

2. 药物治疗

（1）血糖控制：强化降糖治疗，使空腹和餐后血糖均维持于理想水平是基本、关键治疗，血糖控制不好会加重糖尿病的血脂紊乱，而严格控制血糖可减少自由脂肪酸和极低密度脂蛋白（VLDL）的产生。且需定期监测糖化血红蛋白以动态观察血糖情况。

（2）血压控制：美国糖尿病协会将血压控制在 130/80mmHg 作为糖尿病患者的理想标准。控制高血压对糖尿病患者较非糖尿病患者更有利，可以进一步降低糖尿病患者及糖尿病前期患者发生心血管事件的危险性。考虑到对肾脏的保护作用，美国糖尿病协会仍推荐以 ACEI 作为第一线药物，ACEI 和 ARB 联合可有效预防肾病的发生和进展，而将 CCB 等作为第二线用药。

（3）调脂治疗：糖尿病患者心血管事件的发生率高，采用他汀类药物降低胆固醇后，可有效减少心血管事件的发生，由此获得的益处甚至优于非糖尿病患者。此外，小剂量阿司匹林，一些抗血小板聚集药物（如西洛他唑、噻氯匹定）和前列腺素制剂在大血管病变的治疗中也有较好的临床效果。对于动脉粥样硬化已形成严重并发症，如脑血栓、心肌梗死、下肢动脉栓塞溃疡坏死等者，可考虑介入治疗、血管搭桥、外科手术等治疗。

三、神经系统并发症

（一）中枢神经系统并发症

伴随严重 DKA、高渗性高血糖状态或低血糖症出现的神志改变，需积极治疗原发病。常见糖尿病中枢神经系统并发症如下。

1. 糖尿病与脑卒中

高血糖可能引起再灌注损伤和溶栓后出血性转化，是影响缺血性脑卒中患者血管再通的主要因素。卒中急性期高血糖可增加脑出血风险和溶栓病死率；脑代谢异常的卒中患者卒中后神经功能恢复更加缓慢，并发症更多，再发心脑血管疾病风险更大。高血糖是缺血性脑卒中的独立危险因素，是仅次于高血压的第二危险因素，无论何种形式的高血糖，均会加重卒中后脑损害。

临床处理：对于发病 48h 内的缺血性脑卒中患者，因急性期内往往存在应激性高血糖，不建议使用含葡萄糖的液体静脉滴注，以防加重病情。此外，从能量需求上看，对于临床危重患者而言，每日的能量需要量约为 50～60kcal/kg，通过葡萄糖静脉输液供能则较有限。但若据治疗需要，不得不使用葡萄糖补液时，必须监测血糖水平，血糖应维持在 4.48～8.40mmol/L。如患者有血糖控制不佳的糖尿病，则可考虑将血糖水平控制于 5.6～11.2mmol/L。《中国急性缺血性脑卒中诊治指南 2018》中建议，血糖超过 10mmol/L（180mg/dl）可予以胰岛素治疗，并建议将血糖控制于 7.8～10mmol/L（140～180mg/dl）。

2. 糖尿病与脑老化及痴呆

男性糖尿病患者发生各种痴呆的危险性比非糖尿病男性高 1 倍，女性患者的危险性也有所升高。阿尔茨海默病（AD）的发病率、血管性痴呆率、痴呆总发病率，在伴糖尿病的患者中增高。高血糖、高胰岛素、淀粉样蛋白代谢障碍、心脑血管的各种并发症，都参与脑老化及痴呆的发病。

3. 糖尿病与其他中枢神经系统并发症

与非糖尿病者相比，糖尿病患者锥体外系疾病（帕金森病、亨廷顿病、迟发性动作异常等）的患病率较高。

（二）周围神经病变

糖尿病周围神经病变是指在排除其他原因的情况下，糖尿病患者出现与周围神经功能障碍相关的症状。

1. 发病机制

糖尿病周围神经病变是高糖背景主导下的多因素共同作用的病理结局，晚期糖基化终末产物（AGE）的堆积、多元醇通路异常激活、氧化应激损伤、炎症因子的过高表达等因素发挥了重要的直接作用，但目前仍有诸多有待进一步阐明之处，可能还有新的糖尿病周围神经病变的调控节点亟待被发现。

2. 临床表现

周围神经病变常损害四肢的末梢部位，常表现为肢体感觉异常，四肢远端有本体感觉、振动觉、温度觉的异常，常有皮肤蚁行感、肢体套袜感，甚至出现共济失调、踏棉花感等异常感觉，随病情进展可伴有痉挛样疼痛、深部钝痛，即痛性神经病变，疼痛可呈持续性、自发性、过敏等表现。

3. 常见类型

（1）远端对称性多发性神经病变：是最常见的类型，以手足远端感觉运动神经受累最多见。通常为对称性，典型者呈手套或袜套式分布；下肢较上肢严重，先出现肢端感觉异常，可伴痛觉过敏、疼痛；后期感觉丧失，可伴运动神经受累，手足小肌群萎缩，出现感觉性共济失调及神经性关节病（Charcot 关节）。腱反射早期亢进、后期减弱或消失，音叉震动感减弱或消失。电生理检查可早期发现感觉和运动神经传导速度减慢。

（2）局灶性单神经病变：可累及任何脑神经或脊神经，但以动眼神经、正中神经及腘神经最常见，一般起病急，表现为病变神经分布区域疼痛，常是自限性。

（3）非对称性的多发局灶性神经病变：指同时累及多个单神经的神经病变。

（4）多发神经根病变（糖尿病性肌萎缩）：最常见为腰段多发神经根病变，典型表现为初起股、髋和臀部疼痛，后骨盆近端肌群软弱、萎缩。

4. 诊断标准

诊断糖尿病周围神经病变时需排除其他病因引起的神经病变。可依据以下诊断：①明确的糖尿病病史或至少有糖代谢异常的证据。②在诊断糖尿病时或之后出现的神经病变。③临床症状和体征与糖尿病周围神经病变的表现相符。④以下 5 项检查中如果有 2 项或 2 项以上异常则诊断为糖尿病周围神经病变：a. 温度觉异常；b. 压力觉检查或尼龙丝检查（10g）：足部感觉减退或消失；c. 振动觉异常；d. 踝反射消失；e.神经传导速度有 2 项或 2 项以上减慢。⑤排除其他病变，如颈腰椎病变（神经根压迫、椎管狭窄、颈腰椎退行性变）、脑梗死、格林-巴利综合征、严重动静脉血管病变（静脉栓塞、淋巴管炎）等。[注：压力觉检查操作方法：患者闭眼，以双拇指及第 1、第 5 跖骨头的掌面为检查部位（避开胼胝及溃疡部位），将尼龙丝置于检查部位压弯，持续 1～2s，让患者回答是否感觉到尼龙丝的刺激。于每个部位各测试 3 次，3 次中 2 次以上回答错误判为压力觉缺失，3 次中 2 次以上回答正确则判为压力觉存在。]

5. 治疗

（1）对因治疗：①控制血糖，糖尿病周围神经病变是高糖背景主导下的多因素共同作用的病理结局，严格控制血糖具有预防糖尿病周围神经病变和延缓其病程的作用，越早治疗效果越明显，据病情选择不同的降糖方案使血糖控制在达标水平是治疗的基石。②抗氧化应激：氧化应激在糖尿病并发症的发生发展方面起着极其重要的作用。α-硫辛酸（ALA）作为抗氧化剂，在治疗糖尿病周围神经病变时疗效、安全性均较好，被广泛用于治疗痛性糖尿病性神经病变。③神经营养与修复：补充甲钴胺有利于促进周围神经髓鞘磷脂形成及轴浆转运和轴突再生，从而修复糖尿病周围神经病变损伤神经，使受损的神经再生，改善神经传导速度及糖尿病神经病变的症状。此外，神经营养因子的缺乏已经被视为一个导致糖尿病神经病变的可能机制，在治疗上应用生长因子可阻止糖尿病神经病变的发生发展，有效改善糖尿病周围神经病变症状。④改善微循环：周围神经血流减少是导致糖尿病周围神经病变发生的一个重要因素。糖尿病时血小板功能异常，红细胞变形能力下降，血液中凝血物质增多导致血液呈高凝状态，同时，神经内膜血管内皮增生，管腔增厚，伴有血小板聚集和微血栓形成导致血流量减少、管腔闭塞，进而导致神经组织缺血缺氧，出现神经病变。通过扩张血管、改善血液高凝状态和微循环，提高神经细胞的血氧供应，可有效改善糖尿病周围神经病变的临床症状。前列腺素 E_1 具有选择性扩张血管、降低血液黏滞度和抑制血小板聚集的作用，可有效改善神经血管的血供及代谢，对糖尿病周围神经病变有确切的疗效。⑤改善代谢紊乱：醛糖还原酶抑制剂（ARIs），如依帕司他、非达司他和雷尼司他，可抑制葡萄糖通过多元醇或山梨糖醇通路降解，从而减少细胞内山梨醇和果糖的堆积，抑制氧化应激，延缓及改善糖尿病神经病变的进展。

（2）对症治疗：抗抑郁药对减轻糖尿病神经痛有效，阿米替林、丙咪嗪、文拉法辛对控制糖尿病神经病变患者的疼痛有效。较常用的抗癫痫药有加巴喷丁和普瑞巴林。具有代表性的 5-羟色胺和去甲肾上腺素双重再摄取抑制剂度洛西汀可有效缓解痛性神经病变。局部用药由于可直接对病处起作用、无全身不良反应、剂量无需调整以及无药物之间交互作用等优点，有一定的发展空间。需注意的是，药物仅能缓解 50%的糖尿病周围神经病变的症状，必要时应根据患者的实际情况采用综合康复治疗方案。

（三）自主神经病变

糖尿病自主神经损害发生率较高、发病较早，属于小神经纤维病变，且有自主神经症状者一般预后不良，临床表现多样化，主要影响患者心血管系统、消化系统、泌尿生殖系统、瞳孔和汗腺等功能。临床表现为胃排空延迟（胃轻瘫）、腹泻（饭后或午夜）、便秘等；休息时心动过速、直立性低血压、无症状性心肌缺血、QT 间期延长等，严重者可发生心脏性猝死；残尿量增加、尿失禁、尿潴留等神经源性膀胱表现；其他还有阳痿、瞳孔改变（缩小且不规则、对光反射消失、调节反射存在）、泌汗异常（无汗、少汗或多汗）等。

诊断与临床处理：糖尿病自主神经病变诊断目前尚无统一诊断标准，主要根据相应临床症状和特点及功能检查进行诊断，多为排他性诊断。临床处理要点：自主神经病变同周围神经病变治疗上也存在一些共通之处，首先，对因治疗，即控制血糖，采用合理降糖治疗使血糖控制在正常范围是维持有效治疗的基本原则。其次，对症治疗，自主神经功能障碍所累及系统不同，临床表现各不相同，对症治疗方法也各不同。但不同系统的糖尿病自主神经病变也存在不少共同之处，因此，在治疗上也有一些相同点，如 B 族维生素、甲钴胺、醛糖还原酶抑制剂和抗氧化剂等。

四、糖尿病足

糖尿病足指糖尿病患者下肢远端神经异常和周围血管病变相关的足部溃疡、感染和（或）深层组织破坏。国际糖尿病足工作组（IWGDF）将糖尿病足定义为糖尿病累及的踝以下全层皮肤创面，而与这种创面的病程无关。糖尿病患者的很多足部并发症起自感觉性神经病变及轻度的自主与运动神经病变。本病是糖尿病最为严重以及治疗花费最多的慢性并发症之一，是糖尿病患者非外伤性截肢的最主要原因，也是引起糖尿病患者肢体残废的主因。病轻者表现为皮肤干燥和发凉、胼胝、足部畸形等；严重者则出现足部溃疡、坏疽。

（一）辅助检查与诊断

糖尿病足的辅助检查主要包括足部检查、神经功能检查、血管检查、影像检查等。辅助检查可协助糖尿病足的诊断。①每年要至少进行双下肢膝关节以下部分的彻底查体一次，对于高危人群应更为频繁。需观察并记录：步态异常、鞋子的磨损情况，以及有无外物突入鞋内部、血管搏动、毛发生长、皮温和毛细血管再充盈情况，观察足与足跟部的畸形与组织破坏、溃疡的位置与大小、有无水肿或是炎症的表现。还应检查关节的稳定性以及肌肉的力量。②神经学检查需全面，包括感觉检查：轻触觉、针刺觉、本体感觉、两点辨别觉以及塞姆斯-温斯坦单丝测验等。③血管检查：踝-肱指数（ABI）是非常有价值的反映下肢血压与血管状态的指标，踝-肱指数 0.45 被认为是截肢后伤口可愈合的最小值。血管超声和造影检查均可用于了解下肢血管闭塞程度、部位和有无斑块，既可为决定截肢平面提供依据，又可为血管旁路手术做准备。其他的血管检查还有皮肤灌注压、经皮氧分压的测定。皮肤灌注压是测定皮肤在受压后阻断其再充盈所需要的最小压力。运用热敏感探头测定足背经皮氧分压，能评估患者行截肢术后愈合的潜力，＜20mmHg 则伤口感染风险很高，＞30mmHg 提示有足够的愈合潜力。④影像学检查：X 线片发现局部组织内气体说明有深部感染，X 线片上见到骨组织被侵蚀，提示存在骨髓炎。判断困难时应行 MRI 检查。

（二）预防及治疗

积极控制血糖在根本上降低了发生糖尿病足的风险，此外糖尿病患者需每天检查足部，发现组织破坏及时就医，选择可有效缓冲足部应力的鞋袜以提供足部支持保护。

1. 基础治疗

避免不良嗜好，戒烟限酒，积极控制血糖、血压、血脂，加强营养支持治疗。需要注意糖尿病足患者，能量消耗大，应用胰岛素使血糖控制在正常或接近正常范围内。血压、血脂按照糖尿病患者一般控制原则即可。

2. 局部治疗

局部治疗包括抗感染、改善下肢供血、局部减压和促进创面愈合，严重足病需要进行外科手术治疗，甚至截肢。抗感染：据感染情况、局部溃疡分泌物细菌培养结果选用合适的抗生素以及合理的治疗方式、时间。一般用扩张血管、活血化瘀、抗血小板和抗凝等药物改善微循环功能。外科治疗需据溃疡的面积大小、渗出物多少、溃疡深度以及是否合并感染来决定换药的次数和局部用药，有手术指征则需手术治疗。

参 考 文 献

陈楠，张建伟，李博一，等，2020. 浅谈中国医保与糖尿病经济负担[J]. 实用糖尿病杂志，16（6）：3.

陈兴，朱武飞，曾朝阳，2014. 自身免疫调节因子在 1 型糖尿病发病机制中的作用[J]. 广东医学，35

（18）：3.

范佳欣，李丹地，2021. 轮状病毒肠道外感染研究进展[J]. 疾病监测，36（8）：4.

李春辉，吴安华，2019. 埃可病毒感染特征及医院感染防控要点[J]. 中国感染控制杂志，18（9）：6.

李宗杰，周一鸣，周小理，2017. 环境选择作用对糖尿病易感性的影响[J]. 生命的化学，37（2）：268-273.

刘鲁豫，刘爱霞，2019. 1 型糖尿病的发病机制与治疗的新进展[J]. 医学综述，25（22）：4504-4508.

刘敏，2019. 我国糖尿病地区分布及其疾病负担研究[D]. 北京：中国疾病预防控制中心.

吕兰，张长杰，2008. 糖尿病周围神经病变康复治疗进展[J]. 中国康复理论与实践，14（6）：545-547.

邱映华，2015. 1 型糖尿病易感基因的鉴定及功能机制研究[D]. 苏州：苏州大学.

孙元鹏，陈拥彬，2018. 2 型糖尿病环境风险因素研究进展[J]. 湖北科技学院学报（医学版），32（1）：89-92.

王国凤，顾馆，施云，等，2018. 1 型糖尿病患者外周血单个核细胞 miR-146a，miR-150 和 miR-424 的异常表达及临床意义[J]. 中国糖尿病杂志，26（1）：6.

王玲，张卫华，刘恒，2014. 2 型糖尿病住院患者慢性并发症患病率及相关因素分析[J]. 中国现代医生，52（8）：31-33.

肖丽丽，2019. 社区人群镉暴露与 2 型糖尿病的关联性研究及其相关机制探讨[D]. 武汉：华中科技大学.

杨森，代晓玲，张臻，等，2021. 柯萨奇病毒感染和 1 型糖尿病的风险关系 Meta 分析[J]. 河北医科大学学报，42（5）：8.

杨文英，2018. 中国糖尿病的流行特点及变化趋势[J]. 中国科学：生命科学，48（8）：812-819.

袁玉松，徐海林，芦浩，等，2019. 糖尿病周围神经病变研究进展[J]. 中华肩肘外科电子杂志，7（1）：87-92.

张璐，2017. 环境因素及 LRP5 基因与 2 型糖尿病发病关联的队列研究[D]. 郑州：郑州大学.

中华医学会糖尿病学分会，2021. 中国 2 型糖尿病防治指南（2020 年版）[J]. 中华内分泌代谢杂志，37（4）：88.

Billings L K，Florez J C，2010. The genetics of type 2 diabetes：what have we learned from GWAS? [J]. Ann N Y Acad Sci，1212：59-77.

Daniel C，Weigmann B，Bronson R，et al，2011. Prevention of type 1 diabetes in mice by tolerogenic vaccination with a strong agonist insulin mimetope[J]. Experimental Med，208（7）：1501-1510.

Eizirik D L，Colli M L，Ortis F，2009. The role of inflammation in insulitis and b-cell loss in type 1 diabetes[J]. Nat Rev Endocrinol，5：219-226.

Farghaly H S，Metwalley K A，El-Hafeez H A，2014. Hepatitis C virus infection in Egyptian children with type 1 diabetes mellitus a single center study[J]. Indian J Endocrinol Metab，18：197-201.

Gardner J M，Metzger T C，Mcmahon E J，et al，2013. Extrathymic Aire-expressing cells are a distinct bone marrow-derived population that induce functional inactivation of $CD4^+$ T cells[J]. Immunity，39（3）：560-572.

Graham K L，Sanders N，Tan Y，et al，2008. Rotavirus infection accelerates type 1 diabetes in mice with established insulitis[J]. J Virol，82：6139-6149.

Kendzerska T，Leung R S，Aaron S D，2019. Cardiovascular outcomes and all-cause mortality in patients with obstructive sleep apnea and chronic obstructive pulmonary disease（overlap syndrome）[J]. Ann Am Thorac Soc，16（1）：71-81.

Krishnamurthy J，Ramsey M R，Ligon K L，et al，2006. p16INK4a induces an age-dependent decline in islet regenerative potentia[J]. Nature，443：453-457.

Landgraf R，2000. Meglitinide analogues in the treatment of type 2 diabetes mellitus[J]. Drugs & Aging，17（5）：411-425.

Li Y P，Wang D D，Ley S H，et al，2017. Time trends of dietary and lifestyle factors and their potential impact on diabetes burden in China[J]. Diabetes Care，41（5）：1116.

Medici F, Hawa M, Ianari A, et al, 1999. Concordance rate for type Ⅱ diabetes mellitus in monozygotic twins: actuarial analysis[J]. Diabetologia, 42: 146-150.

Pak C Y, Eun H M, McArthur R G, et al, 1988. Association of cytomegalovirus infection with autoimmune type 1 diabetes[J]. Lancet, 2: 1-4.

Ramondetti F, Sacco S, Comelli M, 1988. Type 1 diabetes and measles, mumps and rubella childhood infections within the Italian insulin-dependent diabetes registry[J]. 2-Diabet Med, 29: 761-766.

Tomer Y, Dolan L M, Kahaly G, et al, 2015. Genome wide identification of new genes and pathways in patients with both autoimmune thyroiditis and type 1 diabetes[J]. J Autoimm, 60: 32-39.

Wang B S, Liu N, 2011. Randomized study of repaglinide alone and in combination with metformin in Chinese subjects with type 2 diabetes naive to oral antidiabetes therapy[J]. Expert Opinion on Pharmacotherapy, 12 (18): 2791-2799.

Wenzlau J M, Gardner T J, Frisch L M, et al, 2011. Development of a novel autoantibody assay for autoimmune gastritis in type 1 diabetic individuals[J]. Diabetes/Metabolism Research and Reviews, 27 (8): 887-890.

第二章　祖国医学对糖尿病的认识

第一节　糖尿病及其并发症中医病名释源

一、糖尿病中医病名释源

有关糖尿病中医病名最早的记载，可以追溯到中国殷商时代。在出土的甲骨文中记载一种名为“溺病”的疾病，甲骨文释，“溺”同“尿”字，故称“尿病”。作为祖国医学四大经典之书《黄帝内经》中首载“脾瘅”“消渴”“消瘅”“肺消”“鬲消”“消中”“风消”“肾热病”“漏风”“食亦”“消谷”等十余种相关病名记载糖尿病及其相关疾病。

脾瘅、消渴:《素问・奇病论》中载:“此五气之溢也，名曰脾瘅。夫五味入口，藏于胃，脾为之行其精气，津液在脾，故令人口甘也，此肥美之所发也，此人必数食甘美而多肥也，肥者令人内热，甘者令人中满，故其气上溢，转为消渴。”《景岳全书》云:“肥者，味厚助阳，故能生热；甘者，性缓不散，故能留中。热留不去，久必伤阴，其气上溢，故转变为消渴之病。”故作“消渴”“脾瘅”病名。

消瘅:《素问・通评虚实论》:“凡治消瘅……则高粱之疾也。”《灵枢・五变》:“五脏皆柔弱者，善病消瘅。”此“消瘅”之出也。杨上善《黄帝内经太素・卷第十五》注:“瘅，热也，内热消瘦，故曰消瘅。”张介宾《类经・十六卷》注:“消瘅者，三消之总称，谓内热消中而肌肤消瘦也。”张志聪《黄帝内经灵枢集注》载:“盖五脏主藏精者也，五脏皆柔弱，则津液竭而善病消瘅矣。”

肺消、鬲消：此二名同出于《素问・气厥论》，所载“心移寒于肺，肺消，肺消者饮一溲二，死不治”，又云“心移热于肺，传为鬲消”，“鬲”同“膈”，故亦称“膈消”。张介宾《类经》注：“鬲消者，鬲上焦烦，饮水多善消也。”后世亦将“肺消”“鬲消”称为上消。

消中:《素问・脉要精微论》述“瘅成为消中”，指出“消中”同属“脾瘅”。王冰注云:“消中之证善食而瘦。”而《三因极一病证方论》载:“消中属脾，瘅热成，则为消中。”《太平圣惠方》述:“吃食多而饮水少，小便少而赤黄者，消中也。”后世亦有“中消”之说。

《素问・阴阳别论》:“二阳之病发心脾，有不得隐曲，女子不月，其传为风消，其传为息贲者，死不治。”故作“风消”，明・秦景明撰《症因脉治・三消总论》载:“燥火三消之症，即风消也。”《素问・刺热论》:“肾热病者，先腰痛骺酸，苦渴数饮，身热。”故作“肾热病”。《素问・风论》:“饮酒中风，则为漏风，……漏风之状，或多汗，常不可单衣，食则汗出，甚则身汗，喘息恶风，衣常濡，口干善渴，不能劳事。”故作“漏风”，其中口干善渴等症状与上消症状相似，而与如今消渴病相去甚远。《素问·气厥论》云："大肠移热于胃，善食而瘦入，谓之食亦。"故作"食亦"。有后世学者考证，食亦之"亦"同"夜"，称其但见其食，不见生肉者，故有所食若冥、所食若匿之"食夜"之称，与后世所称"中消"意同。《灵枢·师传》载："胃中热则消谷，令人悬心善饥。"《金匮要略·消渴小便不利淋病脉证并治》亦载："趺阳脉数，胃中有热，消谷引食，大便必坚，小便即数。"即"消谷"病名。

隋·巢元方《诸病源候论》首创以"消渴"为纲目论病，确立"消渴"病名。隋唐时期医家甄立言所著《古今录验方》，以"消渴""消中""肾消"三分类论述。北宋年间《太平圣惠方》将"消渴""消中""肾消"合并首称"三消"。元·朱丹溪《丹溪心法》首次提出"上消""中消""下消"的"三消"分类法。《河间六书》《景岳全书》《证治准绳》等书中亦有提及并规范"上消""中消""下消"的"三消"分类法。

二、糖尿病并发症中医病名释源

糖尿病并发症常常涉及多器官、多系统的病变，临床表现多种多样，可导致全身多部位形成病灶。主要分为微血管病变及大血管病变、神经病变。微血管并发症包括视网膜病变、肾病；大血管病变包括心血管病变、脑血管病变、周围动脉病变。

1. 糖尿病肾脏病变

糖尿病肾脏病变涉及祖国医学"肾消""下消""水肿""淋证""尿浊""血尿""癃闭""关格""虚劳"等病名范畴。《素问·刺热论》云："肾热病者，先腰痛胫酸，苦渴数饮，身热。"唐·王焘《外台秘要》引《古今录验》载"渴而饮水多，小便数，无脂似麸片甜者，皆是消渴病也。"金·刘完素《河间六书》载："肾消者，病在下焦，初发为膏，淋下如膏油之状。"明·戴原礼《秘传证治要诀及类方》云："三消久而小便不臭，反作甜气，在溺桶中滚涌……面如猪脂……此精不禁，真元竭也。"《普济方·消渴门》载"消肾以渴而复利。"近现代医家在研究糖尿病肾病的过程中，认为糖尿病肾病病位在肾脏，从尿常规中出现尿微量蛋白到肾衰终末期的过程中出现尿浊、水肿、关格等一系列的临床表现，均属于肾脏疾病范畴，将其定为"消渴病肾病"。

2. 糖尿病性心肌病

糖尿病性心肌病涉及祖国医学"胸痹""心悸""怔忡""心痛""真心痛""厥心痛""水肿"等病名范畴。《灵枢·邪气脏腑病形》云"心脉微小为消瘅；滑甚为善渴。"阐述心脉微小能导致消瘅。《灵枢·本脏》载："心坚则脏安守固，心脆则善病消瘅热中。"概述了糖尿病性心肌病的基本病机。隋·巢元方《诸病源候论》载："厥阴之病，消渴重，心中疼，饥而不欲食，甚则欲吐蛔。"清·杨乘六《医宗已任编·消症》："消之为病，源于心火炎炽……四脏皆消甚，则其心始自焚而死矣。然其病之始，皆由不节嗜欲，不慎喜怒。"其两者皆论述了消渴病的发展过程中与心脏方面疾病之间具有内在联系。《金匮要略·胸痹心痛短气病脉证并治》云："阳微阴弦，即胸痹而痛。"可作为糖尿病心病病机的高度概括。近现代医家对糖尿病性心肌病进行的证候学研究，认为糖尿病性心肌病病位在心脏，在临床病程中出现的胸痹、心悸、水肿、怔忡等表现，均属心病范畴，将糖尿病性心肌病中医命名定为“消渴病心病”。

3. 糖尿病眼病

糖尿病眼病，包括糖尿病视网膜病变、糖尿病性白内障、糖尿病性黄斑水肿、糖尿病性眼肌麻痹等。其涉及祖国医学“视瞻昏渺”“内障”“云雾移睛”“雀目”“暴盲”“青盲”“血灌瞳神”“圆翳内障”“绿风内障”等病名范畴。金·刘完素《黄帝素问宣明论方·消渴总论》谓：“又如周身热燥怫郁，可变为雀目或内障，痈疽疮疡。”金·张从正《儒门事亲》谓：“夫消渴者，多变聋盲、疮癣、痤痱之类，皆肠胃燥热怫郁，水液不能浸润于周身故也。”明·戴原礼《秘传证治要诀及类方·三消》谓：“三消久之，精血既亏，或目无所见，或手足偏废如风疾，非风也。”清·黄庭镜《目经大成》载：“津液消渴，则目睛枯涩，而烦躁不宁。”阐述了糖尿病日久可并发眼病、皮肤病、耳病、四肢关节等疾病。若临床症状以眼底出血、水肿或累及黄斑，伴视力明显下降、视物昏蒙、变形等为特征，属于《审视瑶函》“视瞻昏渺”范畴；以出血量小进入玻璃体，伴眼前黑影飞舞为特征，属于《眼科金镜》“云雾移睛”范畴；以出血量大，伴突发患眼盲为特征，属于《证治准绳》“暴盲”范畴；以晶珠混浊，伴视物模糊为特征，属于《证治准绳》“圆翳内障”范畴。以新生血管性青光眼，伴头目疼痛为特征，当属于《秘传眼科龙木论》“绿风内障”范畴。

4. 糖尿病足部溃疡

糖尿病足部溃疡涉及祖国医学“脱疽”“筋疽”“脉痹”“血痹”“足底席疮”“足部疔疮”等病名范畴。《素问·痹论》中记载：“风寒湿三气杂至，合而为痹，……以夏遇此者为脉痹。”《金匮要略》载：“血痹，阴阳俱微，寸口关上微，尺中小紧，外证身体不仁，如风痹状。”隋·巢元方《诸病源候论·疽候》曰：“疽者，五脏不调所生也。”元·杨清臾《秘传外科方》载脚背疮一病案时述：“此证得于消渴病，发于足指者，名曰脱疽。”《医宗金鉴·外科心法要诀·脱疽》载：“此证多生足指之间，手指生者间或有之。未发疽之先，烦躁发热，颇类消渴，日久始发此患。初生如粟，黄疱一点，皮色紫暗，犹如煮熟红枣，黑气侵漫，腐烂延开，五指相传，甚则攻于脚面，痛如汤泼火燃，其臭气虽异香难解。”从历代医家医著来看，糖尿病足早期临床表现以皮肤干燥，痕痒，弹性差，蜡样改变，肤温降低，感觉发凉、畏寒、麻木、疼痛，遇寒或晚上加重及皮色苍白，可伴间歇性跛行、静息痛等为主，严重者可出现干性坏疽。若足部感染，患足皮肤糜烂，初起水疱或浅溃疡，继而溃烂深入肌腱和肌层，破坏骨质，组织坏死腐烂，形成脓腔和窦道，伴秽臭分泌物，最终发展为湿性坏疽。

5. 糖尿病周围神经病变

糖尿病周围神经病变是指在排除其他原因的情况下，糖尿病患者出现周围神经功能障碍相关的症状和（或）体征，常见症状有肢体麻木、疼痛、灼热或其他异常感觉病变。临床以“凉、麻、痛、痿”的“四大症”为其主要临床特点。涉及祖国医学“痹证”“麻木”“血痹”“络病”“不仁”“痛证”“痿证”“痿躄”等病名范畴。2010 年国家中医药管理局颁布的《22 个专业 95 个病种中医诊疗方案》中将本病中医病名正式确定为“消渴病痹症”。元·朱丹溪《丹溪心法·消渴四十六》载：“热伏于下，肾虚受之，腿膝枯细，骨节酸痛，精走髓空，引水自救……谓之消肾。”明·戴原礼《秘传证治要诀及类方·三消》谓：“三消久之，精血既亏，或目无所见，或手足偏废如风疾，非风也。”清·喻昌《医门法律》曰：“肾消，因消中后，胃热入肾，消烁肾脂，令肾枯燥，遂致此疾，两腿渐细，腰脚无力。”清·王旭高《王旭高医案》载：“消渴日久，但见手足麻木，肢凉如冰。”上述医家提及消渴病发展日久或至“肾消”阶段，出现两腿渐细、腰脚无力、骨节酸痛、手足麻木、肢端发凉等周围神经病变的临床表现。

第二节　消渴病发展历史源流

一、先秦两汉：消渴病学术萌芽时期

我国殷商时代（公元前 1300 年至公元前 1046 年）出土的甲骨文中记载一种名为“溺病”的疾病，甲骨文释，“溺”同“尿”字，故称“尿病”，可能是最早认识糖尿病的记载。先秦时期，《淮南子·说山训》：“嫁女于病消者，夫死后难复处也。”此处载“病消”即指“消疾”。1972 年发掘的西汉时期马王堆汉墓中发现迄今最早的方剂书籍——《五十二病方》，其中载“病胜瘦，多弱（溺），眷（嗜）饮”有关消渴病症状的记载。《黄帝内经》是我国现存最早的医学典籍。其中《素问·奇病论》记载：“帝曰：有病口甘者，病名为何？何以得之？岐伯曰：此五气之溢也，名曰脾瘅。夫五味入口，藏于胃，脾为之行其精气，津液在脾，故令人口甘也，此肥美之所发也，此人必数食甘美而多肥也，肥者令人内热，甘者令人中满，故其气上溢，转为消渴，治之以兰，除陈气也。”记载了消渴由饮食不节，久食肥甘多美之品所致和甘肥厚味蕴结日久而化热，内聚陈腐食之气，阻滞气机，气机上逆的病机特点，并提出以“芳香化湿”之类的药物治疗此病。《黄帝内经》不仅明确提出了消渴的病名，而且对消渴的临床症状、病因、治法、预后及禁忌等方面的认识均有记载。对后世医家认识消渴病产生了深刻且重要的影响。东汉·张仲景著《金匮要略·消渴小便不利淋病脉证并治》载：“男子消渴，小便反多，以饮一斗，小便一斗，肾气丸主之。”表明消渴多饮、多尿的临床表现，提出了温补肾阳的治法及方药的应用。在《金匮要略·肺痿肺痈咳嗽上气病脉证治》中论述了肺痿的发病可由消渴病转化而来，并提出了养阴生津的治法和麦门冬汤方药的应用。可见，《金匮要略》不仅最早记录了消渴病的转变，还认识到痰湿、瘀血与消渴的发病有着密切关系。秦汉时期，战乱多变，医学历史文献多有失遗，但消渴病的学术萌芽正是在这种情况下发生了，并对后世产生了极其深刻的影响。

二、魏晋隋唐：消渴病学术奠基时期

魏晋时期，“百花齐放”的学术局面使各学科学术思想活跃，发明创造不断拓展。隋

唐时期，是我国封建社会稳定发达时期。这种文化、经济、社会政治的背景，深刻地影响着医学的发展，为医学理论、学术思想奠定了基础，发挥着承前启后的作用。此时期，亦为消渴病的学术发展奠定了基础，步入了新阶段。

晋·葛洪《肘后备急方》载有“以脏补脏”的思想，首次记载猪胰腺治疗消渴病，可见食疗方法已经在治疗消渴病中应用。东晋·陈延之《小品方》载“消渴者，原其发动，此则肾虚所致，每发即小便至甜……”“宜食者，每间五六日空腹一食饼，以精羊肉及黄雌鸡为臛，此可温也”。进一步阐述消渴病的病因为肾虚，并初次记载消渴病相关饮食疗法。其“每发即小便至甜”记载消渴病尿甜症状，是迄今为止世界上最早有关糖尿病患者小便尿甜的记载。隋·巢元方《诸病源候论》首创以“消渴”为纲目论病，确立“消渴”病名，分为八种类型论述。认为消渴病的病因有“过服金属矿物质药物、肾虚”等，病程发展日久可致“痈疽”“痈脓”。并认为消渴病患者应当采取“先行一百二十步，多者千步，然后食之”的运动疗法。隋唐时期医家甄立言所著《古今录验方》(已失遗)，载有“消渴”“消中”“肾消”三分类论述。唐·孙思邈《备急千金要方》认为“饮酒过度”“房事不节”“饮食失宜”等病因以致“三焦猛热、五脏干燥”，形成消渴。并提出慎饮酒、慎房事、慎咸食及面的生活方式及饮食方式的治疗干预方法。孙思邈亦非常重视运动疗法，并主张每餐后应出庭散步运动。唐·王焘《外台秘要·卷第十一》中延续“消渴”“消中”“肾消”等病名记载论述。其载：“不能饱食便卧，亦不宜终日久坐……食毕即行步，稍畅而坐卧。”进一步提出食后适当运动的生活方式干预疗法。

三、两宋金元：消渴病学术争鸣时期

两宋时期，统治阶级重视医学事业，出台了发展医学相关政策。如国子监中设立医学专业，培养了大批儒医；设立和剂局、惠民局为人民治疗疾病，并制药售卖；官修《太平圣惠方》《圣济总录》《太平惠民和剂局方》等官刻医书。随着活字印刷术的发明，文人编撰方书风气盛行，宋代官刻医书及民间验方、秘方等各持所长、相互吸收融合。到金元两朝，各医家在其所长方面进一步分派引领，涌现出“金元四大家”等学术流派，促进医学学术争春斗艳，进入百花齐放的争鸣时期。为消渴病学术发展注入新的生机与活力。

《太平圣惠方》“三消论”篇中载“三消者……一则饮水多而小便少者，消渴也；二则吃食多而饮水少、小便少而赤黄者，消中也；三则饮水随饮便下、小便味甘而白浊、腰腿消瘦者，消肾也。”首次明确提出“三消”之词，为后世医家将消渴病按照“三消分型”进行辨证论治奠定了基础。《太平圣惠方》述“元气衰虚，热毒积聚于心肺……口苦舌干，日加燥渴。”首次提出“热毒”是消渴病的病机之一。《圣济总录》载：“脾土制水，通调水道，下输膀胱，消渴饮水过度，内溃脾土，土不制水。”论述消渴腹胀病机，提出脾虚致消之说。南宋·杨士瀛《仁斋直指方论》也认为消中的病机为“热蓄于中，脾虚受之”。《太平圣惠方·卷五十三》将消渴病并发症(治消肾小便白浊、治消渴饮水腹胀、治暴渴、治渴利成痈疽、治渴利后水病等)分条论述。《圣济总录》中设有“消渴腹胀”专篇论述消渴病并发症，类似如今糖尿病胃轻瘫。南宋·许叔微《普济本事方》延续《古今录验方》

“消渴”“消中”“肾消”三分类对消渴病论述，推崇《备急千金要方》中消渴病限饮酒、禁房事、忌咸食及面的生活方式干预。南宋·陈言《三因极一病证方论》以“三消脉证”论述消渴病，提出消中可分为“寒中、热中、强中”，并论述消中病程由浅及重的发展过程。北宋末年金代初期医家刘完素《素问病机气宜保命集》中云：“消渴之疾，三焦受病也，有上消、中消、肾消。上消者，上焦受病，又谓之膈消病也，多饮水而少食，大便如常，或小便清利，知其燥在上焦也，治宜流湿润燥。中消者胃也，渴而饮食多，小便黄。经曰：热能消谷。知热在中。法云，宜下之，至不欲饮食则愈。肾消者，病在下焦，初发为膏淋，下如膏油之状，至病成而面色黧黑，形瘦而耳焦，小便浊而有脂，治法宜养血。”这是“上消”“中消”之称的首次提出，确定了比较完善的三焦分证辨治消渴病的理法。并总结提出消渴病由燥热过甚，三焦胃肠腠理怫郁，津液失布所致。金·张从正在《儒门事亲》中提出“三消之说当从火断”的学术观点，认为“火”是导致消渴病发生的根本，并主张治疗消渴当以“调下并用、护治结合”为法。金·李杲在《脾胃论》中未著消渴病专论，其著《兰室秘藏》载消渴方7首，均含升麻、石膏、知母、甘草4药，可见其方治疗消渴学术思想是以脾胃不足而生内热、手足阳明燥热为标，脾胃中焦气机升降失调及阴火上越为本。《兰室秘藏·消渴门》载：“膈消者，以白虎加人参汤治之；中消者，以调胃承气三黄丸治之；下消者，以六味地黄丸治之。”元·朱丹溪《丹溪心法·消渴》中载“上消者，肺也，多饮水而少食，大小便如常；中消者，胃也，多饮水而小便赤黄；下消者，肾也，小便浊淋如膏之状，面黑而瘦。”进一步完善“上、中、下”三消辨证论治，在病位上与“肺、胃、肾”三脏相联系对应。并提出以“养肺、降火、生血”为主法治疗消渴病。

四、明清两朝：消渴病学术沉淀时期

随着金元医家学术流派之风的延续，各学派之间发展传承其学派学术思想，明代医家对各家医学流派的医学理论作出进一步探讨、收集及总结。外加清代盛行尊经复古、烦琐考据之风，医学亦不例外。在关于消渴病的认识方面，明清医家们做出了许多理论溯源及总结等方面的工作，使得在学术层面上形成较为深刻全面的积淀，促进消渴病学术发展进入沉淀期。

如《普济方》（由明太祖朱元璋的第五子朱橚主编）就记录了明代以前中国医学进展，内容浩繁而丰富。在关于消渴病病因方面的认识，《普济方》主要继承前代医家的认识，认为消渴病主要与饮食不节、喜食肥甘厚味之物、嗜酒辛燥之物、久服金属矿物质丹药、房事不节及肾虚有关。在《普济方·卷一百七十六·消渴门》中详细记载了明代以来各医家治疗消渴病相关病方。明·戴原礼《证治要诀·三消》中对消渴病的论述主要延续了其师朱丹溪的学术思想。如书中载：“三消得之，气之实，血之虚也，久久不治，气尽虚则无能为力矣”“上消中消，心脾既如此热，小便涩少而反无禁，盖燥热在上，虚冷在下，阴阳不交，所以成消渴”。认为其病机有气实血虚、上热下寒、阴阳不交。如《证治要诀·疮毒门》载：“病消渴之人多生毒，此乃津液已耗，虚阳外发，内外俱虚，此为极病。凡消渴愈后生毒，毒愈后消渴，皆非可治之病也。”对消渴病的预后及传变亦有较为深刻的记载。明・张介宾《景岳全书・三消干渴》中述“三焦之火多有病本于肾”，在继承了仲景学术思想的同时，提出消渴的发病本质为肾（命门）虚损，并涉及真阴、真阳虚损，为后世从肾（命门）论治消渴奠定了基础。明・李梴《医学入门・消渴》中载：“二阳结谓之消渴。二阳者，手阳明大肠，主津液；足阳明胃，主血，津血不足，发为消渴。”延续《黄帝内经》的认识，并提出“总是火炎不必问”的病因及消渴病轻重危的分类及预后。即：“三消上中既平，不复传下，上轻、中重、下危，总皆肺被火邪，熏蒸日久，气血凝滞，故能食者，末传痈疽，水自溢也；不能食者，末传胀满，火自炎也，皆危。”明・王肯堂《证治准绳・消瘅》载：“渴而多饮为上消（经谓膈消），消谷善饥为中消（经谓消中），渴而便数有膏为下消（经谓肾消）。”对“三消”病名及病位进一步规范分类阐述。明・赵献可《医贯・消渴论》载：“若夫上消者，谓心移热于肺；中消者，谓内虚胃热；皆认火热为害。故或以白虎汤，或以承气汤；卒致不救。总之是下焦命门火不归元，游于肺则为上消、游于胃即为中消，以八味肾气丸。引火归元，使火在釜底，水火既济，气上熏蒸，俾肺受湿润之气而渴疾愈矣。”阐述了命门火衰而致消渴的观点。亦云：“治消渴之法，无分上中下，先治肾为急。”认为肾脏在消渴病的发病及其治疗过程中具有重要作用。清・喻昌《医门法律・消渴门》载：“消渴之患，常始于微而成于著，始于胃而极于肺肾。始如以水沃焦，水入犹能消之。既而以水投石，水去而石自若。至于饮一溲一，饮一溲二，则燥火劫其真阴，操立尽之术而势成熇熇矣。”提出了消渴之病起于胃而累及肺肾二脏，并提出治初得消渴病需生津补水、降火彻热。清・程钟龄在《医学心悟・三消》中述：“治上消者，宜润其肺，兼清其胃；治中消者，宜清其胃，兼滋其肾；治下消者，宜滋其肾，兼补其肺。”提出治上消兼清胃火、中消兼敛相火、下消兼金水相生。清・叶天士《临证指南医案・三消》载：“三消一症，虽有上中下之分，其实不越阴亏阳亢、津涸热淫而已。”提出了“阴亏阳亢、津涸热淫”为消渴的病机，同时制定了“生津清热，润燥养阴，甘缓和阳”的消渴治则。清末・郑钦安《医理真传・杂问》云：“消症生于厥阴，风木主气，盖以厥阴下木而上火，风火相煽，故生消渴诸症。”首次从厥阴肝风论治消渴病的发病机理，提出从“熄火、散风”方面治疗消渴病的准则。

五、民国至今：消渴病学术升提时期

民国至今，随着社会制度的变更，西方科技及文化的传入，中西方文化出现了碰撞与交融，中医学理论及其学术思想的传承发展呈现了新旧并存的趋势。以唐宗海、朱沛文、张锡纯、恽铁樵为代表的中西汇通学派，提出了既要坚持中医学所长，又要学习西医学先进之处，从理论到临床汇通中西医的学术思想。在此时期，中医消渴病与西医学糖尿病第一次形成医学碰撞与交融。为消渴病的学术发展注入了新的“血液”，使得消渴病学术思想进入融合升提阶段。

清末・唐宗海《血证论・发渴》中载：“血虚则发渴，有瘀血则发渴，水虚亦发渴。”提出血虚、瘀血、水虚的消渴发病病机，亦提出此三者与“杂病消渴”水停不化、津气不升所导致的消渴病机不同。认为调气治血是消渴辨治的原则。清末・张锡纯《医学衷中参西录・医方・治消渴方》开篇载：“消渴，即西医所谓糖尿病，忌食甜食。”阐述中医消渴与西医糖尿病相当，并提出忌甜食的饮食方案。载：“消渴之证，多由于元气不升，此方[玉液汤]乃升元气以止渴者也。”认为消渴的病因为元气不升，提出气不生津、气虚下陷是消渴病发生的主要病机，治疗以升举元气为主，创建玉液汤，并首先提出补大气以助元气的理念治疗消渴病。近代医家施今墨先生倡导中医、西医要互相学习，融会贯通。施今墨先生认为消渴病症状虽表现不同，亦可分为三消，但其病机有共同之处，正所谓标虽有三，其本为一也。提出消渴大多因火炎于上，阴亏于下，水火不相既济而发病。真阴亏耗，水源不充，相火独亢，虚热妄炎是为其本。若热伤肺阴，津液亏竭，渴饮无度；若热伤胃阴，消谷善饥，肌肤瘦消；若热伤肾阴，精气亏虚，尿频量多。并通过结合临床实际情况认为糖尿病以虚证、热证为多，实证、寒证较少，尤以虚热之证最为常见。在治疗糖尿病时善用药对，屡建奇功，立起沉疴。如习用玄参、麦冬相伍，取其金水相生、滋阴润燥、生津止渴；乌梅、五味子相伍，酸敛益阴止汗；瓜蒌子、瓜蒌根相伍，清肺润燥、生津止渴兼以通便。祝谌予教授在传承老师施今墨先生的学术思想基础上，推崇中西医结合治疗糖尿病，并创造性地提出用活血化瘀法治疗糖尿病。吕仁和教授在《黄帝内经》脾瘅、消渴、消瘅相关论述的基础上，结合糖尿病的发生、发展及演变规律，主张将消渴病分为脾瘅、消渴、消瘅三期，分别对应于西医的糖尿病前期、糖尿病发病期、糖尿病并发症和合并症期，进行辨证论治。并由中国中医药学会内科学会消渴病（糖尿病）专业委员会第三次大会讨论通过了“消渴病（糖尿病）中医分期辨证与疗效评定标准”，确定了糖尿病分期分型辨证论治方法。林兰教授创立糖尿病“三型辨证施治体系”。其中三型之“纲”为阴虚热盛型、气阴两虚型、阴阳两虚型。按此并在各纲下设有“目”，以及“夹湿（湿热、寒湿）”“夹瘀”兼夹证。1986 年被卫生部药政部门纳入《新药（中药）糖尿病（消渴病）临床研究指导原则》，沿用至今。仝小林教授在研究中医防治 2 型糖尿病的演变过程中，提出分“郁、热、虚、损”四大阶段论治消渴病。诸近现代医家在古训经典的基础上传承精华，守正创新，为中医防治消渴病注入了新的学术思想，提供了诊疗规范及标准，做出了里程碑式的贡献。

参考文献

方朝晖，吴以岭，赵进东，2017. 糖尿病周围神经病变中医临床诊疗指南（2016 年版）[J]. 中医杂志，58（7）：625-630.

费远丽，杨光，童毅，2014. 糖尿病相关眼病之中医病名初探[J]. 山西中医，30（2）：61-62.

吕仁和，2006. 消渴病（糖尿病）的分期[J]. 中国中医药现代远程教育，34（2）：18-19.

吕仁和，张洁荣，高彦彬，1993. 消渴病（糖尿病）中医分期辨证与疗效评定标准[J]. 中国医药学报，（3）：54-56.

吕仁和，赵进喜，王越，1994. 糖尿病肾病临床研究述评[J]. 北京中医药大学学报，（2）：2-6，72.

庞博，2012. 施今墨学派名老中医诊治糖尿病学术思想与经验传承研究[D]. 北京：北京中医药大学.

浦强，王丽娟，刘苏，等，2019. 唐宗海“从瘀而渴”思想探析及其在糖尿病代谢记忆防治中的应用[J]. 现代中医临床，26（6）：54-57.

孙瀚驰，徐强，张朝晖，2022. 糖尿病足之中医正名刍议[J]. 空军军医大学学报，43（2）：74-77.

仝小林，柳红芳，2007. 糖尿病早期“六郁”病机探讨[J]. 北京中医药大学学报，（7）：447-449.
王宏才，程莘农，1999. 消渴病病名源流[J]. 中国中医基础医学杂志，（5）：52-53.
王璐，张文风，2020. 张锡纯论治消渴的学术思想探微[J]. 长春中医药大学学报，36（3）：412-414.
魏军平，2012. 林兰教授糖尿病三型辨证学术思想渊源与临床经验整理研究[D]. 北京：中国中医科学院.
杨晓晖，钟柳娜，吕仁和，2003. 糖尿病心脏病中医药临床研究述评[J]. 中国医药学报，（7）：430-434.
张翔，苏丽清，2020. 张景岳论治消渴学术经验的相关探讨[J]. 辽宁中医杂志，47（8）：48-50.
赵昱，周丽波，董柳，等，2007.《黄帝内经》消渴相关病名考辨[J]. 中国中医基础医学杂志，（8）：574-576.
中华中医药学会，2007. 糖尿病中医防治指南[M]. 北京：中国中医药出版社：25.
祝谌予，翟济生，施如瑜，等，1982. 施今墨临床经验集[M]. 北京：人民卫生出版社：131-133.
祝勇，祝肇刚，王玉光，等，2012. 从瘀论消渴：祝谌予医话医案精读[J]. 环球中医药，5（10）：742-743.
庄乾竹，赵艳，厍宇，2009. 古代消渴病学术史研究[J]. 世界中西医结合杂志，4（9）：612-615.

第三章　糖尿病常用中药及方剂

第一节　常用单味药

一、具有降糖功效的中药

（一）清热类

1. 黄连

黄连为毛茛科多年生草本植物黄连的干燥根茎。

药性：苦，寒。归心、脾、胃、肝、胆、大肠经。

功效：清热燥湿，泻火解毒。

一般药理：黄连含有小檗碱、黄连碱等成分，具有抑菌、抗炎、解热、镇静、利胆、降血糖、降血脂、抗氧化、抗肿瘤等作用。

治疗糖尿病药理：小檗碱可对抗外源性葡萄糖引起的血糖升高，对抗肾上腺素升血糖的作用，明显降低糖尿病小鼠血糖，改善自发性糖尿病小鼠的葡萄糖耐量。其降糖机制是小檗碱通过抑制以丙氨酸为底物的糖异生作用，促进糖酵解，从而达到降低血糖的目的。

2. 知母

知母为百合科多年生草本植物知母的干燥根茎。

药性：苦、甘，寒。归肺、胃、肾经。

功效：清热泻火，滋阴润燥。

一般药理：知母含有知母皂苷、黄酮类、芒果苷、糖苷、生物碱类等成分，具有抑菌、解热、抗炎、降血糖、抗肝炎、促进消化、保护心肌等作用。

治疗糖尿病药理：实验研究表明知母皂苷 15g/L 能显著抑制 α-葡萄糖苷酶的活性，且能显著提高四氧嘧啶模型小鼠的糖耐量及降低餐后血糖。说明知母皂苷的降血糖作用可能是通过抑制 α-葡萄糖苷酶的活性，从而抑制肝的氨基酸转化成葡萄糖（即糖异生作用）或抑制糖原分解而实现的。芒果苷及其糖苷也具有降糖作用，口服后能降低非胰岛素依赖型糖尿病动物模型小鼠的血糖水平，而不影响正常小鼠血糖水平。对高胰岛素血症小鼠有改善症状的作用，提示芒果苷是通过增强胰岛素敏感性而发挥降血糖作用的。此外，知母中的芒果苷和芒果苷-7-O-β-D-葡萄糖苷具有改善 2 型糖尿病症状的作用，其作用主要是通过抑制 α-葡萄糖苷酶和糖醛酶实现的。

3. 黄柏

黄柏为芸香科乔木植物黄檗除去栓皮的干燥树皮。

药性：苦，寒。归肾、膀胱、大肠经。

功效：清热燥湿，泻火解毒，退虚热。

一般药理：黄柏含有小檗碱、木兰花碱、内酯、甾醇等成分，具有抑菌、免疫抑制、解热、降压、利胆、健胃等作用。

治疗糖尿病药理：黄柏皮中含有小檗碱，有明显的降血糖作用。主要是黄柏提取物（P55A）对ERK2及PI3K活性和对糖原合成的影响，P55A丁醇提取物通过激活ERK2及PI3K，促进肝糖原合成，调节血糖浓度。

4. 玄参

玄参为玄参科多年生草本植物玄参的干燥根。

药性：苦、甘、咸，寒。归肺、胃、肾经。

功效：清热凉血，滋阴，解毒。

一般药理：玄参含有环烯萜类、哈巴苷生物碱、植物甾醇等成分，具有抑菌、降压、降糖等作用。

治疗糖尿病药理：玄参水浸液给家兔皮下注射，可引起血糖轻度降低；玄参对正常人红细胞胰岛素总结合率略有升高，具有降低血糖的作用。

5. 石膏

石膏为含水硫酸钙纤维状结晶聚合体的矿石。

药性：辛、甘，大寒。归肺、胃经。

功效：清热泻火，除烦止渴。煅后外用收湿敛疮。

一般药理：石膏中的含水硫酸钙、有机物、硫化物等成分，具有抑制神经应激能力、抗病毒、抗炎、免疫促进、加强骨缺损愈合等作用。

治疗糖尿病药理：动物实验表明石膏能抑制实验性大鼠的饮水量，故在临床用石膏改善糖尿病患者的口渴多饮症状。

6. 栀子

栀子为茜草科灌木植物栀子的干燥成熟果实。

药性：苦，寒。归心、肺、三焦经。

功效：泻火除烦，凉血止血，清热解毒，清利湿热。

一般药理：栀子含有栀子苷、藏红花素、栀子素等成分，具有保肝、利胆、抑制胃酸、降低胰淀粉酶、促进胰腺分泌、抗菌、解热、抗炎、镇静、镇痛、降压等作用。

治疗糖尿病药理：栀子能促进胰腺分泌。栀子苷有显著降低胰淀粉酶的作用，而其酶解产物京尼平苷增加胰胆流量作用最强，持续时间较短。对胰腺炎患者栀子有提高机体抗病能力、改善肝和胃肠系统的功能以及减轻胰腺炎等作用。此外，栀子苷能显著促进前脂肪细胞对葡萄糖的吸收。通过小鼠荷糖实验和四氧嘧啶致糖尿病小鼠血糖实验证实，栀子苷在体内外的降糖作用，可能与过氧化物酶体增殖物激活受体γ的激活有关。此外，栀子苷还可能通过抑制 NF-κB 和 Bax，提高 Bcl-2 表达，同时抑制 Caspase-3 和 Caspase-9 蛋白酶活性，减轻胰岛细胞的凋亡来发挥降糖作用。

7. 赤芍

赤芍为毛茛科多年生草本植物芍药的干燥根。

药性：苦，微寒。归肝经。

功效：清热凉血，祛瘀止痛，清肝泻火。

一般药理：赤芍主要含有芍药苷、芍药内酯苷、氧化芍药苷、没食子酸类等成分，具有扩冠、抑制血小板集聚、解痉、镇痛、镇静、抗菌、解热等作用。

治疗糖尿病药理：现代药理学研究表明，赤芍中主要含有芍药苷类和没食子酸类等化合物，具有降低血糖的作用。赤芍能够增强体内活性氧的清理力，清除自由基，影响过氧化物酶体增殖物激活受体 γ、Ⅳ型胶原酶和血管紧张素转化酶等多个靶点，并参与转运脂肪酸和体内的氧化反应，以此来治疗糖尿病周围神经病变等并发症。

8. 牡丹皮

牡丹皮为毛茛科落叶小灌木植物牡丹的干燥根皮。

药性：苦、辛，微寒。归心、肝、肾经。

功效：清热凉血，活血散瘀，清虚热。

一般药理：牡丹皮含有丹皮酚、丹皮酚苷、芍药苷、没食子酸、植物甾醇等成分，具有抑菌、降压、抗血小板聚集、抗炎、镇痛、镇静、解热、抗过敏等作用。

治疗糖尿病药理：动物实验表明牡丹皮中的粗提取物可以使正常小鼠的血糖显著降低，对葡萄糖诱发的小鼠高血糖作用也有显著降低作用，其中牡丹皮酚的降糖效果最好，牡丹皮多糖降糖机制可能与促进外周组织对葡萄糖的利用，提高机体对胰岛素的敏感性有关。牡丹皮水提物可使 2 型糖尿病模型大鼠血糖显著下降，可有效降低模型动物血胆固醇、甘油三酯和超氧化物歧化酶（SOD），并证实了其对 2 型糖尿病的血脂代谢和氧化应激敏感性的改善作用，可明显降低胰岛素抵抗症状、增加葡萄糖耐量。

9. 翻白草

翻白草为蔷薇科委陵菜属植物翻白草的干燥全草。

药性：甘、微苦，平。归胃、大肠经。

功效：清热解毒，凉血止血。

一般药理：翻白草含有黄酮类、萜类、甾体类化合物、脂肪酸等多种成分，具有降血糖、抗菌、抗病毒、抗炎镇痛、降血脂、抗氧化、调高免疫力等作用。

治疗糖尿病药理：动物实验证明翻白草总黄酮能显著降低糖尿病小鼠空腹血糖水平，促进胰岛素分泌，调节血脂，提高 SOD 活性，降低丙二醛（MDA）水平。翻白草对 2 型糖尿病胰岛素抵抗大鼠的空腹血糖及血脂水平有一定调节作用。翻白草总黄酮可显著改善 2 型糖尿病 db/db 小鼠糖脂代谢紊乱及胰岛素抵抗，抗氧化应激，减轻肝脏、胰腺的病理损伤，提高肝脏组织 PI3K/Akt 信号通路中的相关蛋白表达，从而防治 2 型糖尿病。

10. 天花粉

天花粉为葫芦科多年生宿根草本植物栝楼的干燥块根。

药性：甘、微苦，微寒。归肺、胃经。

功效：清热泻火，生津止渴，消肿排脓。

一般药理：天花粉含有天花粉蛋白、多种氨基酸、植物凝集素、葡萄糖瓜蒌聚糖等成分，具有抑菌、抗病毒、抗肿瘤、调节免疫、降血糖的作用。

治疗糖尿病药理：天花粉为治疗糖尿病之要药，现有研究表明天花粉中治疗糖尿病的有效部位多为水提物，且有效成分亦是水溶性的天花粉蛋白、天花粉凝集素和天花粉多糖等大分子化合物。天花粉治疗糖尿病的作用机制主要包含两个方面：①天花粉蛋白可通过调节 Th1/Th2 细胞功能失衡发挥预防或治疗糖尿病的作用；②天花粉凝集素可通过提高机体抗氧化能力和调节糖脂代谢来发挥功效。

11. 罗汉果

罗汉果为葫芦科植物罗汉果的干燥果实。

药性：甘，凉。归肺、大肠经。

功效：清热润肺，利咽开音，润肠通便。

一般药理：罗汉果中含有罗汉果苷、皂苷、黄酮和油脂等成分，具有降血糖、增强免疫、降血脂、抗氧化、清除自由基、保肝、抗疲劳、耐缺氧、耐高温、抑菌等作用。

治疗糖尿病药理：罗汉果具有抗氧化作用的主要是黄酮和皂苷类成分，它们一方面可以通过减少脂质过氧化的产生来恢复肝脏的氧化能力，另一方面能清除胰岛 β 细胞内的过氧化阴离子和其他自由基，以减轻胰岛细胞损伤，从而改善细胞状态，恢复胰岛细胞的合成能力。研究发现罗汉果皂苷提取物能够降低 GDM 大鼠血糖，缓解胰腺组织氧化应激损伤，同时抑制氧化应激反应，其机制可能与激活 Keap1-Nrf2/ARE 通路有关。罗汉果甜苷元通过影响不同的分化阶段来抑制甘油三酯的积累。早期，罗汉果甜苷元可促进 AMP 活化蛋白激酶（AMPK）磷酸化，抑制 CCAAT/增强子结合蛋白 β（C/EBP β，脂肪生成的主要调节因子）的诱导，并降低 3T3-L1 细胞的含量。晚期，罗汉果甜苷元增加 AMPK 磷酸化，降低甘油-3-磷酸脱氢酶的活性。

12. 地骨皮

地骨皮为茄科灌木植物枸杞的干燥根皮。

药性：甘、微苦，寒。归肺、肝、肾经。

功效：清虚热，凉血除蒸，清肺降火。

一般药理：地骨皮含有桂皮酸、多量酚类物质、甜菜碱等成分，具有抑菌、解热、降糖、降脂、兴奋子宫等作用。

治疗糖尿病药理：研究表明地骨皮的水提取物粗品对四氧嘧啶糖尿病小鼠有显著降血糖作用，进一步研究发现有效成分可能为有机酸类酸性成分。用地骨皮提取浸膏通过灌胃给药的方式证明地骨皮可显著降低四氧嘧啶所致糖尿病大鼠血糖值。地骨皮具有改善胰岛功能、促进肝糖原合成的作用，对糖尿病及其并发症防治有益。地骨皮降血糖的有效部位研究表明，地骨皮水煎剂分离过程的醇沉上清液和大孔吸附树脂的水洗部分给药前后血糖值比较均呈明显差异（$P<0.01$）。提示有效成分可能是水溶性物质，如生物碱、肽类等。地骨皮的降血糖机制可能与抑制体内氧自由基的产生、增强抗氧化能力和加速自由基的清除有关，对四氧嘧啶导致的胰岛损伤小鼠有保护或修复作用。

13. 决明子

决明子为豆科植物决明子或小决明的干燥成熟种子。

药性：甘、苦、咸，微寒。归肝、大肠经。

功效：清热明目，润肠通便。

一般药理：决明子中含有近 20 多种醌类化合物；吡酮类如萘并-α-吡喃酮类和萘并-γ-吡喃酮类；蛋白质及多种氨基酸（包括 8 种必需氨基酸），而谷氨酸和天冬氨酸的含量为总含量的 31%以上，多糖类化合物以及锌、铁、铜、锰、钠、钾、镍、钴、钼等元素，此外，还含有脂肪酸类，如棕榈酸、硬脂酸、油酸和亚油酸，维生素 A 类物质如 β-胡萝卜素等。具有降血压、降血脂、抑制血小板集聚、促进胃液分泌、利尿、保肝、调节免疫、抗癌、明目、抗衰老等作用。

治疗糖尿病药理：决明子提取物能明显改善糖尿病大鼠的胰岛素抵抗，增强骨骼肌的胰岛素敏感性，其机制可能与丝氨酸/苏氨酸激酶 B1（Liver kinase B1，LKB1）-AMPK-葡萄糖转运蛋白 4（glucose transporter 4，GLUT4）信号通路的损伤修复和骨骼肌的氧化应激有关。决明子 50%乙醇提取物还可促进 GLUT4 易位改善糖代谢，从而起到降糖作用。

14. 芦荟

芦荟为独尾草科多年生草本植物。

药性：苦，寒。归肝、大肠经。

功效：泻下，清肝，杀虫。

一般药理：芦荟含有芦荟凝胶、维生素、单糖和黏多糖、多种必需氨基酸等成分，具有抑菌、抗炎、延缓衰老、保肝、抗肿瘤、增强免疫、护肤、美白等作用。

治疗糖尿病药理：研究证实，芦荟多糖具有降低正常小鼠血糖、正常大鼠胰高血糖素的作用，对防治糖尿病及其慢性并发症具有一定作用，但对正常大鼠胰岛素水平无明显影响。芦荟多糖对四氧嘧啶糖尿病小鼠血糖具有显著的降低作用，并对其损伤的胰岛组织结构具有修复作用；对正常大鼠肝糖原的合成有促进作用。国外研究证明，木芦荟多糖能提高糖耐量，减少糖类的肠吸收，促进肌肉和肝对葡萄糖的利用，诱导肝糖原的合成，抑制脂质过氧化，提高机体抗氧化活性，并认为木芦荟多糖可作为糖尿病补充治疗药物。

15. 生地黄

生地黄为玄参科多年生草本植物地黄的新鲜或干燥的块根。

药性：甘、苦，寒。归心、肝、肾经。

功效：清热凉血，养阴生津。

一般药理：生地黄含有苷类、糖类、氨基酸、无机元素等成分，具有降压、调节免疫、抗炎、镇静、降血糖、保肝等作用。

治疗糖尿病药理：动物实验表明地黄根茎的热水提取物中乙醇沉淀组分的主要成分由果胶样多糖组成，其存在于多糖结构部分，给正常小鼠投提取物可明显提高肝葡糖激酶、葡萄糖-6-磷酸脱氢酶的活性；但可降低肝葡萄糖-6-磷酸酶及磷酸果糖激酶的活性。地黄低聚糖可降低正常小鼠餐后血糖水平及α-葡萄糖苷酶活性并降低 db/db 2 型糖尿病小鼠葡萄糖耐量受损程度，地黄低聚糖在体外可抑制肝 H4IIE 细胞中磷酸烯醇式丙酮酸羧化激酶基因的表达从而抑制肝脏糖异生。

16. 仙人掌

仙人掌为仙人掌科仙人掌属植物，以全株入药。四季可采。鲜用或切片晒干。

药性：苦、涩，寒。归心、肺、胃经。

功效：清热解毒，舒筋活络，散瘀消肿，解肠毒，凉血止痛，润肠止血，健胃止痛，镇咳。

一般药理：仙人掌茎、叶含三萜、苹果酸、琥珀酸；灰分中含 24%碳酸钾；此外，还含有十七醇、*β*-谷甾醇、十八烯酸、胡萝卜苷、异鼠李黄素-3-*O*-*B*-*D*-芸香糖苷等。具有调节免疫、抗炎、降血糖、抗脂质过氧化、抗溃疡等作用。

治疗糖尿病药理：动物实验研究表明仙人掌果多糖提取物（CPFP）主要通过如下机制达到降低血糖的目的：调节糖代谢有关的酶，加速葡萄糖代谢；促进糖原合成或抑制糖原分解；促进胰岛 β 细胞分泌胰岛素等。仙人掌多糖还可显著降低 STZ 诱导的糖尿病大鼠的摄食量、饮水量、尿量、器官重量和血糖水平，增加体重，提高血清、肝、肾、胰组织中 SOD、谷胱甘肽过氧化物酶（GPX）和过氧化氢酶（CAT）活性，降低血清、肝、肾、胰组织中 MDA 水平，提示这种多糖具有降血糖以及抗氧化的作用。

17. 青葙子

青葙子为苋科一年生草本植物青葙的成熟种子。

药性：苦，微寒。归肝经。

功效：清泻肝火，明目退翳。

一般药理：青葙子含有胡萝卜苷、齐墩果酸、豆甾醇、棕榈酸、*β*-谷甾醇、对羟基苯甲酸、脂肪油及丰富的硝酸钾等成分。具有保肝、抗肿瘤、免疫调控、抗糖尿病、抗心血管疾病以及抗菌等作用。

治疗糖尿病药理：青葙子中的醇提物和水提物均具有不同程度的降血糖活性，其中醇提物的正丁醇部分（A-c）和水提物中粗多糖部分（B-b）具有显著降血糖活性，粗多糖部分还具有明显促进胰岛素分泌的作用。青葙子对 *α*-淀粉酶和 *α*-葡萄糖苷酶具有强抑制活性，有助于降低餐后血糖水平。有研究用青葙子乙醇提取物（ACAS）持续对糖尿病大鼠给药后发现其能够显著防止大鼠体重的下降，用 ACAS 持续治疗 15 天后的血糖水平显著下降，但对正常大鼠没有影响，证明青葙子具有降血糖作用，可作为常规降糖药使用。

18. 紫草

紫草为紫草科多年生草本植物紫草和新疆紫草或内蒙古紫草的根。

药性：甘，性寒。归心、肝经。

功效：凉血活血，解毒透疹。

一般药理：紫草含乙酰紫草素、β-羟基异戊酰紫草素、紫草素、二甲基丙烯酰紫草素等成分。具有抑菌、抗炎、抗癌、降血糖、解热、抗生育等作用。

治疗糖尿病药理：动物实验表明紫草根中的紫草多糖 A、紫草多糖 B、紫草多糖 C 三种成分具有一定的降血糖作用，且以紫草多糖 C 作用较强。

19. 夏枯草

夏枯草为唇形科植物夏枯草的干燥果穗。

药性：苦、辛，寒。归肝、胆经。

功效：清热泻火，清肝明目，散结消肿。

一般药理：夏枯草全草含有以齐墩果酸为苷元的三萜皂苷；还含有芸香苷、金丝桃苷等苷类物质；也含有熊果酸、咖啡酸及游离的齐墩果酸等有机酸；以及维生素 B_1、维生素 C、维生素 K、胡萝卜素、树脂、苦味质、鞣质、挥发油、生物碱及氯化钾等无机盐。具有降压、抑制免疫、抗病毒、抗肿瘤、降血糖的作用。

治疗糖尿病药理：夏枯草中具有咖啡酸结构单元的化学成分可以降低血糖水平，并改善体内氧化应激，长时间作用可显著增加血清胰岛素量，并且改善热痛觉过敏和触觉异常性疼痛。夏枯草水提物对 α-淀粉酶和 α-葡萄糖苷酶具有较强的抑制作用，可明显降低正常和四氧嘧啶糖尿病小鼠的餐后血糖值，并提高淀粉的耐受量。另有研究表明夏枯草提取物可抑制人结肠腺癌 Caco-2 细胞 α-葡萄糖苷酶、钠/葡萄糖协同转运蛋白 1（SGLT-1）、葡萄糖转运蛋白 2（GLUT2）、Na^+, K^+-ATP 酶的 mRNA 表达，延缓糖类的水解及正常 ICR 小鼠的单糖吸收，推测可能与抑制肠道 α-葡萄糖苷酶有关。

20. 鸭跖草

鸭跖草为鸭跖草科一年生草本植物鸭跖草的全草。

药性：甘、苦，寒。归肺、胃、膀胱经。

功效：清热解毒，利水消肿。

一般药理：鸭跖草含有鸭跖黄酮、木栓酮、鱿草素、牡荆素、异药草素、异牡荆素、多羟基生物碱类如四氢吡咯生物碱、黄酮类化合物如水仙苷等以及丙二酸单酞基对香豆酸飞燕草苷、正十三烷醇等多种化合物。具有抑菌、止咳、保肝、降低血糖的作用。

治疗糖尿病药理：鸭跖草中的多羟基生物碱类成分是 α-葡萄糖苷酶抑制药，有显著抑制血糖升高的作用，尤其对餐后血糖升高有抑制作用。

21. 密蒙花

密蒙花为马钱科落叶灌木密蒙花的花蕾。

药性：甘，微寒。归肝经。

功效：清热养肝，明目退翳。

一般药理：密蒙花含有黄酮类、苯乙醇苷类、挥发油类等成分，具有保肝、利尿、解痉、抗菌、抗氧化、抗炎等作用。

治疗糖尿病药理：动物实验表明密蒙花正丁醇提取物中的密蒙花苷、皂苷类、毛蕊花苷等活性成分，可降低糖尿病大鼠血糖水平，主要是抑制醛糖还原酶的活性；此外，还可以改善糖尿病患者代谢通路的异常，达到预防和延缓糖尿病并发症的作用。

22. 淡竹叶

淡竹叶为禾本科植物淡竹叶的干燥茎叶。

药性：甘、淡，寒。归心、肺、胃、膀胱经。

功效：清热除烦，利尿通淋。

一般药理：淡竹叶含有木犀草素类黄酮成分，其茎、叶中分离出芦竹素、印白茅素、蒲公英赛醇等三萜类化合物。另外地上部分含酚性成分、氨基酸、有机酸、糖类。具有退热、利尿、抑菌、抗肿瘤等作用。

治疗糖尿病药理：动物实验研究表明，淡竹叶中的黄酮类化合物可以增加胰岛素的敏感性，降低四氧嘧啶糖尿病小鼠血糖。

23. 连翘

连翘为木犀科植物连翘的果实。

药性：苦，微寒。归肺、心、小肠经。

功效：清热解毒，消痈散结，疏散风热。

一般药理：连翘含有黄酮类化合物、木脂体类化合物、三萜类化合物、苯乙烯类衍生物、乙基环已醇类衍生物等成分。具有抗菌、防止出血、强心、利尿、降压等作用。

治疗糖尿病药理：动物实验表明连翘叶能拮抗 STZ 诱导的糖尿病小鼠高血糖，明显降低糖尿病小鼠的空腹血糖。

24. 野菊花

野菊花为菊科多年生草本植物野菊的头状花序。

药性：苦、辛，微寒。归肺、肝经。

功效：清热解毒，清肝平肝。

一般药理：野菊花含有黄酮类、挥发油、绿原酸、野菊花多糖、氨基酸及多种微量元素等成分。具有降压、抑菌、抗炎等作用。

治疗糖尿病药理：临床实验研究表明野菊花中的黄酮类化合物可以显著降低糖尿病患者空腹血糖及餐后血糖，此外还能提高患者对胰岛素的敏感性，从而发挥降血糖作用。

25. 瓜蒌

瓜蒌为葫芦科多年生藤本植物栝楼的干燥成熟果实。

药性：甘、微苦，寒。归肺、胃、大肠经。

功效：清热涤痰，宽胸散结，润燥滑肠。

一般药理：瓜蒌果实含有三萜皂苷、树脂、有机酸、糖类和色素等成分。瓜蒌皮含少量挥发油，其中酸性部分有月桂酸、肉豆蔻酸、棕榈油酸、棕榈酸、亚油酸、亚麻酸、硬脂酸等。具有祛痰、抗心律失常、抗溃疡、抑制血小板聚集、抗癌、抗菌、延缓衰老等作用。

治疗糖尿病药理：研究表明瓜蒌子原药材及石油醚提取部分对四氧嘧啶糖尿病小鼠的血糖升高有抑制作用，能促进小鼠的体重增长；此外，瓜蒌子石油醚提取部分对糖耐量有一定的改善作用。

（二）活血化瘀类

1. 鬼箭羽

鬼箭羽为卫矛科植物卫矛的带翅嫩枝或枝翅。

药性：苦，寒。归肝经。

功效：破血通经，散瘀止痛。

一般药理：鬼箭羽含有香橙素、*d*-儿茶精、鬼箭羽碱、卫矛碱、草酸乙酸钠等成分，具有调节血脂、降低血糖的作用。

治疗糖尿病药理：鬼箭羽中的草酰乙酸钠能刺激胰岛β细胞，调整不正常的代谢过程，加强胰岛素的分泌，降低血糖。对正常或四氧嘧啶型糖尿病的家兔有降低血糖、尿糖及增加体重之作用。实验大鼠连续 40 天口服鬼箭羽有效成分提取液，每天 5～10mg，可造成低血糖及胰岛β细胞增殖，而胰岛α细胞萎缩。鬼箭羽中分离的大部分化合物可以抑制*α*-葡萄糖苷酶活动和 3T3-L1 细胞的分化，其中儿茶素内酯 A 和黄酮类化合物具有抗糖尿病的作用。

2. 牛膝

牛膝为苋科多年生草本植物牛膝的干燥根。

药性：苦、甘、酸，平。归肝、肾经。

功效：活血祛瘀，补肝肾，强筋骨，引血（火）下行，利水通淋。

一般药理：牛膝含有三萜皂苷、蜕皮甾酮、精氨酸、齐墩果酸、牛膝多糖等成分，具有扩血管、降压、利尿、抗凝等作用。

治疗糖尿病药理：牛膝提取物齐墩果酸、牛膝多糖等能明显降低四氧嘧啶糖尿病模型小鼠的空腹血糖水平；怀牛膝能显著改善肾功能，明显降低肾组织细胞凋亡，发挥保护糖尿病大鼠肾功能的作用。

3. 川芎

川芎为伞形科多年生草本植物川芎的干燥根茎。

药性：辛，温。归肝、胆、心包经。

功效：活血行气，祛风止痛。

一般药理：川芎含有挥发油、生物碱、阿魏酸等成分，具有抑制血管收缩、扩张冠脉、抑制血小板聚集、促进骨痂形成、镇痛、镇静、解痉、降血压、抗肿瘤、抑菌、平喘等作用。

治疗糖尿病药理：有研究表明川芎嗪对环孢素引起的胰岛β细胞毒性有良好的保护作用，还可抑制醛糖还原酶的活性等。

4. 红花

红花为菊科一年生草本植物红花的干燥花。

药性：辛，温。归心、肝经。

功效：活血祛瘀，通经止痛。

一般药理：红花含有红花醌苷、红花苷、黄色素、多种微量元素等成分，具有兴奋心脏、扩张血管、抑制血小板聚集、抗炎、镇痛、调节免疫、降血脂、抗肿瘤等作用。

治疗糖尿病药理：红花富含铬、锌、锰等微量元素，对防治糖尿病有一定作用，主要是铬通过形成葡萄糖耐量分子或其他有机铬化合物，协助胰岛素发挥作用；锌可提高胰岛素蛋白的稳定性，锰可维持正常的糖代谢。

5. 山莨菪

山莨菪为茄科东莨菪属植物山莨菪的干燥根。

药性：苦、辛，温，有大毒。归肝经。

功效：活血祛瘀，镇痛解痉，止血生肌。

一般药理：山莨菪生物碱含量高，根含莨菪碱、阿托品、东莨菪碱、1-东莨菪碱、脂肪油等多种成分。具有外周抗胆碱作用，能对抗乙酰胆碱引起的肠及膀胱平滑肌收缩和血压下降，并能使在体肠张力降低。

治疗糖尿病药理：临床试验研究表明，山莨菪碱能扩血管，改善末梢微循环和细胞膜缺血缺氧状态，对抗凝血酶原有抗凝作用，降低血液黏滞性，使血管通畅。山莨菪碱可以使小静脉迟缓舒张，减小毛细血管阻力，增加回心血量，提高心搏输出量，此外还可以增强微血管自律运动，加快血流速度；减轻红细胞聚集，降低血液黏滞度，减少微小血栓形成；降低微血管通透性，减少渗出；有一定的舒张微动脉的作用，降低其紧张性，从而发挥治疗糖尿病周围神经病变的作用。此外，研究还显示山莨菪碱可降低肾小球滤过分数（FF）和尿白蛋白排泄，而对肾小球滤过率无显著性影响，故认为山莨菪碱能有效改善肾内血流动力学异常及肾功能，运用于糖尿病的常规治疗之中有助于糖尿病肾病的防治。

6. 丹参

丹参为双子叶唇形科多年生草本植物丹参的干燥根及根茎。

药性：苦，微寒。归心、肝经。

功效：活血调经，凉血消痈，除烦安神。

一般药理：丹参根主要含脂溶性的二萜类和水溶性的酚酸，还含有黄酮类、甾醇、三萜类成分；根茎中还含有丹参酮Ⅰ、丹参酮ⅡA、丹参酮ⅡB、隐丹参酮、丹参新醌B、二氢丹参酮Ⅰ、亚甲基丹参醌等成分。具有扩冠、改善循环、抑制血小板集聚、促进肝细胞再生、抗肝纤维化、保护胃黏膜、抗炎、抗过敏等作用。

治疗糖尿病药理：动物实验表明丹参能拮抗血管紧张素，有效地降低血液的黏稠度、改善微循环障碍，可明显改善糖尿病患者出现的肢体麻木、疼痛等症状，对预防和治疗糖尿病以及糖尿病并发症有较好的临床疗效。

7. 苏木

苏木为豆科云实属植物苏木的干燥心材。

药性：甘、咸，平。归心、肝、脾经。

功效：活血疗伤，祛瘀通经，消肿止痛。

一般药理：苏木木部含巴西苏木素，在空气中氧化为巴西苏木红素；还含有苏木酚、挥发油如水芹烯及罗勒烯；此外，还含鞣质。木材心中含色原烷类化合物等成分。具有增强心肌收缩力、促进微循环、抑制血小板聚集、镇静、催眠、抑菌、抗炎、镇痛、抗惊厥等作用。

治疗糖尿病药理：从苏木中分离的巴西苏木素、苏木查耳酮等酚性的活性成分，是糖代谢中醛糖还原酶抑制剂，可抑制糖尿病合并症中醛糖还原酶的活性，能降低血糖，用于糖尿病及合并症治疗。

（三）补虚类

1. 白术

白术为菊科多年生草本植物白术的干燥根茎。

药性：甘、苦，温。归脾、胃经。

功效：补气健脾，燥湿利水，固表止汗，安胎。

一般药理：白术含有白术多糖、多种氨基酸、白术三醇等成分，具有双向调节肠管活动、调节免疫、抗衰老、利尿、降糖、抗肿瘤等作用。

治疗糖尿病药理：动物实验证明白术煎剂或浸剂能加速动物体内葡萄糖的氧化利用，从而有降血糖作用；白术多糖和白术苷均具有抑制肝糖原和肌糖原的分解的作用，还可防止四氯化碳引起的肝糖原减少，具有保护肝、促进肝糖原合成、调节血糖浓度的作用。

2. 黄精

黄精为百合科多年生草本植物黄精的干燥根茎。

药性：甘，平。归脾、肺、肾经。

功效：养阴润肺，滋肾益精，补脾益气。

一般药理：黄精含有糖类、皂苷、黄酮类、甲醇等成分，具有提高免疫、降压、降脂、降糖、抗氧化、抗衰老等作用。

治疗糖尿病药理：黄精甲醇提取物，能明显拮抗肾上腺素引起的动物高血糖，其降糖作用是抑制肝糖原酵解以抑制肾上腺皮质功能。对肾上腺皮质功能亢进所引起的脂肪及糖代谢紊乱有一定的改善作用。动物实验研究表明给兔灌服黄精浸膏，血糖含量先增高后降低，血糖先升高与黄精含多糖有关。黄精浸膏对肾上腺素、STZ 引起血糖升高的小鼠和兔有明显的抑制血糖升高作用。

3. 白芍

白芍为毛茛科多年生草本植物芍药的干燥根。

药性：甘、酸、苦，微寒。归肝、脾经。

功效：养血敛阴，柔肝止痛，平抑肝阳。

一般药理：白芍含有芍药苷、苯甲酰芍药苷、芍药内酯苷等成分，具有调节免疫、解痉镇痛、降压、抑制血小板聚集、保肝、解毒、抗肿瘤、抗菌等作用。

治疗糖尿病药理：临床应用表明白芍可降低空腹血糖和尿糖水平。

4. 麦冬

麦冬为百合科多年生草本植物麦冬的干燥块根。

药性：甘、微苦，微寒。归肺、心、胃经。

功效：养阴润肺，益胃生津，清心除烦。

一般药理：麦冬含有皂苷类、黄酮类、多糖、挥发油等成分，具有升高白细胞、提高免疫、保护胃黏膜、镇静、抗菌等作用。

治疗糖尿病药理：动物实验表明麦冬多糖可增加干细胞对葡萄糖的摄取以及肝糖原合成，从而降低空腹血糖，提高血清胰岛素水平。

5. 人参

人参为五加科多年生草本植物人参的干燥根及根茎。

药性：甘、微苦，微温。归肺、脾、心、肾经。

功效：大补元气，补益脏气，生津止渴，安神益智。

一般药理：人参含有人参皂苷、氨基酸、多种微量元素，具有抗休克、强心、降压、保护心肌、抗应激、增强造血、抗疲劳、降脂、降糖、抗炎、抗过敏等作用。

治理糖尿病药理：人参多肽具有促进糖原分解或抑制乳酸合成肝糖原作用，刺激琥珀酸脱氢酶的活性使糖的有氧氧化作用增强；人参多糖可使丙酮酸含量增加，抑制乳酸脱氢酶活性使乳酸减少，还可增强琥珀酸脱氢酶和细胞色素氧化酶的活性。人参总皂苷可以刺激分离的大鼠胰岛释放胰岛素，并可促进葡萄糖引起的胰岛素释放。给正常人及糖尿病患者一次顿服红参粉 3～6g 或皂苷成分，血糖出现降低趋势；红参能使儿茶酚胺含量降低，限制糖原异生。人参对糖代谢有双向调节作用，既能使高血糖症的血糖降低，又可使胰岛素引起的低血糖症的血糖升高。

6. 熟地黄

熟地黄为玄参科多年生草本植物地黄的根茎经加工蒸晒而成。

药性：甘，微温。归肝、肾经。

功效：补血滋阴，益精填髓。

一般药理：熟地黄含有梓醇、地黄素、甘露醇及多种氨基酸，具有生血、抗甲状腺功能亢进、降压、降低胆固醇、抗炎、镇痛、降血糖、止血的作用。

治疗糖尿病药理：熟地黄对 STZ 致糖尿病小鼠有降血糖及血脂作用。

7. 党参

党参为桔梗科多年生草本植物党参的干燥根。

药性：甘，平。归脾、肺经。

功效：补脾肺气，补血，生津。

一般药理：党参含有甾醇、党参苷、生物碱、黄酮类、多糖等成分，具有调节胃肠运动、抗溃疡、增强免疫、延缓衰老、抗癌、抗菌、抗炎、镇痛等作用。

治疗糖尿病药理：动物实验表明党参多糖等活性成分可抑制糖异生，促进肝糖原合成，改善胰岛素抵抗；能够显著降低糖尿病小鼠血糖，提高四氧嘧啶诱导糖尿病小鼠胰岛素水平，降低 MDA 含量，升高 SOD 活性以达到降低血糖的目的。

8. 玉竹

玉竹为百合科多年生草本玉竹的干燥根茎。

药性：甘，微寒。归肺、胃经。

功效：养阴润肺，益胃生津。

一般药理：玉竹含有多糖类、甾体皂苷、黄酮类、氨基酸等成分，具有抑菌、降糖、降脂、抗氧化、抗衰老等作用。

治疗糖尿病药理：玉竹甲醇提取物能使 STZ 引起的糖尿病小鼠血糖降低，改善糖耐量，同时还可降低肾上腺素诱导的糖尿病大鼠的血糖；改善糖尿病大鼠的糖脂代谢紊乱；降低糖化血红蛋白含量。

9. 石斛

石斛为兰科多年生草本石斛的干燥茎。

药性：甘，微寒。归胃、肾经。

功效：益胃生津，滋阴清热。

一般药理：石斛含有石斛碱、石斛胺、酚类、香豆素、多糖、生物碱等成分，具有促进胃酸分泌、抗骨质疏松、解热镇痛等作用。

治疗糖尿病药理：金钗石斛多糖和生物碱对肾上腺素引起的高血糖小鼠有明显的降血糖作用，石斛碱还能激活胰岛 β 细胞，分泌大量的胰岛素，又可通过激活细胞表面的受体，使血液中的糖分子进入细胞并利用，达到降糖作用。

10. 菟丝子

菟丝子为旋花科一年生寄生缠绕性草本菟丝子的干燥成熟种子。

药性：甘、辛、涩，微温。归肾、肝、脾经。

功效：补肾益精，养肝明目，固精缩尿，止泻，安胎。

一般药理：菟丝子含有黄酮类、糖苷、甾体类、萜类、多糖等成分，具有增强免疫、促进卵泡发育、扩冠、降压、抗衰老等作用。

治疗糖尿病药理：动物实验表明菟丝子中含有的多糖等活性成分等，在体外能抑制 α-淀粉酶活性，具有降低血糖作用。

11. 灵芝

灵芝为多孔菌科真菌赤芝或紫芝的干燥子实体。

药性：甘，平。归肺、心、脾经。

功效：补气安神，止咳平喘。

一般药理：灵芝含有灵芝多糖、三萜类化合物、核苷、氨基酸、甾醇、生物碱等多种成分，具有调节免疫、保肝、抗肿瘤、抗衰老、提高机体耐缺氧能力等作用。

治疗糖尿病药理：实验研究表明灵芝多糖是灵芝的主要有效成分，能降低血糖，主要是通过修复胰岛 β 细胞的损伤，增加胰岛素的分泌，还可增加葡萄糖激酶的活性，达到降糖的作用。

12. 女贞子

女贞子为木犀科常绿乔木女贞的干燥成熟果实。

药性：甘、苦，凉。归肝、肾经。

功效：补肝肾阴，退虚热，明目。

一般药理：女贞子含有齐墩果酸、苷类、多糖类、磷脂类等成分，具有增强免疫、护肝、抗衰老、强心、利尿、降血糖、缓泻、抗菌、抗肿瘤等作用。

治疗糖尿病药理：动物实验证实女贞子水煎剂中的女贞素、齐墩果酸等具有良好的降糖作用，能明显对抗肾上腺素引起的血糖升高，显著降低四氧嘧啶糖尿病小鼠血糖，以及外源糖引起的高血糖。

13. 何首乌

何首乌为蓼科多年生缠绕草本植物何首乌的干燥块根。

药性：制首乌：甘、涩。温。归肝、肾、心经。生首乌：甘、苦，平。归心、肝、大肠经。

功效：制首乌：补血，生精。生首乌：截疟，解毒，通便。

一般药理：何首乌含有蒽醌衍生物、大黄酚、大黄素、卵磷脂等成分，具有降血脂、强心、增强免疫、延缓衰老、抗菌、抗癌、保肝等作用。

治疗糖尿病药理：何首乌能非竞争性高效抑制 α-葡萄糖苷酶的作用而达到降血糖的目的。

14. 杜仲

杜仲为杜仲科落叶乔木植物杜仲的干燥树皮。

药性：甘，温。归肾、肝经。

功效：补肝肾，强筋骨，安胎。

一般药理：杜仲含有木脂素类、苯丙素类、环烯醚萜类、杜仲胶、绿原酸、黄酮类等成分，具有增强免疫、镇静、镇痛、降低血压等作用。

治疗糖尿病药理：杜仲叶中富含的绿原酸和黄酮类化合物，对肝内 6-磷酸葡萄糖位移酶和肠道 α-葡萄糖苷酶的活性均有较强的抑制作用，从而达到降低血糖的效果。

15. 附子

附子为毛茛科多年生草本植物乌头子根的加工品。

药性：辛、甘，大热。有毒。归心、肾、脾经。

功效：回阳救逆，补火助阳，散寒止痛。

一般药理：附子含有乌头碱、中乌头碱、次乌头碱等成分，具有强心、抗休克、抗心律失常、抗炎、抗血栓、调节免疫、延缓衰老、镇痛、镇静等作用。

治疗糖尿病药理：附子中的生物碱成分对四氧嘧啶引起的小鼠血糖升高具有显著的降低作用，能减弱四氧嘧啶对胰岛 β 细胞损伤及改善受损 β 细胞的功能，从而起到降低血糖的作用。

16. 淫羊藿

淫羊藿为小檗科多年生草本淫羊藿的干燥叶。

药性：辛、甘，温。归肾、肝经。

功效：补肾壮阳，强筋骨，祛风湿。

一般药理：淫羊藿含有黄酮类、生物碱、酚苷类等成分，具有促进蛋白质合成、调节细胞代谢、扩冠、降压等作用。

治疗糖尿病药理：动物实验表明淫羊藿中的活性成分总黄酮能够降低血糖，增加肝糖原含量及保护胰岛 β 细胞功能，起到降低血糖的作用。

17. 冬虫夏草

冬虫夏草为麦角菌科真菌冬虫夏草菌寄生在蝙蝠蛾科昆虫幼虫上的子座及幼虫尸体的复合体。

药性：甘，平。归肺、肾经。

功效：益肾壮阳，补肺平喘，止血化痰。

一般药理：冬虫夏草含有虫草酸、虫草素、氨基酸、甾醇、甘露醇、生物碱、维生素 B_1、维生素 B_2、多糖及矿物质等。具有提高免疫、平喘、抑制血栓、降低胆固醇、抗菌、抗病毒、抗衰老等作用。

治疗糖尿病药理：冬虫夏草中的草菌丝研制的药物，经临床应用表明，对 2 型糖尿病肾病患者有降低尿蛋白、保护肾功能、降血糖的作用。

18. 红景天

红景天为景天科植物大花红景天的干燥根和根茎。

药性：甘、苦，平。归肺、心经。

功效：益气活血，通脉平喘。

一般药理：红景天主要含苯丙酯类和类黄酮类，以红景天苷和其苷元等为主；此外，圣地红景天还含有咖啡酸、没食子酸、酪醇以及 *β*-谷甾醇、胡萝卜苷与红景天苷等成分。具有保护心肌、提高免疫、降血糖、抗病毒等作用。

治疗糖尿病药理：动物实验研究表明红景天提取液对 STZ 诱导的糖尿病大鼠有降血糖作用，主要促进肝细胞将葡萄糖合成糖原；修复受损胰岛 β 细胞，达到降低血糖作用。

19. 沙参

沙参为伞形科植物珊瑚菜的根。

药性：甘、微苦，微寒。归肺、胃经。

功效：养阴清肺，益胃生津。

一般药理：沙参的根中含三萜皂苷和淀粉，珊瑚菜的根含生物碱、丰富的淀粉；果实含珊瑚菜素、王草素、佛手柑内酯；此外还含有棕榈酰扇豆烯酮、*β*-谷甾醇和 24-亚甲基-

环阿尔廷醇等成分。具有降温、镇痛、抑制免疫等作用。

治疗糖尿病药理：沙参中多糖类物质具有降血糖作用。

20. 太子参

太子参为石竹科植物孩儿参的干燥块根。

药性：甘、微苦，微温。归心、脾、肺三经。

功效：补益脾肺，益气生津。

一般药理：太子参含皂苷淀粉、果糖、麦芽糖、蔗糖、游离氨基酸、微量元素等成分，具有促进免疫、抗疲劳、抗应激、降血糖、降血脂、提高记忆力、抗菌、抗病毒等作用。

治疗糖尿病药理：动物实验表明太子参多糖能改善四氧嘧啶糖尿病大鼠的一般状况，延缓体重下降，降低空腹血糖；显著降低糖尿病小鼠血糖，增加体重，增加肝糖原含量，增加脾脏指数和胸腺指数；故太子参多糖对糖尿病小鼠具有显著的治疗作用。

21. 西洋参

西洋参为五加科植物西洋参的干燥根。

药性：甘、微苦，凉。归心、肺、肾三经。

功效：益气养阴，清热生津。

一般药理：西洋参根茎含人参皂苷、多糖、多种氨基酸、挥发油、树脂等成分。具有兴奋中枢、抗休克、抗缺氧、抗心肌缺血、增强免疫、抗应激、降血脂、降血糖、镇静、催眠、抗惊厥、止血、抗血栓、增强性功能等作用。

治疗糖尿病药理：动物实验表明西洋参皂苷能提高大鼠胰岛素的敏感性，明显改善胰岛素抵抗，调节胰岛素分泌、促进糖代谢和脂肪代谢，对治疗糖尿病有一定辅助作用。

22. 蛤蚧

蛤蚧为壁虎科动物蛤蚧的干燥体。

药性：咸，平。归肾、肺经。

功效：助肾阳，益精血，补肺气，定咳喘。

一般药理：蛤蚧含有多种氨基酸和微量元素及生物碱类，还含有丰富的脂类包括磷脂、糖脂、胆固醇、脂肪酸等成分。具有解痉平喘、抗炎、降低血糖、抗衰老等作用。

治疗糖尿病药理：动物实验研究表明蛤蚧身或尾的60%醇提物，对四氧嘧啶造成的高血糖小鼠有一定降糖作用。

23. 胡芦巴

胡芦巴为豆科植物胡芦巴的干燥成熟种子。

药性：甘，温。归肾、肺、大肠经。

功效：补肾，温肺，润肠。

一般药理：胡芦巴种子含生物碱、皂苷元、槲皮素、木犀草素、脂肪酸、半乳甘露聚糖、维生素、钙、铁等成分。具有调节免疫、降低血糖、降低血脂、抗肿瘤等作用。

治疗糖尿病药理：胡芦巴种子所含胡芦巴碱、半乳甘露聚糖等活性成分，对正常动物和化学诱导糖尿病动物具有降血糖作用，可抑制消化酶或减少淀粉的消化和葡萄糖的吸收，以及促胰岛素分泌；胡芦巴总皂苷对原发性糖尿病以及糖尿病并发症起到良好控制作用。

（四）利湿类

1. 茯苓

茯苓为多孔菌科真菌茯苓的干燥菌核。

药性：甘、淡，平。归脾、肾、心经。

功效：利水渗湿，健脾，宁心安神。

一般药理：茯苓含有茯苓多糖、乙酰茯苓酸、胆碱、麦角甾醇等成分，具有增强免疫、抗肿瘤、抗肝硬化、抗炎、抗病毒、降血糖作用。

治疗糖尿病药理：临床试验表明给 2 型糖尿病患者服用茯苓具有降低空腹与餐后血糖的作用。

2. 泽泻

泽泻为泽泻科多年生沼生草本植物泽泻的干燥块茎。

药性：甘、淡，寒。归肾、膀胱经。

功效：利水渗湿，泄热。

一般药理：泽泻含有 23-乙酰泽泻醇 B、生物碱、黄酮等成分，具有利尿、降低胆固醇、降压、降血糖、抗炎、抑菌等作用。

治疗糖尿病药理：泽泻水溶性提取物对四氧嘧啶引起的小鼠血糖升高具有显著的防治作用，能减弱四氧嘧啶对胰岛 β 细胞的损伤及改善受损 β 细胞的功能。泽泻能明显对抗肾上腺素引起的小鼠血糖升高，可抑制肾上腺素促进糖原分解。泽泻具有利水的功效，对治疗糖尿病也有良好的辅助作用。泽泻与其他中药黄芪、党参、丹参、山药、黄精、茯苓、白术等配伍并结合西药治疗糖尿病肾病有较好作用。

3. 玉米须

玉米须为禾本科植物玉蜀黍植物玉米的花柱和柱头。

药性：甘，平。归膀胱、肝、胆经。

功效：利水消肿，利湿退黄。

一般药理：玉米须具有抗氧化、降血糖、调节免疫、抗感染、抗肿瘤等作用。

治疗糖尿病药理：玉米须的发酵制剂对家兔有非常显著的降低血糖作用；玉米须中的皂苷是降低糖尿病患者血糖的主要成分。另外玉米须中还含有铬，铬是糖耐量因子的组成部分，可以加强胰岛素功能。玉米须中黄酮类物质的含量是玉米粒的 15 倍，其可以减少自由基的产生并清除自由基，具有很好的抗氧化能力，且玉米须水提取物清除自由基的能力高于大豆异黄酮，可以预防糖尿病并发症。动物实验表明，用玉米须水煎剂可明显降低四氧嘧啶糖尿病小鼠的血糖，其水煎剂具有对抗肾上腺素升血糖的作用。

4. 车前子

车前子为车前科植物车前或平车前的干燥成熟种子。

药性：甘，微寒。归肾、肝、肺、小肠经。

功效：利尿通淋，渗湿止泻，清肝明目，清肺化痰。

一般药理作用：车前子种子含较多黏液，黏液中含酸性多糖、车前聚糖、车前子酸、琥珀酸、车前烯醇酸、车前子苷、腺嘌呤、胆碱、梓醇等成分，具有祛痰、镇咳、利尿、降血糖、降血压、促进胃肠蠕动、抗肿瘤等作用。

治疗糖尿病药理：现代药理学研究证实，车前子胶对 STZ 及肾上腺素所致糖尿病大鼠血糖有影响，车前子胶能提高正常大鼠的糖耐量，并能拮抗由肾上腺素所致的大鼠高血糖；而车前子多糖具有降血糖、降血脂及缓泻作用。

5. 虎杖

虎杖为蓼科蓼属植物虎杖的干燥根茎和根。

药性：苦，寒。归肝、胆、肺经。

功效：利水退黄，清热解毒，活血化瘀，祛痰止咳。

一般药理：虎杖的根和根茎中都含游离蒽醌及蒽醌苷，其主要成分为大黄酚、大黄素、大黄素甲醚、蒽苷 A、蒽苷 B 等；还含芪类化合物如虎杖苷、白藜芦醇；此外，还含有儿茶原酸、右旋儿茶精、7-羟基-4-甲氧基-5-甲基香豆精、2, 5-二甲基-7-羟基色酮，以及多糖、葡萄糖、鼠李糖、氨基酸和铁、铜、锌、锰、钾及钾盐等。具有增强心肌收缩、降血脂、保肝利胆、抗休克、降血糖、抗菌、抗病毒等作用。

治疗糖尿病药理：动物实验研究表明虎杖能降低实验动物糖尿病的发生率和病死率；家兔静脉注射从虎杖中提取到的草酸，可引起低血糖性休克。

（五）化湿类

1. 苍术

苍术为菊科多年生草本植物茅苍术的干燥根茎。

药性：辛、苦，温。归脾、胃、肝经。

功效：燥湿健脾，祛风湿，解表。

一般药理：苍术含有苍术素、苍术酮、丁香烯等成分，具有促进胃肠运动、降血糖、排钠、排钾等作用。

治疗糖尿病药理：动物实验表明苍术多糖的降血糖作用与体内巴斯德效应的抑制有关，苍术多糖和腺嘌呤核苷酸在同一线粒体具有竞争性抑制作用，从而抑制细胞内氧化磷酸作用，干扰能量转移过程；苍术苷可同时降低小鼠、大鼠、兔和犬的肌糖原和肝糖原含量，抑制糖原生成，使氧耗量降低，血乳酸含量增加。Konno 等从苍术根茎的水提物中分出苍术多糖 A、苍术多糖 B、苍术多糖 C，并发现它们能明显降低正常以及四氧嘧啶大鼠的血糖水平。故苍术苷有降血糖作用。苍术挥发油可抑制 α-葡萄糖苷酶活性以降低血糖。

2. 砂仁

砂仁为姜科多年生草本植物砂的干燥成熟果实。

药性：辛，温。归脾、胃、肾经。

功效：化湿开胃，行气宽中，温脾止泻，安胎。

一般药理：砂仁所含挥发油主要有樟脑、樟烯、乙酸龙脑酯、柠檬烯、α-胡椒烯、β-蒎烯、桉油精、苦橙油醇及α-蒎烯、莰烯、芳樟醇、愈创木醇等。此外，还含有黄酮类成分。具有促进消化液分泌、抗溃疡、止泻、利胆、抗炎、镇痛、降糖等作用。

治疗糖尿病药理：动物实验表明砂仁提取物对糖尿病大鼠胰岛β细胞具有明显的保护作用，并可改善胰岛β细胞超微结构变化。

（六）解表类

1. 桑叶

桑叶为乔木植物桑的干燥叶。

药性：甘、苦，寒。归肺、肝经。

功效：疏散风热，清肺润燥，平抑肝阳，清肝明目。

一般药理：桑叶含有甾体、三萜类化合物、黄酮类、生物碱、多糖等成分，具有抑菌、降糖、降脂等作用。

治疗糖尿病药理：生物碱和多糖是桑叶中主要的降血糖成分。其降糖作用是通过以下两个途径实现的。一个途径是生物碱的作用，主要是1-脱氧野尻霉素对双糖类分解酶活性产生抑制作用，从而抑制小肠对双糖的吸收，达到降低餐后血糖的目的；另一个途径是通过桑叶中生物碱及桑叶多糖促进胰岛β细胞分泌胰岛素，而胰岛素可以促进细胞对糖的利用、使肝糖原合成，从而影响了糖代谢，最终达到降低血糖的效果。

2. 升麻

升麻为毛茛科多年生草本植物升麻的干燥根茎。

药性：辛、微甘，微寒。归肺、脾、胃、大肠经。

功效：疏散退热，透疹，清热解毒，升举阳气。

一般药理：升麻含有升麻碱、水杨酸、咖啡酸、阿魏酸、鞣质等成分，具有抗菌、降压、解热、抗炎、镇痛、抗惊厥、升高白细胞等作用。

治疗糖尿病药理：动物实验表明北升麻根茎中提取的化合物为异阿魏酸，具有抗高血糖的作用，可降低高血糖动物模型的血浆葡萄糖水平。

3. 麻黄

麻黄为麻黄科植物草麻黄、中麻黄或木贼麻黄的干燥草质茎。

药性：辛、微苦，温。归肺、膀胱经。

功效：发汗解表，宣肺平喘，利水消肿。

一般药理：麻黄含有生物碱类、黄酮类、挥发油、有机酸、氨基酸、多糖、鞣质等多种成分。具有解热、平喘、抑菌、抗病毒、收缩黏膜血管等作用。

治疗糖尿病药理：动物实验表明麻黄属植物中的麻黄多糖A、麻黄多糖B、麻黄多糖C、麻黄多糖D、麻黄多糖E五种多糖可降低由四氧嘧啶诱导的高血糖小鼠的血糖；给正常小鼠腹腔注射一定量的该多糖类物质7h后出现低血糖，其中麻黄多糖C的活性最强。

另有实验表明麻黄的提取物和 *L*-麻黄碱可促进由 STZ 诱导所致糖尿病小鼠萎缩后胰岛细胞的再生，抑制高血糖发生；并使正常小鼠的血糖一过性升高后持久地下降。

4. 木贼

木贼为木贼科植物木贼的干燥地上部分。

药性：甘、苦，平。归肺、肝经。

功效：疏散风热，明目退翳，止血。

一般药理：木贼含有挥发油、酚酸类、黄酮类、糖苷、酯类、生物碱类等成分，具有降压、抗惊厥、镇静、降血脂、利尿、抗衰老、抗菌、抗病毒等作用。

治疗糖尿病药理：木贼提取物对四氧嘧啶糖尿病大鼠的血糖有显著降低作用。

5. 牛蒡子

牛蒡子为菊科植物牛蒡的干燥成熟果实。

药性：辛、苦，寒。归肺、胃经。

功效：疏散风热，利咽，宣肺透疹，解毒消肿。

一般药理：牛蒡子含牛蒡苷、异牛蒡酚、脂肪油、脂肪酸、生物碱、纤维素、牛蒡甾醇、多种维生素、多种氨基酸等成分，具有抑菌、解热、利尿、降低血糖、抗肿瘤等作用。

治疗糖尿病药理：牛蒡子提取物能显著而持久地降低四氧嘧啶诱导的糖尿病模型小鼠血糖，主要与抑制 α-葡萄糖苷酶活性有关，用牛蒡子的总提取物制成的糖糠平制剂对四氧嘧啶糖尿病模型小鼠具有降低血糖作用，机制是通过促进胰岛 β 细胞的修复、提高胰岛素释放功能、增加外周组织靶细胞对内源性胰岛素的敏感性等从而达到降低血糖，调节机体糖代谢的作用。

6. 苍耳子

苍耳子为菊科植物苍耳带总苞的成熟果实。

药性：辛、苦，温，有毒。归肺经。

功效：发散风寒，除湿止痛，通鼻窍，杀虫止痒。

一般药理：苍耳子含有挥发油类、脂肪酸及有机酸、甾醇、脂类及其衍生物等成分。具有降血糖、镇咳、抑制心脏、抑菌、抗真菌等作用。

治疗糖尿病药理：动物实验表明从苍耳子水浸液中提取的类物质如苍术苷，是由 C、H、O 和 S 组成的结晶，具有明显的降血糖的作用；其机制可能是降低肝糖原分解，对抗肾上腺素的升血糖的作用，从而达到降低血糖的目的。

7. 蝉蜕

蝉蜕为动物界昆虫纲半翅目蝉科昆虫黑蚱的若虫羽化时脱落的皮壳。

药性：甘，寒。归肺、肝经。

功效：疏散风热，透疹止痒，明目退翳，祛风止痉。

一般药理：蝉蜕含有氨基酸类、蛋白质、糖类、有机酸、酚类、黄酮类、甾体类、油脂、挥发油等多种成分，具有镇静、抗惊厥、解热、抗过敏、抗肿瘤、抑制免疫等作用。

治疗糖尿病药理：蝉蜕中含有黄酮类化合物可降低四氧嘧啶糖尿病大鼠的血糖，并能改善大鼠的糖耐量，增加其胰岛素的敏感性。

8. 蔓荆子

蔓荆子为马鞭草科植物单叶蔓荆的成熟果实。

药性：辛、苦，微寒。归肺、膀胱、肝经。

功效：疏散风热，清利头目，祛风止痛。

一般药理：蔓荆子含有黄酮类、挥发油类、酚类、木脂素类等成分，具有镇静、止痛、退热、抗菌、抗病毒等作用。

治疗糖尿病药理：动物实验表明蔓荆子中的黄酮类成分能降低四氧嘧啶糖尿病小鼠的血糖，并能改善小鼠的糖耐量，拮抗肾上腺素的升血糖作用。

9. 谷精草

谷精草为谷精草科一年生草本植物谷精草的干燥带花茎的头状花序。

药性：甘，平。归肝、肺经。

功效：疏散风热，明目退翳。

一般药理：谷精草含谷精草素、黄酮类、挥发油等成分，具有抑菌的作用。

治疗糖尿病药理：谷精草中的万寿菊素等活性成分，可抑制葡萄糖苷酶的活性，从而达到降低餐后血糖的作用。

（七）止血类

仙鹤草

仙鹤草为蔷薇科植物龙牙草的干燥地上部分。

药性：苦、涩，平。归肺、肝、脾经。

功效：收敛止血，补虚，消积，止痛，杀虫。

一般药理：仙鹤草全草含仙鹤草素，包括仙鹤草甲素、仙鹤草乙素、仙鹤草丙素、仙鹤草丁素、仙鹤草戊素、仙鹤草己素 6 种；还含有木犀草素-7-葡萄糖苷、芹菜素-7-葡萄糖苷、槲皮素、没食子酸、咖啡酸、香豆素、仙鹤草内酯以及鞣质、甾醇、皂苷和挥发油等多种成分。具有促凝血、抗菌消炎、抗肿瘤、镇痛等作用。

治疗糖尿病药理：仙鹤草中有多种降糖活性成分，没食子酸、山柰酚、槲皮素等通过抑制 α-葡萄糖苷酶及 α-淀粉酶活性起到降糖作用；仙鹤草降糖提取物通过抑制 NF-κB 激活系统达到降糖作用。

（八）收涩类

1. 山茱萸

山茱萸为山茱萸科多年生木本植物山茱萸的干燥成熟果实。

药性：酸，微温。归肝、肾经。

功效：补益肝肾，收敛固涩（固精，敛汗，止血）。

一般药理：山茱萸含有单萜烯、单萜醇、脂肪醇等，具有调节免疫、抗疲劳、耐缺氧、增强记忆、降血糖、抗炎、保肝、抗氧化、强心、抗血栓等作用。

治疗糖尿病药理：山茱萸提取物中的山茱萸总萜对糖尿病模型动物具有良好的降血糖活性，其机制是通过提高糖耐量、保护胰岛细胞或促进受损β细胞的修复、增加肝糖原合成等多种途径发挥作用，从而达到降低血糖的目的。

2. 石榴皮

石榴皮为石榴科植物石榴的果皮。

药性：酸、涩，温。归大肠经。

功效：涩肠止泻，杀虫。

一般药理：石榴皮含鞣质、黏液质、树脂、甘露醇、树胶、菊粉、没食子酸、苹果酸、果胶以及草酸钙和异槲皮苷等多种成分。具有抑菌、抗癌、抗病毒和抗氧化的作用。

治疗糖尿病药理：动物实验表明石榴皮乙酸乙酯提取物在体外能显著促进胰岛β细胞生长，促进胰岛素的分泌，发挥降糖作用。

（九）泻下类

大黄

大黄为蓼科多年生草本植物掌叶大黄的干燥根及根茎。

药性：苦，寒。归脾、胃、大肠、肝、心经。

功效：泄下攻积，清热泻火，凉血解毒，逐瘀通经，利湿退黄。

一般药理：大黄含有大黄酚、大黄素、大黄酸等蒽醌类衍生物，具有抗胰腺炎、保护肾功能、保肝利胆、降压降脂、抗纤维化、抗炎、抗肿瘤等作用。

治疗糖尿病药理：动物实验表明大黄降糖作用的主要成分为大黄酸，其机制：①减少转化生长因子-β（TGF-β）的合成；②抑制己糖胺通路异常活化，减少 TGF-β 的产生，从而降低肾内 TGF-β 系统活性，可延缓糖尿病肾病的发展。

（十）行气类

1. 荔枝核

荔枝核为无患子科常绿乔木荔枝的干燥成熟种子。

药性：辛，微苦，温。归肝、胃经。

功效：行气散结，祛寒止痛。

一般药理：荔枝核含有棕榈酸、皂苷、鞣质、氨基酸等成分，具有降低血糖、调节血脂、抗氧化、抑制乙肝病毒表面抗原的作用。

治疗糖尿病药理：实验结果表明荔枝核水和醇提取物能降低血糖，其机制主要是保护或促进受损胰岛β细胞修复，增强胰岛素敏感性，达到降糖作用。

2. 枳壳

枳壳为芸香科常绿小乔木酸橙的干燥幼果。

药性：辛、苦，微寒。归脾、胃、大肠经。

功效：破气消积，化痰除痞。

一般药理作用：枳壳含有橙皮苷、柚皮苷、羟福林等成分，具有缓解胃肠痉挛、抗溃疡、抑制血栓形成、抗氧化、抗炎、抗菌、抗病毒、利尿等作用。

治疗糖尿病药理：枳壳能够显著改善 2 型糖尿病 db/db 小鼠肾脏氧化损伤，其机制可能与促进抗氧化基因表达，提高肾组织抗氧化能力有关。

（十一）消食类

鸡内金

鸡内金为雉科动物家鸡的干燥沙囊内壁。

药性：甘，平。归脾、胃、小肠、膀胱经。

功效：消食健胃。

一般药理：鸡内金含有氨基酸、微量胃蛋白酶、胃激素、角蛋白、淀粉酶等成分，具有增强胃蠕动、增强胃蛋白酶、胰脂肪酶活性的作用。

治疗糖尿病药理：糖脂代谢与硒、钒、铬、镍含量密切相关，鸡内金与金樱子合用可改善钒、铬、硒、镍的含量，从而提高胰岛素的敏感性，而改善糖的代谢。

（十二）止咳平喘类

1. 枇杷叶

枇杷叶为蔷薇科常绿小乔木植物枇杷的干燥叶。

药性：苦，寒。归肺、胃经。

功效：清肺止咳，降逆止呕。

一般药理：枇杷叶含挥发油，包含橙花叔醇、金合欢醇、苦杏仁苷、三萜酸等成分，具有镇咳、祛痰、抑菌、促进胃肠蠕动、利胆、抗炎、抗肿瘤、降血糖等作用。

治疗糖尿病药理：动物实验表明枇杷叶三萜酸粗提物对正常小鼠空腹灌胃葡萄糖后的血糖上升有明显的抑制作用，能较好地控制餐后血糖。其作用机制可能是刺激胰岛 β 细胞，增加胰岛素的释放水平，从而发挥降低血糖的作用。

2. 桑白皮

桑白皮为桑科植物桑的干燥根皮。

药性：甘，寒。归肺经。

功效：泻肺平喘，利水消肿。

一般药理：桑白皮含有东莨菪素和黄酮及伞形花内酯成分；还含有桑根皮素、桑素、桑色烯、环桑素、环桑色烯等。此外，又含有作用类似乙酰胆碱的降压成分，并含鞣质、黏液素等多种成分。具有利尿、导泄、降压、镇痛、镇静、抗惊厥、解热、抗炎、抗肿瘤等作用。

治疗糖尿病药理：动物实验证实桑白皮提取物能降低血糖，改善糖尿病并发症。表现在增加糖尿病性大鼠坐骨神经髓鞘面积、减轻神经髓鞘水肿，从而减轻坐骨神经的病变；

且有导泻作用，可降低小鼠血糖。

3. 银杏叶

银杏叶为银杏科植物银杏（白果树、公孙树）的干燥叶。

药性：苦，平。归肺经。

功效：敛肺，平喘，活血化瘀，止痛。

一般药理：银杏叶含有黄酮类化合物、银杏内酯化合物、有机酸类、烯醇类、多糖、生物碱、甾类化合物、挥发油、维生素 C、胡萝卜素、钙、磷、硼、硒等多种成分，具有扩张血管、降血脂、解痉平喘等作用。

治疗糖尿病药理：实验研究证实银杏叶中的黄酮可降低 STZ 致糖尿病大鼠的血糖，增加葡萄糖吸收酶 Akt 活性，达到降低血糖的目的。

（十三）化痰类

1. 半夏

半夏为天南星科多年生草本植物半夏的干燥块茎。

药性：辛，温。归肺、脾、胃经。

功效：燥湿化痰，降逆止呕，消痞散结。

一般药理：半夏含有葡萄糖苷、谷甾醇、皂苷、生物碱等成分，具有镇咳、祛痰、镇吐、抗心律失常、抑制应激性溃疡的发生、镇静、催眠等作用。

治疗糖尿病药理：半夏中的生物碱可以明显降低四氧嘧啶模型小鼠的血糖，从而发挥降血糖作用。

2. 桔梗

桔梗为桔梗科多年生草本植物桔梗的干燥根。

药性：辛、苦，平。归肺经。

功效：宣肺，祛痰，利咽，排脓。

一般药理：桔梗含有桔梗皂苷、桔梗酸、甾醇等成分，具有祛痰、镇咳、抗炎、增强免疫、降血糖、降低血压、抗过敏等作用。

治疗糖尿病药理：动物实验表明桔梗通过以下机制发挥降血糖作用：①抑制小肠内 α-葡萄糖苷酶活性，阻断多糖的分解，防止餐后出现高血糖，还可降低空腹血糖。②改善肝功能，降低肝糖原，桔梗总皂苷能明显降低空腹血糖、谷草转氨酶等，对糖尿病肝并发症有治疗作用。③改善胰岛素抵抗，修复胰岛 β 细胞，促使胰岛素分泌。

（十四）息风止痉类

僵蚕

僵蚕为蚕蛾科昆虫家蚕 4～5 龄的幼虫感染（或人工接种）白僵菌而致死的干燥体。

药性：咸、辛，平。归肝、肺、胃经。

功效：息风止痉，祛风止痛，化痰散结。

一般药理：僵蚕主要含蛋白质、脂肪。还含多种氨基酸以及铁、锌、铜、锰、铬等微量元素。此外，白僵蚕的体表白粉中含有草酸铵。具有抗惊厥、抗凝、抗癌、降血糖、降血脂、抗氧化等作用。

治疗糖尿病药理：动物实验证实白僵蚕对四氧嘧啶实验型糖尿病及并发症有一定的疗效，可控制空腹血糖，缓解糖尿病“三多”症状，降低尿糖等。

二、药食两用的降糖中药

（一）收涩类

1. 乌梅

乌梅为蔷薇科多年生落叶乔木植物梅的干燥近成熟果实。

药性：酸、涩，平。

功效：涩肠止泻，敛肺止渴，安蛔，生津。

一般药理：乌梅含有枸橼酸、苹果酸等，具有镇咳、抑制细菌、抗肿瘤、抗过敏、抗氧化、保肝作用。

治疗糖尿病药理：乌梅肉、乌梅炭在剂量为 6g/kg 时有降低正常小鼠血糖的作用，乌梅中的苹果酸和枸橼酸与乌梅肉、乌梅炭的降糖作用密切相关，治疗糖尿病时多以乌梅肉或乌梅炭入药；乌梅提取颗粒能有效地降低胰岛素抵抗模型大鼠的血糖，其机制可能与增强肝脏胰岛素受体表达有关。

2. 番石榴

番石榴为桃金娘科番石榴属植物番石榴的叶和果。

药性：甘、涩，平。归脾、胃、大肠、肝经。

功效：收敛止泻，消炎止血。

一般药理：番石榴含有纤维素、维生素、矿物质和果糖、葡萄糖、缬氨酸、谷氨酸等，果实中含有槲皮素、番石榴苷、没食子酸等；番石榴叶含有挥发油以及黄酮苷；番石榴果实和叶中还含有丰富的微量元素铬，具有抗癌、抗衰老、抗辐射、清除人体自由基、降糖、降血脂等作用。茎、叶、树皮、果实皆可入药。

治疗糖尿病药理：动物实验研究表明番石榴有效成分黄酮苷、铬、番石榴多糖等具有降血糖作用。番石榴叶有效成分为黄酮苷，可促进胰岛素与靶细胞膜上专一受体的结合，可调节糖代谢，达到降糖作用；番石榴多糖均能够降低四氧嘧啶诱发的糖尿病小鼠的血糖值，缓解糖尿病小鼠“三多一少”的状况，改善糖尿病小鼠的外观和精神状态；番石榴叶水提物通过抗氧化作用，对糖尿病小鼠胰岛具有保护作用，从而发挥降血糖作用；另外，番石榴果实和叶中含有丰富的人体必需微量元素有机铬，补充铬有助于改善糖尿病患者和糖耐量减低者的葡萄糖耐量，降低血糖、血脂，增强胰岛素的敏感性。此外，番石榴叶水提物对实验动物小肠的 α-葡萄糖苷酶的活性有较强的抑制作用，不同程度降低外源性高血糖，拮抗应激性糖尿病升高，改善糖尿病小鼠耐糖量。此外，番石榴叶能够显著降低 2 型糖尿病大鼠的空腹血糖，降低血清胰岛素，有缓解2型糖尿病胰岛素抵抗的作用。细胞实验显示番石榴酸可能通过下调 *PTP1B* 和上调 *PPARγ* 基因表达改善 INS-1 细胞胰岛素抵抗而发挥抗糖尿病作用。

（二）消食类

1. 山楂

山楂为蔷薇科多年生乔木植物山里红的干燥成熟果实。

药性：酸、甘，温。归脾、胃、肝经。

功效：消食化积，行气化瘀。

一般药理：山楂含有黄酮类、三萜类、有机酸类、甾体类、氨基酸类等成分，具有促进脂肪分解、增加消化酶分泌、扩张血管、抑制血小板集聚、降压、利尿、抗氧化、防癌等作用。

治疗糖尿病药理：动物实验表明山楂叶总黄酮对四氧嘧啶引起的糖尿病小鼠有明显的治疗作用，可降低糖尿病小鼠血糖水平，还具有降血脂和减少脂质过氧化形成的作用。

2. 沙棘

沙棘为胡颓子科沙棘属植物沙棘的干燥成熟果实。

药性：酸、涩，温。归脾、胃、肺、心经。

功效：健脾消食，止咳祛痰，活血散瘀。

一般药理：沙棘含有 *β*-胡萝卜素、不饱和脂肪酸、氨基酸、黄酮类、维生素、微量元素等，能够降低胆固醇，提高人体免疫力，延缓人体衰老。

治疗糖尿病药理：沙棘黄酮能极显著地降低四氧嘧啶诱导的糖尿病小鼠血糖水平、血脂水平、MDA 和血尿素氮（BUN）含量，提高胰岛素水平、肝（肌）糖原含量，提高 SOD、谷胱甘肽过氧化物酶（GSH-Px）、麦芽糖酶（CAT）活性，增强机体抗氧化能力，同时可调节糖尿病小鼠的饮食水平。

（三）补虚类

1. 黄芪

黄芪为豆科多年生草本植物黄芪的干燥根。

药性：甘，微温。归脾、肺经。

功效：补气升阳，益卫固表，利尿消肿，托毒排脓，养血生肌。

一般药理：黄芪含有苷类、多糖类、黄酮类化合物和胆碱、叶酸等成分，具有兴奋呼吸、抗疲劳、促进造血、利尿、消除尿白蛋白、增强免疫、抗病毒、降脂、保肝、抗炎等作用。

治疗糖尿病药理：黄芪多糖可以改善胰岛素抵抗，黄芪多糖可明显改善 STZ 致糖尿病大鼠肾远端小管和集合管主细胞的超微结构病变，可降低 TNF-α 高表达，抑制胰岛 β 细胞凋亡。增强胰岛素敏感性，促进胰岛 β 细胞分泌胰岛素，促进细胞增殖。促进机体代谢，降低血糖。

2. 枸杞子

枸杞子为茄科灌木植物枸杞的干燥果实。

药性：甘，平。归肝、肾经。

功效：补肝肾，益精血，明目。

一般药理：枸杞子含有甜菜碱、多糖、维生素 B_2、胡萝卜素等成分，具有调节免疫、促进造血、延缓衰老、降糖、抗肿瘤、保肝、降压等作用。

治疗糖尿病药理：动物实验表明枸杞子多糖对 α-葡萄糖苷酶有抑制作用。可降低四氧嘧啶糖尿病小鼠的血糖，提高小鼠血清胰岛素的含量，可以修复胰岛细胞及促进胰岛 β 细胞的再生。

3. 百合

百合为百合科多年生草本植物百合的干燥肉质鳞叶。

药性：甘，微寒。归肺、心、胃经。

功效：养阴润肺，止咳祛痰，清心安神。

一般药理：百合含有生物碱、多糖、磷脂、皂苷等成分，具有修复胰岛细胞、降糖、止咳祛痰、防治环磷酰胺所致的白细胞减少症等作用。

治疗糖尿病药理：百合多糖一方面通过提高糖代谢酶的活性，促进葡萄糖的摄取和利用；另一方面通过提高机体抗氧化功能，抑制氧自由基对胰岛 β 细胞的损伤，增加胰岛素分泌，调节 1 型糖尿病大鼠的血糖。

4. 肉桂

肉桂为樟科常绿乔木肉桂的干燥树皮。

药性：辛、甘，热。归肾、脾、心、肝经。

功效：补火助阳，散寒止痛，温经通脉。

一般药理：肉桂含有桂皮醛、肉桂醇、肉桂酸、多糖等成分，具有增强心肌收缩力、抗凝血、改善性功能、延缓衰老、降低血糖、镇痛、镇静、促进胆汁分泌等作用。

治疗糖尿病药理：研究表明肉桂多糖能降低四氧嘧啶所致实验性糖尿病小鼠的血糖值；肉桂提取的挥发油对四氧嘧啶糖尿病小鼠具有降血糖、降血脂作用。此外，药理学和临床应用表明，中药肉桂单方及复方具有降低血糖、调节血脂、清除自由基、抗脂质过氧化等作用。

5. 绞股蓝

绞股蓝为葫芦科植物绞股蓝的全草。

药性：苦、微甘，凉。归肺、脾、肾经。

功效：益气健脾，化痰止咳，清热解毒。

一般药理：绞股蓝茎叶中含有蛋白质、脂肪、膳食纤维、糖类、钙、磷、铁、胡萝卜素、维生素 B_1、维生素 B_2、烟酸、维生素 C 以及多种微量元素等成分。具有降血脂、保肝、抗炎、抗氧化、调节免疫等作用。

治疗糖尿病药理：对 α-淀粉酶有抑制作用及对四氧嘧啶高血糖大鼠有降血糖作用，通过改变葡萄糖代谢酶活性可明显降低血液中葡萄糖的水平，减少胰岛素抵抗，增加肝糖原浓度。

6. 桑椹

桑椹为桑科植物桑的干燥花穗。

药性：甘，寒。归肝、肾经。

功效：滋阴补血，生津，润肠。

一般药理：桑椹中含有游离氨基酸、维生素（如 B 族维生素、维生素 C 等）、微量元素、矿物质、挥发性油、生物碱和黄酮类以及多糖等多种成分。具有增强免疫力、抗氧化、预防心脑血管疾病及抗癌等功效。

治疗糖尿病药理：桑椹中的总多糖、黄酮和生物碱是降糖主要成分。动物实验表明，这些活性成分可提高糖尿病小鼠的耐糖能力、正常大鼠血中胰岛素水平，对糖尿病小鼠糖代谢有调节作用，促进正常大鼠胰岛素的分泌，控制餐后血糖。

7. 山药

山药为薯蓣科植物薯蓣的干燥根茎。

药性：甘，平。归脾、肺、肾经。

功效：益气养阴，补脾肺肾，固精止带。

一般药理：山药含有皂苷、尿囊素、糖蛋白、多种氨基酸、多糖、钴、铬等。根茎含多巴胺、儿茶酚胺，以及胆甾醇、麦角甾醇、菜油甾醇等。具有调节免疫、降血脂、降血糖、抗氧化、抗衰老等作用。

治疗糖尿病药理：山药的皂苷类、黄酮类物质对 α-葡萄糖苷酶具有抑制作用。动物实验表明山药多糖可明显降低四氧嘧啶模型糖尿病大鼠的血糖，同时升高 C 肽含量，增加胰岛素分泌，改善受损的胰岛 β 细胞功能。

8. 莲子

莲子为睡莲科水生草本植物莲的种子。

药性：苦、酸、涩，平。归肺、大肠经。

功效：补脾止泻，益肾固精，止带，养心安神。主治久泻、久痢，脱肛。久咳，失音等。

一般药理：莲子含有生物碱、木犀草素、芦丁、金丝桃苷以及多种微量元素。具有调节免疫功能、抗氧化、延缓衰老、保护肾缺血再灌注损伤、抗肿瘤、改善消化系统功能的作用。

治疗糖尿病药理：动物实验表明莲子心中生物碱能显著降低实验性糖尿病小鼠的血糖。

（四）利湿类

薏苡仁

薏苡仁为多年生草本植物薏苡的干燥成熟种仁。

药性：甘、淡，微寒。归脾、胃、肺、大肠经。

功效：利水渗湿，健脾止泻，除痹，清热排脓。

一般药理：薏苡仁含有薏苡内酯、粗蛋白及酯类，具有抗肿瘤、提高免疫力、降血糖、抗炎镇痛、抑制骨质疏松等作用。

治疗糖尿病药理：动物实验表明薏苡仁多糖是通过影响胰岛素受体而影响糖异生作用，抑制肌糖原酵解和肝糖原分解，达到降低血糖作用的。

（五）活血化瘀类

三七

三七为五加科多年生草本植物三七的干燥根及根茎。

药性：甘、微苦，温。归肝、胃经。

功效：化瘀止血，活血定痛。

一般药理：三七含有皂苷、黄酮苷、氨基酸等成分，具有抑制血小板集聚、溶栓、促进造血、降压、提高免疫功能、镇痛、抗炎、抗衰老等作用。

治疗糖尿病药理：动物实验证实三七皂苷具有双向调节血糖的作用，多糖和黄酮可降低糖尿病小鼠血糖，提高正常小鼠耐缺氧能力。

（六）化痰类

1. 昆布

昆布为海带科植物昆布的干燥叶状体。

药性：咸，寒。归肝、胃、肾经。

功效：消痰软坚散结，利水消肿。

一般药理：昆布含有藻胶酸、昆布素、甘露醇、无机盐、维生素 C、多糖等成分，具有降压、降血脂、抗凝、降血糖、提高免疫功能、解热、镇痛、镇咳、平喘等作用。

治疗糖尿病药理：昆布中昆布多糖等活性成分对四氧嘧啶糖尿病小鼠具有降血糖的作用，昆布能增强抗氧化酶的活性达到降糖作用。

2. 芦笋

芦笋为禾本科植物芦苇的嫩苗。

药性：甘、苦，凉。归肺、胃经。

功效：清肺祛痰，利水通淋。

一般药理：芦笋含有黄酮类化合物、游离氨基酸、多种维生素、无机元素与微量元素、蛋白质、脂肪、糖类、纤维素等成分。具有抗肿瘤、降血脂、调节免疫、抗衰老、抗疲劳等药理作用。

治疗糖尿病药理：芦笋提取物能促进人体胰岛素分泌，改善人体肌肉等组织对葡萄糖的吸收，达到降低血糖的作用；此外，还可提高胰岛素敏感性，从而控制血糖水平，可预防糖尿病发生。

（七）清热类

马齿苋

马齿苋为马齿科马齿属一年生肉质草本植物的全草。

药性：甘、酸，寒。归心、肝、脾、大肠经。

功效：清热解毒，凉血止痢。

一般药理：马齿苋含有蛋白质、脂肪酸（ω-脂肪酸、α-亚麻酸等）、粗纤维、维生素、氨基酸、矿物质、多糖生物碱、香豆精类、黄酮类、去甲肾上腺素、强心苷等成分。具有降血脂、降糖、抗动脉粥样硬化、抗菌消炎、抗病毒、增强免疫、抗衰老以及松弛骨骼肌等作用。

治疗糖尿病药理：动物实验研究表明马齿苋鲜草中含有高浓度的去甲肾上腺素、去甲肾上腺素的前体（二羟基苯乙胺）和中间成分（二羟基苯丙氨酸），其生物合成途径与人体中去甲肾上腺素的生物合成途径类同。而去甲肾上腺素能促进胰腺分泌胰岛素，以调节人体内糖代谢过程，从而达到降低血糖浓度、保持血糖恒定的目的，马齿多糖可以增强胰岛 β 细胞的防御能力，减轻诱发糖尿病因子对胰岛 β 细胞的损害作用，从而降低血糖浓度。

（八）解表类

1. 淡豆豉

淡豆豉为豆科植物大豆的成熟种子发酵加工品。

药性：辛、甘、微苦，平。归肺、胃经。

功效：解肌发表，宣郁除烦。

一般药理：淡豆豉具有丰富的蛋白质、大豆低聚糖、脂肪以及维生素 B_1、维生素 B_2、烟酸、胡萝卜素等成分，还含有大豆异黄酮、大豆皂苷、大豆磷脂、豆豉多糖等多种生物活性成分。具有发汗、助消化、健胃等作用。

治疗糖尿病药理：实验研究表明淡豆豉降糖作用的主要活性成分之一是大豆异黄酮，其作用机制是通过抑制胰岛细胞凋亡，提高免疫功能等途径促进胰岛 β 细胞功能恢复；淡豆豉水提物对 α-葡萄糖苷酶具有明显抑制作用，达到降低血糖的目的。此外，大豆异黄酮不仅能降糖而且对糖尿病并发症也具有治疗和延缓作用。此外，大豆皂苷能对 α-葡萄糖苷酶具有抑制作用，可降低餐后血糖。

2. 薄荷

薄荷为唇形科植物薄荷的干燥全草。

药性：辛，凉。归肺、肝经。

功效：疏散风热，清利头目，利咽，透疹解毒，疏肝解郁。

一般药理：薄荷含有挥发油、黄酮类、三萜及甾体类、有机酸类、氨基酸等成分。具有解痉、祛痰、止咳、利胆等作用。

治疗糖尿病药理：动物实验表明薄荷提取物可显著降低由四氧嘧啶诱导的高血糖小鼠的血糖，发挥降血糖作用。

3. 葛根

葛根为豆科多年生藤本植物野葛的干燥根。

药性：甘、辛，凉。归脾、胃经。

功效：疏散退热，透疹，生津止渴，升阳止泻。

一般药理：葛根主要有效成分是葛根黄酮、大豆苷（黄豆苷）、大豆苷元-4（黄豆素）、异甘草素等异黄酮类物质。还含有尿囊素、β-谷甾醇、淀粉等。具有改善循环、抗心肌缺血、抑制血小板集聚、解热、降压、降低血糖的作用。

治疗糖尿病药理：葛根素为葛根的主要有效成分，动物实验表明其能降低四氧嘧啶糖尿病小鼠的血糖，并能改善小鼠的糖耐量，对肾上腺素的升血糖作用有拮抗作用；葛根素对大鼠晶体醛糖还原酶有抑制作用，对防治糖尿病并发症有一定的作用。此外，葛根提取物作用于地塞米松诱导的胰岛素抵抗小鼠胚胎成纤维细胞（3T3-L）、脂肪细胞，明显降低了细胞培养基中的葡萄糖水平，表明葛根提取物能改善脂肪细胞的胰岛素抵抗，增强其对葡萄糖摄取利用的能力，对改善胰岛素抵抗有一定的作用。葛根素与阿司匹林合用能降低四氧嘧啶糖尿病小鼠的血糖和血清胆固醇，改善小鼠的糖耐量。葛根提取物对糖尿病大鼠糖氧化、脂质过氧化及血流动力学功能减弱的作用，在防治糖尿病血管病变上发挥重要作用。葛根与相关药物配伍治疗糖尿病效果显著。葛根素注射液可明显降低血清胆固醇；对大鼠饮酒所致血清载脂蛋白 A1 降低及甘油三酯升高，葛根口服液有显著拮抗作用。

4. 菊花

菊花为菊科多年生草本植物菊的干燥头状花序。

药性：辛、甘、苦，微寒。归肺、肝经。

功效：疏散风热，平抑肝阳，清肝明目，清热解毒。

一般药理：菊花含有挥发油和萜类、黄酮类、绿原酸、腺嘌呤、胆碱、水苏碱密蒙花苷、丰富的维生素、氨基酸和微量元素等多种化学成分。具有抑菌、扩冠、降压、解热、抗炎、镇静等作用。

治疗糖尿病药理：临床试验表明杭白菊中的黄酮类化合物可以显著降低糖尿病患者空腹血糖及餐后血糖，此外还能提高患者对胰岛素的敏感性，且降低糖尿病肾病患者的尿蛋白。

三、具有降糖功效的食物

1. 黑茶

黑茶是利用菌发酵的方式制成的一种茶叶，因外观呈黑色，故名黑茶；属全发酵茶。

药性：苦、甘，平。归心、脾经。

功效：清火，温胃散寒，醒神益思，和胃生津，健脾祛湿，化食消积。

主要成分：黑茶中含有儿茶素、茶黄素、茶氨酸和茶多糖等。

降糖机制：黑茶中的茶多糖复合物是降血糖的主要成分。茶多糖具有保护和刺激胰岛

β 细胞分泌，促进肝糖原合成，从而降低血糖的作用。黑茶可增加 AMPKα2 和 HL mRNA 表达，减少 ACC1、ACC2 mRNA 表达，调控能量代谢和加速脂肪氧化来促进葡萄糖吸收，改善胰岛素抵抗模型 Hep G2 细胞内总胆固醇含量；研究还发现普洱黑茶在肥胖小鼠模型中，可改善葡萄糖耐受性和胰岛素抵抗，降低糖异生相关基因的表达，增强信号传导与转录激活因子的磷酸化。黑茶水提物还可以抑制 *α*-葡萄糖苷酶活性，有效地抑制食物中糖类的水解和消化，延缓葡萄糖的吸收，从而有效地阻止糖尿病患者餐后血糖的升高，达到降血糖的目的。

2. 苦瓜

苦瓜为葫芦科苦瓜属蔓性草本植物。

药性：苦，寒。归心、肺、胃经。

功效：清热解暑，明目解毒。

主要成分：果实含苦瓜苷，是 *β*-谷甾醇-*β*-*D* 葡萄糖苷和 5, 25-豆甾二烯醇-3 葡萄糖苷的等分子混合物。尚含 5-羟色胺和多种氨基酸如谷氨酸、丙氨酸、*β*-丙氨酸、苯丙氨酸、脯氨酸、*α*-氨基丁酸、瓜氨酸、半乳糖醛酸、果胶。又含类脂，其中脂肪酸有棕榈酸、硬脂酸、油酸、亚油酸、亚麻酸、酮酸。苦瓜含有多种降糖成分，主要有皂苷、脑苷、生物碱及多肽类物质等。

降糖机制：动物实验及临床试验表明，苦瓜对糖尿病有明显的治疗作用，可降低 2 型糖尿病患者及高血糖患者空腹血糖和餐后血糖。其降糖机制可能与被誉为“植物胰岛素”的苦瓜苷有关，可修复或减弱四氧嘧啶对胰岛 β 细胞损伤的作用；苦瓜多糖增加肝糖原含量，改善正常小鼠的糖耐量。苦瓜可修复受损的胰岛 β 细胞，提高胰岛素水平及其敏感性；通过抑制葡萄糖苷酶从而抑制葡萄糖的吸收，并抑制二糖的活性发挥降血糖作用。

3. 魔芋

魔芋为多年生宿根性块茎草本植物。

药性：辛，寒，有毒。归心、肝经。

功效：解毒，消肿，行瘀，化痰，散积。

主要成分：魔芋含葡萄甘露聚糖、甘露聚糖、甘油、枸橼酸、阿魏酸、桂皮酸、甲基棕榈酸、二十一碳烯、*β*-谷甾醇、3, 4-二羟基苯甲醛葡萄糖苷。另外，还含有多种氨基酸，粗蛋白及脂类。疏毛魔芋含多种氨基酸、粗蛋白、脂质、多糖。野魔芋含葡萄甘露聚糖等。

降糖机制：研究证实魔芋能有效降低糖尿病患者的空腹血糖、餐后血糖及体重，减少餐后血糖的波动。魔芋精粉有降低正常小鼠血糖作用，呈一定量效关系趋势；且具有改善小鼠糖耐量作用，能明显降低四氧嘧啶糖尿病小鼠血糖，但对血清胰岛素水平无明显影响。机制可能是通过影响糖代谢而产生降血糖作用。魔芋中的葡甘聚糖通过抑制小肠黏膜 Na^+-K^+-ATP 酶活性，减少肠道对营养物质的吸收，从而降低高脂饲养小鼠餐后血糖及体重。

4. 银耳

银耳为真菌类银耳科银耳，又称白木耳、雪耳、银耳子等，有“菌中之冠”的美称。

药性：甘、淡，平。归肺、胃、肾经。

功效：滋补生津，润肺养胃。

主要成分：银耳中含有蛋白质、脂肪和多种氨基酸、矿物质等成分。其中有人体必需氨基酸和非必需氨基酸；还含有多种矿物质，如钙、磷、铁、钾、钠、镁、硫等，其中钙、铁的含量很高；此外，银耳中还含有甘露糖醇、海藻糖等。

降糖机制：动物实验表明银耳多糖能降低四氧嘧啶糖尿病小鼠的血糖水平，升高血清胰岛素水平，对四氧嘧啶引起的糖尿病有预防作用；此外，并能显著降低高血糖动物及正常动物血糖含量，还能拮抗肾上腺素引起的小鼠高血糖，抑制肝糖原分解。

5. 荞麦

荞麦为蓼科荞麦属的植物种子。

药性：甘、微酸，寒。归脾、胃、大肠经。

功效：健脾消积，下气宽肠，解毒敛疮。

主要成分：含有黄酮类、有机酸类、多肽、蛋白质和氨基酸；其中含有 8 种人体必需氨基酸；含丰富的维生素、胆碱、淀粉和膳食纤维；此外，还有丰富的无机元素磷、镁、铁、钾、钙、钠等。

降糖机制：动物实验表明，用 STZ 和高脂饲料诱发大鼠糖尿病和高脂血症，服用金荞麦后，起到降脂、降糖作用。机制是荞麦种子总黄酮能降低血糖，改善糖耐量。

6. 苦丁茶

苦丁茶属冬青科，为冬青科植物枸骨和大叶冬青的叶，别名菠萝树、大叶茶、苦灯茶。

药性：苦、甘，寒。归肝、肺、胃经。

功效：清热消暑，明目益智，生津止渴，利尿强心，润喉止咳。

主要成分：苦丁茶中含有多种成分：苦丁皂苷、氨基酸、维生素 C、多酚类、黄酮类、咖啡碱、蛋白质、维生素及锌、锰微量元素等。

降糖机制：苦丁茶多糖能较好地降低糖尿病小鼠血糖水平，表现出一定的量效关系，高剂量组接近药物组的治疗水平，同时能够提高糖尿病模型小鼠的葡萄糖耐量，但并不影响正常小鼠的血糖水平。苦丁茶提取物的降糖作用机制可能与其降低高血脂水平尤其是游离脂肪酸的含量和提高机体的抗氧化能力有关。

7. 绿茶

绿茶是采取茶树的新叶或芽，未经发酵，经杀青、整形、烘干等工艺而制作的饮品。

药性：甘、微苦，微寒。归心、胃、肺经。

功效：清头目，除烦渴，清热解毒，化痰，消食，利尿。

主要成分：儿茶素、茶多酚、茶碱及咖啡因、单宁酸、黄酮醇类。另外还含有叶绿素、醛类、酯类、维生素 C、高分子棕榈酶和萜烯类化合物等。

降糖机制：绿茶提取物具有降糖作用，主要表现为能降低糖尿病大鼠蔗糖或淀粉负荷后血糖的持续升高趋势，从而改善其糖耐量。研究认为可能与绿茶提取物对 α-葡萄糖苷酶和 α-淀粉酶的抑制作用，以及对葡萄糖转运活性的抑制作用有关。此外，绿茶中的单宁酸成分，具有延缓糖类食物在人体内被吸收的作用。绿茶还可显著降低糖尿病大鼠的血糖、血清过氧化脂质（LPO）水平及 MDA 水平，并增强血清及肝匀浆的 SOD 活性。

8. 普洱茶

普洱茶是以云南大叶种晒青毛茶为原料，经过后发酵加工成的散茶和紧压茶。

药性：甘、苦，寒。归肝、胃经。

功效：清热生津，辟秽解毒，消食解酒，醒神透疹。

主要成分：儿茶素类，俗称“茶单宁”，是茶叶特有成分；茶叶含嘌呤类生物碱，以咖啡为主，还含有可可豆碱、茶碱、黄嘌呤等；此外，含有氨基酸、多酚类、维生素 C、类胡萝卜素以及丰富的钾、钙、镁、锰等矿物质和黄酮醇类。活性作用成分主要是红茶素、黄茶素、茶褐素、没食子酸和维生素等。

降糖机制：研究发现普洱茶中没食子酸等对 α-淀粉酶有抑制作用，对 2 型糖尿病具有降血糖效果。其能显著降低高脂高糖诱导的 ApoE 小鼠的血浆总胆固醇（TC）、甘油三酯（TG）和空腹血糖（FBG），改善小鼠的注射胰岛素耐量（ITT）和注射葡萄糖耐量（IPGTT）。

9. 绿豆

绿豆是豆科植物绿豆的种子。

药性：甘，寒。归心、胃经。

功效：清热解毒，清热消暑，除烦止渴，通利小便。

主要成分：绿豆中含有的蛋白质大多是球蛋白，而赖氨酸含量丰富；脂肪多为不饱和脂肪酸，磷脂成分有磷脂酰胆碱、磷脂酰乙醇胺、磷脂酰肌醇、磷脂酰甘油等；糖类含较多的糊精和半纤维素、戊聚糖、半乳聚糖等；此外，还含有胡萝卜素、维生素 A、B 族维生素以及钙、磷、铁等。

降糖机制：绿豆中的能量值比其他谷物低，淀粉中含有低聚糖，没有相应水解酶很难被消化吸收，因此，对糖尿病患者有辅助治疗的作用。动物实验显示豆芽提取物可降低 KK-Ay 鼠的血糖、血清 C 肽、胰高血糖素、总胆固醇、甘油三酯和尿素氮水平。与此同时，葡萄糖耐量水平及胰岛素免疫组化水平提高。结果显示豆芽提取物对 2 型糖尿病小鼠有降血糖作用。

10. 大麦茶

大麦茶是大麦炒制成焦黄，食用前，只需要用热水冲泡就可浸出浓郁的香茶。

药性：甘，平。归心、脾经。

功效：平胃止渴，消渴除热，益气调中，宽胸下气，消积进食。

主要成分：大麦芽中含有维生素 A、B 族维生素、维生素 E 和淀粉酶、转化糖酶、卵磷脂、蛋白质分解酶、脂化酶、脂肪和矿物质。

降糖机制：《名医别录》中说：大麦主消渴，除热，益气，调中。大麦中的 β-葡聚糖分子之间相互交联成网状结构，从而阻碍食物和消化酶的接触。β-葡聚糖是一种具有高黏度的多糖，通过增加上消化道内容物的黏度，在胃肠道中形成黏液，延长胃的排空时间，降低淀粉的消化率，促进胰岛素分泌，从而降低葡萄糖的吸收率，减少患 2 型糖尿病的风险。

11. 大蒜

大蒜为百合科植物大蒜的鳞茎。

药性：辛，温。归脾、胃、肺经。

功效：解毒杀虫，消肿，止痢。

主要成分：大蒜中含有挥发性成分二丙烯基硫代磺酸酯、糖类、肽类与氨基酸类、酶类、硫苷类、甾体苷类及维生素、微量元素等化学成分。

降糖机制：大蒜中的大蒜素能够降低四氧嘧啶糖尿病大鼠的血糖；生食大蒜可促进胰岛素的分泌及增加组织细胞对葡萄糖的利用程度，从而降低血糖水平。大蒜素是从大蒜精油中提取出来的，其主要成分为二烯丙基三硫化物，其可抗过氧化、保护糖尿病大鼠血管内皮功能、并抑制糖尿病的炎症反应。

第二节　常用中成药

一、以“补”为主的中成药

1. 降糖甲片

组成：黄芪、黄精、地黄、太子参、天花粉。

功效：补中益气，养阴生津。

适应证：气阴两虚型的非胰岛素依赖型糖尿病。

用法：口服。一次 6 片，一日 3 次。

不良反应：尚不明确。

成药诠释：降糖甲片在控制血糖的同时，还可抑制体重的增长，适合非胰岛素依赖型糖尿病患者。

2. 玉泉胶囊

组成：天花粉、葛根、麦冬、人参、茯苓、乌梅、黄芪、甘草、地黄、五味子。

功效：养阴益气，生津止渴，清热除烦。

适应证：气阴不足证。症见口渴多饮、消食善饥的糖尿病患者。

用法：口服。一次 4 粒，一日 4 次。

不良反应：尚不明确。

成药诠释：玉泉胶囊能够增强胰岛素的敏感性、改善糖代谢、调节血脂代谢、改善大血管和微血管病变，并且能够通过减重、降低血脂水平进而增加 2 型糖尿病患者胰岛素的敏感性，改善胰岛素抵抗。

3. 津力达颗粒

组成：人参、黄精、地黄、何首乌、山茱萸、苍术、丹参、葛根、荔枝核、地骨皮、苦参、麦冬、茯苓、佩兰、黄连、知母、淫羊藿。

功效：益气养阴，健脾运津。

适应证：2 型糖尿病气阴两虚证。症见口渴多饮，消谷善饥，尿多，形体渐瘦，倦怠乏力，自汗盗汗，五心烦热，便秘等。

用法：开水冲服，一次 1 袋，一日 3 次，8 周为 1 个疗程。或遵医嘱。对已经使用西药的患者，可合并使用本药，并根据血糖情况，酌情调整西药用量。

不良反应：尚不明确。

成药诠释：津力达颗粒可保护胰岛 β 细胞的结构及功能，改善胰岛微循环，改善糖脂代谢紊乱，减轻胰岛素抵抗，降低炎症因子水平。

4. 养阴降糖片

组成：黄芪、党参、葛根、枸杞子、玄参、玉竹、地黄、知母、牡丹皮、川芎、虎杖、五味子。

功效：养阴益气，清热活血。

适应证：气阴不足兼内热消渴。症见烦热口渴，多食多饮，疲倦乏力。

用法：口服。一次 4 片，一日 3 次。

不良反应：尚不明确。

成药诠释：养阴降糖片调节血糖，还调节脂肪代谢，对四氧嘧啶引起的高血糖有显著的降糖作用。

5. 降糖丸

组成：红参、黄芪、黄精、茯苓、白术、葛根、五味子、黄连、大黄、甘草。

功效：益气养阴，生津止渴。

适应证：气阴两亏，内热津伤的消渴。症见少气乏力、口干多饮、易饥、形体消瘦。

用法：口服。一次 10g，一日 2～3 次。

不良反应：尚不明确。

成药诠释：降糖丸具有延缓或预防糖尿病前期（气阴两虚型）向糖尿病发展的作用，生活方式干预配合降糖丸治疗在降低血糖、血脂、改善 BMI、改善中医证候，以及提高患者依从性方面优于单纯生活方式干预。

6. 消渴平片

组成：人参、黄连、天花粉、天冬、黄芪、丹参、枸杞子、沙苑子、葛根、知母、五味子、五倍子。

功效：益气养阴，清热泻火，益肾缩尿。

适应证：阴虚燥热，气阴两虚所致消渴。症见口渴喜饮、多食、多尿、消瘦、气短、乏力、手足心热。

用法：口服。一次 6～8 片，一日 3 次。

不良反应：尚不明确。

成药诠释：消渴平片具有改善糖尿病患者的临床症状和显著的降糖作用，对降低胆固醇、甘油三酯、脂蛋白也有一定效果，除有降糖、降脂作用外，还有改善肝肾功能的作用。

7. 消渴灵片

组成：地黄、五味子、麦冬、牡丹皮、黄芪、黄连、茯苓、红参、天花粉、石膏、枸杞子。

功效：滋补肾阴，生津止渴，益气降糖。

适应证：成年非胰岛素依赖性的轻中型糖尿病。

用法：口服。一次 8 片，一日 3 次。

不良反应：尚不明确。

成药诠释：消渴灵片可有效降低 FBG 及 MDA 含量，显著提高空腹胰岛素（FINS）水平及 SOD 活性，具有良好降低血糖及氧化应激反应的作用，可有效促进胰岛素的分泌，降糖机制可能是通过降低氧化应激水平，抑制 JNK 信号通路活化，保证胰岛素的分泌及胰岛细胞的正常增殖分化，调节血糖水平，进而治疗糖尿病。

8. 糖尿乐胶囊

组成：天花粉、山药、黄芪、红参、地黄、枸杞子、知母、天冬、茯苓、山茱萸、五味子、葛根、鸡内金。

功效：滋阴补肾，益气润肺，和胃生津。

适应证：消渴引起的多食、多饮、多尿、四肢无力等症。

用法：口服。一次 3～4 粒，1 日 3 次。

不良反应：尚不明确。

成药诠释：糖尿乐可明显降低正常小鼠和大鼠血糖，并可使正常大鼠血清胰岛素水平和肝糖原含量升高，可改善正常大鼠的糖耐量，还能使肾上腺素、葡萄糖所致高血糖动物的血糖水平下降，使肝糖原含量增加，对四氧嘧啶诱导的高血糖小鼠和大鼠的血糖均有明显的降低作用，提示糖尿乐胶囊对胰岛 β 细胞有一定的保护作用，促进了胰岛 β 细胞释放胰岛素。

9. 参芪消渴颗粒

组成：人参、黄芪、白术、山药、玉竹、熟地黄、麦冬、牛膝、茯苓、泽泻、五味子、牛蒡子、僵蚕。

功效：益气养阴。

适应证：消渴引起的口渴、多饮、多尿，精神不振，头昏等症。

用法：口服。一次 1～2 袋，1 日 3 次。

不良反应：尚不明确。

成药诠释：参芪消渴颗粒可以明显改善老年糖尿病患者的临床症状，尤其对口干乏力、头昏眼花、腰膝酸软、夜尿频多等症状改善明显。

10. 渴乐宁胶囊

组成：黄芪、黄精、生地黄、太子参、天花粉。

功效：益气养阴，滋肾生津。

适应证：用于消渴病的脾瘅、消渴期。症见疲乏无力，心悸气短，口渴汗多，多食易饥。

用法：口服。一次 4 粒，1 日 3 次。

不良反应：个别患者有轻度消化症状，一般在用药过程中可自行消失。

成药诠释：渴乐宁胶囊对正常小鼠有降血糖作用，对高血糖小鼠的降血糖作用更明显；可使胰岛 β 细胞增生，刺激胰岛素分泌，提高 C 肽水平；抑制肝糖原分解，明显改善高血糖小鼠的糖耐量及口渴多饮症状；能使高血糖动物的血清甘油三酯降至近正常水平，缓解脂质代谢异常；增强机体免疫力及对糖的耐受量。

11. 消渴丸

组成：葛根、地黄、黄芪、天花粉、玉米须、南五味子、山药、格列本脲。

功效：滋肾养阴，益气生津。

适应证：用于消渴病气阴两虚证，症见多饮、多尿、多食、消瘦、体倦乏力、睡眠差、腰痛；2 型糖尿病见上述证候者。

用法：口服。每次 5～10 丸，每日 2～3 次。饭前用温开水送服，或遵医嘱。

不良反应：①低血糖反应，其诱因为进餐延迟、剧烈体力活动，或药物剂量过大，以及合用一些可增加低血糖发生的药物（见注意事项），发生低血糖反应后，进食、饮糖水通常均可缓解。在肝肾功能不全、年老、体弱者，若剂量偏大（成年患者的一般剂量对年老、体弱者即可能过量），则可引起严重低血糖。②偶见药疹。③偶见轻度恶心、呕吐等消化道反应。④罕见脱发。

成药诠释：消渴丸能明显降低大鼠血清 HDL-C、LDL-C 的含量，调节血脂紊乱；能够促使大鼠胰岛细胞形态更规则，边缘更清晰，发挥保护胰岛，促进胰岛素分泌的作用。

12. 芪药消渴胶囊

组成：西洋参、黄芪、山药、生地黄、山茱萸、枸杞子、麦冬、知母、天花粉、五味子、五倍子、葛根。

功效：益气养阴，健脾补肾。

适应证：用于糖尿病气阴两虚证。用于非胰岛素依赖型糖尿病（属气阴不足、脾肾两虚证）的辅助治疗。临床表现为气短乏力、腰膝酸软、口干咽燥、小便数多或自汗、手足心热、头眩耳鸣、肌肉消瘦、舌红少苔或舌淡体胖等。

用法：每粒装 0.4g，每次 6 粒，每日 3 次，4 周为 1 个疗程。

不良反应：尚不明确。

成药诠释：芪药消渴胶囊能改善糖尿病前期患者空腹及餐后胰岛素分泌，调节糖脂代谢，纠正胰岛素抵抗状态，改善气阴两虚症状，有一定延缓或阻止 2 型糖尿病的发生发展作用。

13. 天芪降糖胶囊

组成：黄芪、天花粉、女贞子、石斛、人参、地骨皮、酒黄连、山茱萸、墨旱莲、五倍子。

功效：益气养阴，清热生津。

适应证：用于 2 型糖尿病气阴两虚证，临床表现为倦怠乏力，口渴喜饮，五心烦热，自汗盗汗，气短懒言，心悸失眠。

用法：口服。每次 5 粒，每日 3 次，8 为 1 个疗程，或遵医嘱。

不良反应：偶见胃脘不适。

成药诠释：天芪降糖胶囊能显著降低血糖但却不增加胰岛素分泌，可降低空腹血糖、餐后 2h 血糖、24h 尿糖定量、糖化血红蛋白；此外还能降低血液黏稠度。

14. 玉泉丸

组成：葛根、天花粉、地黄、五味子、麦冬、生甘草。

功效：养阴生津，止渴除烦，益气和中。

适应证：用于治疗因胰岛功能减退而引起的糖代谢等物质代谢紊乱，血糖升高之糖尿病（亦称消渴症），肺胃肾阴亏损，热病后期。

用法：口服。每次 6g，每日 4 次；7 岁以上小儿每次 3g，3～7 岁幼儿每次 2g。

不良反应：曾有服用后偶见腹泻、腹胀、稀便的报道。

成药诠释：研究表明，对四氧嘧啶型高血糖大鼠升高的血清胆固醇具有明显的降低作用，可增加胰岛素敏感性。还可降低血糖波动幅度，降低平均血糖水平，减少低血糖的发生。

15. 天麦消渴片

组成：吡考啉酸铬、五味子、麦冬、天花粉。

功效：滋阴，清热，生津。

适应证：用于消渴病气阴两虚，阴虚内热证，临床表现为口渴多饮，消谷善饥，形体消瘦，气短乏力，自汗盗汗及五心烦热。

用法：口服，第 1 周每次 2 片，每日 2 次，以后每次 1～2 片，每日 2 次。

不良反应：尚不明确。

成药诠释：有研究证明，天麦消渴片不仅能有效降低糖尿病大鼠 FBG，改善胰岛素敏感性，还能调节脂代谢。天麦消渴片可能是通过上调胰腺 miR-375 和 miR-30d 水平，刺激胰岛 β 细胞增殖，抑制胰岛 α 细胞增殖，增加胰岛素基因表达，上调胰腺 let-7b、let7e、miR-142-5p 和 miR-375，抑制细胞因子及受体相互作用通路和 MAPK 通路的功能，从而改善糖尿病大鼠血糖和胰岛素抵抗状态。

二、以“消”为主的中成药

糖脉康颗粒

组成：赤芍、丹参、生地黄、黄芪、黄精、麦冬、葛根、淫羊藿、牛膝、桑叶、黄连。

功效：养阴清热，活血化瘀，益气固肾。

适应证：糖尿病气阴两虚兼血瘀证。症见倦怠乏力、气短懒言、自汗盗汗、五心烦热、口渴喜饮、胸中闷痛、肢体麻木或刺痛、便秘、舌质红少津，脉弦细或细数。

用法：口服。一次 1 袋，一日 3 次。

不良反应：尚不明确。

成药诠释：糖脉康颗粒有助于糖尿病患者血糖稳定，可改善胰岛功能及血脂代谢，有效治疗 2 型糖尿病的同时能改善胰岛素敏感性，减轻胰岛素抵抗，降低内皮素-1 水平，尤其是降低糖尿病肾病患者的内皮素-1 水平。

三、以“温”为主的中成药

桂附地黄胶囊

组成：熟地黄、山药、山茱萸、茯苓、泽泻、牡丹皮、肉桂、附子。

功效：温补肾阳。

适应证：消渴。症见腰膝酸冷，肢体浮肿，小便不利或反多。

用法：口服，一次 7 粒，一日 2 次。

不良反应：尚不明确。

成药诠释：桂附地黄胶囊可治疗糖尿病肾病水肿。机制有：①减少主动脉胶原、肾皮质、晶体等蛋白糖化终产物含量，减少尿白蛋白及总蛋白的排出，同时也能阻断氧化作用。②能抑制醛糖还原酶，可能阻滞蛋白的非酶糖化和氧化。

四、以“清”为主的中成药

1. 五黄养阴颗粒

组成：黄连、黄芪、生地黄、姜黄、黄芩。

功效：清热燥湿，益气养阴，化瘀通脉。

适应证：消渴病属痰湿内滞，气阴两虚证。

用法：开水冲服。一次 1 袋，一日 3 次，疗程 8 周。

不良反应：尚不明确。

成药诠释：五黄养阴颗粒可改善患者血糖、糖化血红蛋白、血脂，特别适合 2 型糖尿病合并脂代谢异常的患者。

2. 金芪降糖片

组成：黄芪、黄连、金银花。

功效：清热益气。

适应证：气阴两虚合并内热证候的轻中型非胰岛素依赖的糖尿病。症见口渴喜饮、易饥多食、气短乏力。

用法：饭前半小时口服。一次 2～3 片，一日 3 次，疗程为 3 个月，或遵医嘱。

成药诠释：金芪降糖片临床用于治疗轻、中度非胰岛素依赖型糖尿病，能改善机体糖代谢和脂质代谢，恢复对胰岛素的敏感性，增强免疫功能。并且金芪降糖片的提取物能不同程度地降低糖尿病小鼠的血糖、甘油三酯和胆固醇。其降血糖的作用机制主要与保护和修复胰岛功能有关，同时其提取物能有效降低脂类成分的吸收。

五、糖尿病主要并发症常用中成药

1. 百令胶囊

组成：发酵冬虫夏草菌粉。

功效：补肺肾，益精气。

适应证：糖尿病肾病。用于肺肾两虚引起的咳嗽，气喘，咯血，腰背酸痛；慢性支气管炎、慢性肾功能不全的辅助治疗。

用法：口服。每次 5～15 粒，每日 3 次。慢性肾功能不全，一次 10 粒，一日 3 次；疗程 8 周。

不良反应：个别患者咽部不适。

成药诠释：有研究证明，糖尿病肾病患者在常规治疗同时加入百令胶囊辅助治疗，可有效提升患者近期疗效且有助于优化机体血管内皮功能、抑制全身炎症反应。还可降低 24h 尿蛋白定量、24h 尿微量白蛋白和血肌酐水平，延缓患者的肾功能衰退。

2. 金水宝胶囊

组成：发酵虫草菌粉。

功效：补益肺肾，秘精益气。

适应证：糖尿病肾病。用于肺肾两虚，精气不足，久咳虚喘，神疲乏力，不寐健忘，腰膝酸软，月经不调，阳痿早泄；慢性支气管炎，慢性肾功能不全、高脂血症、肝硬化见上述证候者。

用法：口服。每次 3 粒，每日 3 次；用于慢性肾功能不全者，每次 6 粒，每日 3 次，或遵医嘱。

不良反应：尚不明确。

成药诠释：金水宝胶囊可通过缓解糖尿病肾病患者的尿蛋白排泄率、尿素氮、血肌酐和 24h 蛋白尿水平，降低患者空腹血糖、餐后 2h 血糖、糖化血红蛋白（HbA1c）水平，可以有效缓解糖尿病肾病所导致的肾脏血管病变和损伤。

3. 黄葵胶囊

组成：黄蜀葵花。

功效：清利湿热，解毒消肿。

适应证：糖尿病肾病。用于慢性肾炎之湿热证临床表现为水肿、腰痛，蛋白尿、血尿、舌苔黄腻等。

用法：口服。每次 5 粒，每 3 次；8 周为 1 个疗程。

不良反应：个别患者用药后出现上腹部胀满不适。

成药诠释：有研究证明，黄葵胶囊可改善大鼠肾纤维化，下调大鼠肾组织磷酸化p38MAPK蛋白表达水平，降低转化生长因子、肿瘤坏死因子蛋白表达水平，具有拮抗肾组织氧化应激损伤的作用。

4. 芪蛭降糖胶囊

组成：黄芪、地黄、黄精、水蛭。

功效：益气养阴，活血化瘀。

适应证：糖尿病性周围神经病。用于气阴两虚、血瘀引起的口渴多饮、多尿易饥、体瘦乏力、自汗盗汗、面色晦暗、肢体麻木。

用法：口服。每次5粒，每日3次，疗程3个月。

不良反应：尚不明确。

成药诠释：芪蛭降糖胶囊能够降低糖尿病动物的血糖和血清糖化血清蛋白水平，提升血清中胰岛素含量和胰岛β细胞的数量，提高肝组织中InsR、PI3K、GLUT2蛋白表达，降低p-JNK蛋白的表达。

5. 降糖通脉胶囊

组成：太子参、黄芪、黄精、天冬、麦冬、玄参、天花粉、苍术、知母、葛根、黄连、丹参等21味。

功效：益气养阴，活血化瘀，通经活络。

适应证：糖尿病性周围神经病。用于气阴不足瘀血阻络所致消渴、多饮、多食、多尿、消瘦、乏力，以及2型糖尿病见上述证候者。

用法：口服，每次3～4粒，每日3次；饭后服用或遵医嘱。

不良反应：尚不明确。

成药诠释：降糖通脉胶囊降低血糖、血脂，改善血液流变学指标，加快神经传导速度。降糖通脉胶囊用于2型糖尿病大血管病变的治疗，能减少大血管病变的发生，减轻发生程度，其作用机制可能与减轻低度炎症反应，改善微循环有关。

6. 杞菊地黄丸

组成：熟地黄、山茱萸、山药、茯苓、牡丹皮、泽泻、枸杞子、菊花。

功效：滋肾养肝。

适应证：糖尿病性视网膜病变。用于肝肾阴亏，眩晕耳鸣，羞明，迎风流泪，视物昏花。

用法：口服，每次9g，每日2次。

不良反应：尚不明确。

成药诠释：杞菊地黄丸可明显改善大鼠视网膜病变，提高抗氧化酶活性，并抑制醛糖还原酶激活。

7. 芪明颗粒

组成：黄芪、葛根、地黄、枸杞子、决明子、茺蔚子、蒲黄、水蛭。

功效：益气生津，滋养肝肾，通络明目。

适应证：2 型糖尿病视网膜病变单纯型，中医辨证属气阴亏虚、肝肾不足、目络瘀滞证，临床表现为视物昏花、目睛干涩、神疲乏力、五心烦热、自汗盗汗、口渴喜饮、便秘、腰膝酸软、头晕、耳鸣。

用法：开水冲服。每次 1 袋，每日 3 次。疗程为 3～6 个月。

不良反应：个别患者用药后出现胃脘不适、皮疹、瘙痒等。

成药诠释：芪明颗粒能够有效缩短视网膜电图震荡电位的潜伏期，下调胰岛素样生长因子-1 及血管内皮生长因子水平，从而减少新生血管形成，降低视网膜局部渗出及出血的发生率，可延缓单纯型糖尿病视网膜病变的进展，对早期糖尿病性视网膜病变有较好的防治作用，能改善患者视网膜功能。

第三节 常用方剂

一、经 方

1. 金匮肾气丸

来源：《金匮要略》。

组成：熟地黄、山药、山茱萸、泽泻、茯苓、牡丹皮、桂枝、附子。

主治：阴阳两虚证。

功效：滋阴温阳，补肾固涩。

症见：小便频数，浑浊如膏，甚至饮一溲一，面容憔悴，耳轮干枯，腰膝酸软，四肢欠温，畏寒肢冷，阳痿或月经不调，舌淡苔白而干，脉沉细无力。

2. 小陷胸汤

来源：《伤寒论》。

组成：黄连、半夏、栝楼实。

主治：痰热互结证。

功效：化痰清热。

症见：形体肥胖，腹部胀大，口干口渴，喜冷饮，饮水量多，脘腹胀满，易饥多食，心烦口苦，大便干结，小便色黄，舌质淡红，苔黄腻，脉弦滑。

3. 大柴胡汤

来源：《伤寒论》。

组成：柴胡、黄芩、白芍、半夏、生姜、枳实、大枣、大黄。

主治：肝胃郁热证。

功效：疏肝益胃，泄热通腑。

症见：腹型肥胖，胸胁脘腹胀满，或多食易饥，口干，口苦，烦躁易怒，大便秘结，舌红苔黄，脉弦滑。

4. 白虎加人参汤

来源：《伤寒论》。

组成：石膏、知母、人参、粳米、甘草。

主治：阳明气分证。

功效：清热泻火，生津止渴。

症见：糖尿病初期，体力壮实，面赤，口渴，多尿，舌红苔白或黄，脉洪。

5. 柴胡桂枝干姜汤

来源：《伤寒论》。

组成：柴胡、桂枝、干姜、栝楼根、黄芩、牡蛎、甘草。

主治：胆热脾寒证。

功效：清化胆热，温中健脾。

症见：口苦、口干，心烦，或胁痛掣背、手指发麻，大便溏，小便不利，舌淡苔白，脉弦而缓。

6. 半夏泻心汤

来源：《伤寒论》。

组成：半夏、黄连、黄芩、干姜、甘草、大枣、人参。

主治：寒热互结证。

功效：调和寒热，消痞散结。

症见：心下痞，但满而不痛，或呕吐，肠鸣下利，舌苔腻而微黄。

7. 乌梅丸

来源：《伤寒论》。

组成：乌梅肉、黄连、黄柏、附子、干姜、桂枝、细辛、花椒、人参、当归。

主治：寒热错杂证。

功效：缓肝调中，清上温下。

症见：失眠、头昏、心烦、面部烧热感，乏力，双下肢麻木发凉，活动后疼痛，夜间腓肠肌痉挛，颜面及下肢水肿，舌淡红苔白水滑，脉沉涩。

二、时　　方

1. 六味地黄丸

来源：《小儿药证直诀》。

组成：熟地黄、山茱萸、山药、牡丹皮、茯苓、泽泻。

主治：肾阴亏虚证。

功效：滋阴固肾。

症见：尿频量多，浑浊如膏脂，或尿甜，腰膝酸软，乏力，头晕耳鸣，口干唇燥，瘙痒，舌红苔少，脉细数。

2. 玉女煎

来源：《景岳全书》。

组成：生石膏、熟地黄、麦冬、知母、牛膝。

主治：胃热炽盛证。

功效：清胃泻火。

症见：多食易饥，口渴，尿多，形体消瘦，大便干燥，苔黄，脉滑实有力。

3. 消渴方

来源：《丹溪心法》。

组成：黄连、天花粉、人乳汁、藕汁、生地汁、姜汁、蜂蜜。

主治：肺热津伤证。

功效：滋阴润肺，生津止渴。

症见：口渴多饮，口舌干燥，尿频量多，烦热多汗，舌边尖红，苔薄黄，脉洪数。

4. 七味白术散

来源：《小儿药证直诀》。

组成：人参、茯苓、白术、木香、葛根、藿香、甘草。

主治：气阴亏虚证。

功效：益气养阴。

症见：口渴引饮，能食与便溏并见，或饮食减少，精神不振，四肢乏力，体瘦，舌质淡红，苔白而干，脉弱。

5. 补中益气汤

来源：《内外伤辨惑论》。

组成：生黄芪、白术、陈皮、太子参、柴胡、升麻、当归、甘草。

主治：脾气虚弱证。

功效：健脾益气。

症见：形体肥胖或消瘦，面色萎黄，倦怠乏力，少气懒言，脘腹胀满，纳呆便溏，口淡无味或黏腻，舌质淡有齿痕，苔薄白或腻，脉濡缓。

6. 二冬汤

来源：《医学心悟》。

组成：天冬、麦冬、天花粉、黄芩、知母、人参、荷叶、甘草。

主治：上消-肺热津伤证。

功效：清热润燥，养阴生津。

症见：口渴多饮，舌红，脉细数。

7. 血府逐瘀汤

来源:《医林改错》。

组成:桃仁、红花、当归、生地黄、牛膝、川芎、桔梗、赤芍、枳壳、甘草、柴胡。

主治:消渴-气滞血瘀证。

功效:活血化瘀,行气止痛。

症见:胸胁胀闷,形体消瘦,面色黧黑,肌肤甲错,口唇爪甲紫暗,口唇干燥欲裂,舌质暗红,苔黄燥裂,脉沉涩。

8. 玉泉丸

来源:《种福堂公选良方》。

组成:葛根、天花粉、生地黄、麦冬、五味子、甘草。

主治:肺胃肾阴亏虚证。

功效:养阴生津,止渴除烦,益气和中。

症见:咽干口燥,倦怠乏力,多食易饥,口渴喜饮,气短懒言,五心烦热,心悸失眠,尿黄便秘,舌红少苔,脉细数无力或细而弦。

9. 香砂六君子汤

来源:《医学正传》。

组成:人参、黄芪、白术、半夏、陈皮、丹参、木香、砂仁。

主治:脾胃虚弱,湿浊内阻证。

功效:益气健脾,燥湿化痰。

症见:胃脘痞满,满闷不舒,时轻时重,反复发作,神疲乏力,少气懒言,纳呆便溏,时有呕恶,舌质淡,苔厚腻而白或黄,脉濡缓或沉细弱。

10. 参苓白术散

来源:《太平惠民和剂局方》。

组成:党参、白术、茯苓、甘草、山药、薏苡仁、白扁豆、莲子肉、砂仁、陈皮、桔梗。

主治:脾虚湿困证。

功效:益气健脾,渗湿止泻。

症见:口黏腻,头身困重,倦怠乏力,或有腹泻,气短懒言,形体肥胖,舌暗淡,苔白润或腻,脉细缓或细弦。

11. 杞菊地黄丸

来源:《麻疹全书》。

组成:枸杞子、菊花、熟地黄、山茱萸、山药、牡丹皮、茯苓、泽泻。

主治:肝肾阴亏证。

功效:滋养肝肾。

症见:头晕目眩,耳鸣盗汗,腰膝酸软,疲倦乏力,心烦少寐,日渐消瘦,口干喜饮,小便频数，舌质红少苔，脉沉细数。

12. 生脉散

来源：《医学启源》。

组成：人参、麦冬、五味子。

主治：气阴两虚证。

功效：益气生津，敛阴止汗。

症见：汗多神疲，体倦乏力，气短懒言，咽干口渴，舌干红少苔，脉虚数。

三、验　方

1. 施今墨验方 1

组成：玄参 90g，苍术 30g，麦冬 60g，杜仲 60g，茯苓 60g，生黄芪 120g，枸杞子 90g，五味子 30g，葛根 30g，二仙胶 60g，熟地黄 60g，怀山药 120g，山萸肉 60g，牡丹皮 30g，人参 60g，玉竹 90g，冬青子 30g。

主治：成人糖尿病。

用法：研为细末，另用黑大豆 1000g，煎成浓汁去渣，共和为小丸。每次 6g，每日 3 次。

2. 施今墨验方 2

组成：葛根 30g，天花粉 90g，石斛 60g，玄参 90g，生地黄 90g，天冬 30g，麦冬 30g，莲须 30g，人参 30g，银杏 60g，五味子 30g，桑螵蛸 60g，菟丝子 60g，补骨脂 60g，山萸肉 60g，西洋参 30g，何首乌 60g，生黄芪 120g，怀山药 90g，女贞子 60g。

主治：消渴之上消、下消者。

用法：研为细末，金樱子膏 1000g，合为小丸。每服 6g，每日 3 次。

3. 施今墨验方 3

组成：莲子肉 60g，芡实米 60g，党参 60g，熟地黄、红参、天竺子、桑葚子、淡苁蓉、阿胶、黄精各 60g，西洋参 30g，杭白芍 60g，黄柏 30g，生黄芪 90g。

主治：消渴之中消者。

用法：共研细末，雄猪肚 1 个，煮烂如泥，和为小丸。每服 6g，每日 3 次。

4. 赵锡武验方

组成：生熟地黄各 30g，天麦冬各 12g，党参 30g，当归 9g，山萸肉 12g，菟丝子 30g，玄参 12g，黄芪 30g，泽泻 15g。

主治：消渴中晚期。

用法：水煎服，每日 1 剂。

5. 吕仁和验方 1

组成：黄精、生地黄、玄参、丹参各 30g，葛根、知母各 15g，枳壳、黄连、生大黄各 10g，甘草 6g。

主治：消渴-阴虚化热证。

用法：水煎服，每日 1 剂。

6. 吕仁和验方 2

组成：生黄芪、黄精、紫河车、丹参、猪苓、肉苁蓉、山楂、芡实、木瓜各 1000g，葛根、秦艽、当归、狗脊、牛膝各 50g。

主治：消渴症见形体消瘦，气短乏力，手足麻痛，面足微肿者。

用法：研末制成水丸。每次 6g，每日 3 次。

7. 吕仁和验方 3

组成：太子参、生地黄、玄参、黄精、丹参、大黄、川芎各 1000g，枳实、桃仁、皂刺各 500g。

主治：消渴慢性病变早期。

用法：制成口服液，每支 10ml。每次 1 支，每日 3 次。

8. 消瘅汤（黄淑玲）

组成：桃仁 15g，牡丹皮 15g，丹参 15g，玄参 15g，大黄 10g，郁金 10g，川贝母 10g，莱菔子 10g。

主治：糖尿病前期。

用法：每日 1 剂，水煎服。

9. 自拟消渴丸（徐吉祥）

组成：柴胡、黄芪、何首乌、菟丝子、益母草、薏苡仁、熟地黄、当归、白术、赤白芍、香附、秦艽、三棱、莪术。

主治：成人隐匿性自身免疫性糖尿病-气阴两虚、肝郁血瘀证。

用法：每日 1 剂，水煎服。

10. 活血降糖饮（熊曼琪）

组成：黄芪、生地黄、丹参、太子参、五味子、麦冬、怀山药、黄精、牡丹皮、大黄、川红花、桃仁。

主治：消渴气阴两虚兼瘀血证。

用法：每日 1 剂，水煎服。

11. 三黄降糖方（熊曼琪）

组成：黄芪、生地黄、麦冬、玄参、桃仁、大黄、桂枝、芒硝、甘草。

主治：2 型糖尿病见气阴两虚兼瘀热证。

用法：每日 1 剂，水煎服。

12. 自拟健脾降糖饮（程益春）

组成：生黄芪 30g，天花粉 10g，黄连 10g，山茱萸 15g，枸杞子 15g，丹参 15g，葛根 30g，黄精 15g，白术 9g，山药 9g，鸡内金 9g，佩兰 9g。

主治：消渴脾气亏虚证。

用法：每日 1 剂，水煎服。

四、民 间 方

1. 僵蚕散

用法：僵蚕 6g 研为细末。饭前白开水送服，每日 3 次。2 个月为 1 个疗程，服药时配合饮食疗法。

2. 地骨皮

用法：地骨皮 50g，加水 1000ml，煎至 500ml，少量多次代茶饮。

3. 荔枝核

用法：荔枝核 30g 烘干研末，饭前 30min 温开水送服，每日 3 次。90 天为 1 个疗程。

4. 麦冬全草

用法：鲜麦冬全草 50g 洗净切碎，加水 2000ml，煎汤，代茶饮。90 天为 1 个疗程。

5. 花生根茎

用法：花生的地下根茎洗净，鲜品 100g 或干品 50g，水煎服，每日 1 次。10 天为 1 个疗程，隔 7 天再服第 2 个疗程。如果病情严重可每日 1 剂，连续服用 30 天。

6. 胡桃饮

用法：胡桃 12 枚，破壳，取分心木及胡桃肉，加水 1000ml，小火煎 60min，饭前 30min 口服，每日 3 次。15 天为 1 个疗程。

7. 霜桑叶、翻白草

用法：霜桑叶 15g，翻白草 15g，将药一起放入小保温瓶内（2.5 磅保温瓶），倒入沸水，盖好瓶塞，30min 后开始饮用，水饮完后可加沸水再泡 1 次饮用。或者用此方煎水 2 次，合并药液，分 3 次服用。

8. 天花粉 90g、葛根粉 90g、糯米粉 90g、麦冬粉 30g

用法：将以上药物粉末拌匀。每日 3 次，每次 10g，用温开水送服。

9. 风眼草

用法：风眼草适量，炒黄，研细粉，每次服 9g，每日 3 次。

10. 蟋蟀

用法：蟋蟀 27 个，焙黄，研细粉，分为 9 包，每次服 1 包。每日 3 次，黄酒冲服。

11. 云南文山地区糖尿病民间验方

组成：三七粉、黄连素。

用法：三七粉 5～10g，加 6 颗黄连素片，早晚用温开水口服各 1 次。

第四节　常用地区特色方药

一、各地区糖尿病用药

（一）东北地区

1. 肾气丸加减

组成：生黄芪、炮附子、桂枝、炒熟地黄、山茱萸、茯苓、牡丹皮、缫丝（煎汤代水）、知母、山药、五味子、枸杞子。

主治：肾阳虚衰证。

功效：温补肾阳，化气生津。

症见：口渴喜热饮，小便清长，腰酸乏力，四肢欠温，舌淡红，苔白润，脉沉虚。

2. 任继学自拟方

组成：鬼箭羽、酒生地黄、知母、柴胡、炒玄参、丹参、天花粉、葛根、乌梅、肉桂、石斛、缫丝（煎汤代水）。

主治：肝胃阴虚夹瘀血证。

功效：养阴疏肝，益胃生津，活血降糖。

症见：多食易饥，尿频，心烦易怒，善太息，双目干涩，口干苦喜冷饮，失眠多梦，大便秘结，舌红少津，脉沉弦涩。

3. 李玉奇自拟方

组成：槐花、天花粉、葛根、胡黄连、苦参、黄柏、知母、白术、山药。

主治：阳明燥热证。

功效：清胃泻火养阴。

症见：口干、多饮、多尿，多食易饥，形体逐渐消瘦，周身乏力，大便干燥，面色无华，舌质红绛，苔黄少津，脉沉细数。

（二）西南地区

1. 六味地黄汤合白虎汤加味

组成：黄芪、党参、生地黄、山萸肉、山药、茯苓、泽泻、牡丹皮、生石膏、知母、葛根、黄连、天花粉、苍术、玄参。

主治：阴虚燥热证。

功效：益气养阴，清热生津。

症见：咽干口渴，日饮水量增多，且多喜凉饮，疲乏无力，形体消瘦，面色晦暗，舌质暗红少苔而干，脉弦细数。

2. 滋膵饮合玉女煎加味

组成：黄芪、山药、党参、生地黄、山茱萸、丹参、川芎、玄参、麦冬、石膏、知母、黄连、葛根。

主治：气阴两虚兼瘀证。

功效：益气养阴，活血化瘀。

症见：口干，口苦，饮水多，夜尿白浊，腰痛，疲乏脚软无力，大便干结，舌质暗红少苔欠津，脉细涩。

3. 鹿茸补涩丸加减

组成：人参、黄芪、菟丝子、桑螵蛸、莲肉、茯苓、肉桂、山药、附子、鹿茸、桑皮、龙骨、补骨脂、五味子。

主治：脾肾亏虚，气阴两伤。

功效：补肾健脾，益气养阴。

症见：口渴欲饮，纳谷不香，尿频量多，神疲体倦，形寒肢冷，大便溏薄，舌淡胖边有齿痕，脉细缓。

4. 脾瘅健清饮

组成：粉葛、黄连、炒黄芩、天花粉、玄参、炒苍术、太子参、山药、翻白草、炒荔枝核、黄芪、桑叶、茯苓、生地黄。

主治：脾虚湿热证。

功效：益气健脾，清热燥湿。

症见：口干口苦，身困重，疲乏无力，头昏头晕，脘腹胀满，乏力汗出，大便黏滞不爽，舌暗红，舌体胖大，边有齿痕，苔黄腻，脉濡数。

5. 郭子光自拟方

组成：生石膏、知母、川黄连、黄芩、黄柏、地骨皮、玉竹、山药、黄精、葛根、炒稻芽。

主治：火热内盛，气阴虽伤，但虚不明显之上消。

功效：清热泻火为主，兼补气阴。

症见：口舌干燥，多饮，小便频多，容易出汗，易疲劳，舌红，苔薄黄燥，脉数有力。

6. 升降散

组成：僵蚕、蝉蜕、姜黄、熟大黄、知母、红曲、荷叶、茵陈、赤芍、黄连、干姜。

主治：湿热阻滞，清气不升证。

功效：清热化湿，升清降浊。

症见：口干欲饮，头晕目眩，口中黏腻不适，大便干结，小便可，纳差，常有不欲饮食、时时欲呕之症，舌质红、苔黄厚腻，脉滑数。

7. 半夏泻心汤加减

组成：法半夏、黄芩、黄连、炮姜、党参、大枣、蜜甘草、隔山撬、百合、乌药。

主治：胃强脾弱，升降失常证。

功效：寒热平调，辛开苦降，补泻兼施。

症见：面黄肌瘦，烦躁口苦，胃脘嘈杂不适且时感饥饿疼痛，舌淡红，苔白黄厚，脉微弦。

8. 白虎汤合葛根芩连汤加减

组成：石膏、知母、蜜甘草、黄连、黄芩、荔枝核、山药、大枣。

主治：火热炽盛证。

功效：甘寒清热，泻火解毒。

症见：面色晦暗，形体消瘦，口气臭秽，饥饿感强，二便正常，舌红绛，苔黄厚腻，脉洪数有力。

9. 参芪麦味地黄汤重加鬼箭羽

组成：黄芪、太子参、麦冬、五味子、山药、山茱萸、生地黄、茯苓、泽泻、牡丹皮、鬼箭羽。

主治：气阴两虚证。

功效：益气养阴。

症见：口渴思饮，多尿，头昏眼花，耳鸣，汗多，腰膝酸软，记忆减退，手足心热，神疲乏力，纳食一般，眠差梦多，大便干燥，舌淡红少津，脉细无力。

（三）江南地区

1. 斛乌合剂

组成：石斛、制首乌、制黄精、生地黄、黄芪、山药、枸杞子、金樱子、丹参、桃仁。

主治：气阴两虚兼瘀血证。

功效：益气养阴，化瘀通脉。

症见：形体消瘦，面色不华，口干，易疲乏，少气懒言，头眩肢麻，苔薄，质衬紫，脉细。

2. 六味地黄类方

组成：制附片、炙桂枝、熟地黄、山萸肉、怀山药、泽兰、泽泻、鬼箭羽、车前子、怀牛膝、淫羊藿、玉米须、冬瓜皮、生黄芪、焦白术、猪苓、茯苓、炙桑皮。

主治：脾肾两虚，气阴两亏，久病络瘀，气不化水之下消。

功效：健脾益肾，益气养阴，化瘀利水。

症见：双下肢浮肿、麻木，面浮，手臂肿，视糊，口干不显，大便调，小便量少，舌质偏红，苔黄，脉小弦滑。

3. 消渴清

方药：苍术、白术、升麻、生蒲黄、知母、地锦草、黄芪、柴胡、川连、丹参、怀牛膝、山药、熟大黄。

主治：胃热炽盛，瘀热内结证。

功效：补肾清热，益气补脾。

症见：易出汗，口干引饮，体重减轻，舌淡苔薄，脉沉细无力。

（四）岭南地区

1. 引火汤合附子理中汤

组成：熟地黄、砂仁、巴戟肉、天门冬、麦门冬、茯苓、五味子、紫油桂、党参、干姜、白术、生晒参、制附子、炙甘草。

主治：火不归原证。

功效：引火归原，健运中气。

症见：口渴多饮，面颧红，消瘦乏力，小便频多，双膝偏冷，舌红无苔，脉洪大无力。

2. 砂半芍萸附子理中汤

组成：制附子、紫油桂、生晒参、白术、干姜（或炮姜）、炙甘草、砂仁、生半夏、白芍、生山茱萸。

主治：太阴证。

功效：健运太阴。

症见：消瘦乏力，口干喜温水，手足尚温，尿多，纳差，便溏，面色萎黄，舌淡有齿痕苔腻，脉细濡。

3. 破格救心汤合温氏奔豚汤

组成：制附子、干姜、炙甘草、生晒参、生龙骨、生牡蛎、活磁石、生山茱萸、山药、茯苓、泽泻、怀牛膝、紫油桂、沉香（后下）、砂仁（后下）。

主治：少阴证。

功效：温少阴，泻痰浊。

症见：精神疲倦，怕冷，肢冷，身体浮肿，汗出多，小便多且清长，大便稀溏。

4. 乌梅丸

组成：乌梅、山药、制附子、生晒参、干姜（或炮姜）、黄连、黄柏、紫油桂、川椒、细辛、炙甘草。

主治：厥阴证寒热错杂。

功效：寒热平调，收敛厥阴。

症见：口渴多饮，心悸，自觉脐下有气上冲感，汗出多，饥不欲食，四肢凉不过肘膝。

5. 葛根芩连汤加减

组成：葛根、黄芩、黄连、炙甘草、玉米须、苍术、淡附片、麦冬、生地黄、玄参、地肤子、白鲜皮、淫羊藿、西洋参。

主治：阳明湿热，津液已伤。

功效：清阳明湿热，兼养阴生津。

症见：口干多饮，多尿，全身皮肤瘙痒、皮疹，纳眠可，小便调，舌淡红，有裂纹，苔白，脉弦滑。

6. 半夏泻心汤合小陷胸汤加味

组成：熟党参、海螵蛸、法半夏、黄连、黄芩、干姜、黑枣、柴胡、郁金、鸡内金、五灵脂、瓜蒌子、白及、丹参、赤芍、炙甘草。

主治：太阳病寒热错杂证。

功效：清热化痰，温健中焦，平调阴阳。

症见：乏力，口干口渴，多饮，心悸，胸骨后有憋闷感，胃脘部胀闷伴有烧灼感，时反酸，大便偏溏而不成形，舌淡红，苔白厚，脉右寸关滑，左细。

7. 四逆汤合附子汤加味

组成：熟附子（先煎）、干姜、炙甘草、茯苓、白术、红参、白芍、山茱萸、砂仁（后下）、麻黄、细辛。

主治：少阴阳虚、寒湿阻滞证。

功效：温扶少阴，散寒祛湿。

症见：入睡困难，多梦，易醒，神疲乏力，形体偏胖，胃纳一般，口干喜温饮，大便燥结，小便灼热，五心烦热，四肢不温，腰部冷痛而喜温按，舌质淡暗，边有齿痕，舌苔白润，脉象沉迟，两尺尤甚。

8. 六味地黄丸加减

组成：熟地黄、生地黄、山药、黄芪、山茱萸、茯苓、泽泻、牡丹皮、玉米须、仙鹤草。

主治：肾阴亏虚证。

功效：滋阴益肾，健脾益气。

症见：精神倦怠，形体消瘦，腰膝酸软，大便溏薄，苔薄白，舌边有齿痕，脉细缓。

（五）中原地区

1. 黄芪二术汤

组成：黄芪、茯苓、泽泻、玉米须、薏苡仁、苍术、白术、法半夏、陈皮、荷叶、黄连片。

主治：脾虚湿盛证。

功效：健脾益气，祛湿化痰。

症见：形体肥胖，神疲乏力，口渴不欲饮，头身困重，或胸闷气短，食少便溏，腹胀，口淡无味，舌淡胖，边有齿痕，苔白或腻，脉沉细。

2. 三仁汤合半夏泻心汤加减

组成：太子参、薏苡仁、法半夏、黄芩、泽泻、生地黄、佩兰、黄连、白蔻仁（后下）、苦杏仁。

主治：湿热内蕴证。

功效：清热祛湿化浊。

症见：口干渴或口中黏腻，身重困倦，小便黄，大便干或黏腻不爽，舌质红，苔厚腻或黄腻，脉滑数。

3. 黄连温胆汤加减

组成：黄连、茯苓、绞股蓝、陈皮、竹茹、虎杖、泽泻、法半夏、三七粉（冲服）。

主治：痰热互结证。

功效：清热化痰，泄浊祛瘀。

症见：形体中等或稍胖，口干渴，多食易饥，心烦口苦，失眠，大便干，小便黄，舌质红，苔黄腻，脉弦滑者。

4. 逍遥散加减

组成：柴胡、黄芩、大枣、白芍、当归、白术、茯苓、茯神、荔枝核、合欢皮、薄荷（后下）、炙甘草。

主治：肝郁脾虚证。

功效：疏肝健脾，理气活血。

症见：形体中等或偏瘦，心烦易怒，善叹息，倦怠乏力，纳呆，眠差，大便溏，小便频，舌质红，苔白或黄，脉弦细者。

5. 玉泉丸加减

组成：太子参、天花粉、生地黄、山药、葛根、麦冬、黄连、石斛、五味子。

主治：肺胃津伤证。

功效：养阴生津，止渴除烦，益气和中。

症见：形体偏瘦，口渴多饮，多食易饥，小便黄，大便干，舌质红，苔燥少津，脉沉细。

6. 六味地黄丸化裁

组成：熟地黄、酒萸肉、金樱子、菟丝子、牡丹皮、泽泻、山药、茯苓、五味子。

主治：肾虚证。

功效：滋阴补肾。

症见：气短乏力，腰膝酸软，耳鸣；或五心烦热，失眠盗汗，渴喜冷饮，小便短赤，大便秘结；或腰膝酸冷，四肢不温，小便清长，舌质暗淡或暗红，苔白或黄，脉沉细者。

7. 吕景山教授自拟方

组成：生黄芪、怀山药、炒苍术、润玄参、紫丹参、粉葛根、大熟地、山茱萸、肉桂。
主治：各种类型糖尿病。

二、民族特色用药

（一）彝族

1. 处方 1

南山藤 30g，槟榔花序 20g，棕根 40g。
用法：水煎服，1 日 3 次，1 次 250ml，15 日为 1 个疗程。

2. 处方 2

潺槁树根 30g，有瓜石斛 20g，玉米须 40g。
用法：水煎服，1 日 3 次，1 次 300ml，30 日为 1 个疗程。

3. 处方 3

白花树皮 30g，亚洛轻根 20g，野玉米 40g。
用法：水煎服，1 日 3 次，1 次 500ml，15 日为 1 个疗程。

（二）哈尼族

1. 处方 1

紫茉莉根 5g，金线兰 40g，黄草 3g。
用法：水煎服。

2. 处方 2

潺槁树根 10g，冰糖草 5g，绞胶蓝 30g。
用法：水煎服。

3. 处方 3

冰糖草 10g，叶下珠 20g，茜草 10g。
用法：水煎服。

（三）基诺族

1. 处方 1

云南罗夫木根 20g，岩七 10g，瓜陆根 20g。
用法：水煎服，1 日 3 次，1 次 200ml，3 日为 1 个疗程。

2. 处方 2

碗豆七 30g，绞股蓝 20g，吊吊香 15g。

用法：水煎服，1 日 3 次，1 次 200ml，3 日为 1 个疗程。

3. 处方 3

野玉米根 30g，石斛 20g，玉米须 50g。

用法：水煎服，1 日 3 次，1 次 200ml，6 日为 1 个疗程。

（四）回族

1. 克糖方

生山楂、鸡内金、丹参、天花粉、五味子。

用法：1 剂，三煎分 4 次服。适用于有明显三消症状或只有口渴、能食，且血糖指标也高者。

2. 消渴饮合白虎汤加减

组成：沙参 10g，麦冬 10g，天花粉 15g，翻白草 12g，洋姜 15g，知母 10g，生地黄 15g，黄连 6g，生石膏 30g，白蜀葵花 10g，生山楂 15g，积雪草 15g，玉米须 15g。

主治：消渴初期禀性衰败，肝经有干，黄液质。

功效：润肺养肝止渴。

症见：口渴引饮、易饥多食、心烦失眠、尿频便秘，急躁易怒、面红目赤、心悸怔忡、头晕目眩，舌红，苔黄，脉弦数或弦滑数。

3. 生脉散加减

组成：太子参 15g，生地黄 15g，翻白草 12g，麦冬 15g，五味子 6g，知母 10g，山药 24g，黄芪 15g，回回豆 15g，葛根 15g，洋姜 15g。

主治：消渴中期，禀性衰败，肝经偏干，白液质。

功效：益气养阴，生津止渴。

症见：倦怠乏力、心悸气短、头晕耳鸣、自汗盗汗。面色晄白、心烦失眠、遗精早泄、口渴喜饮。舌质淡红，少苔或花剥，脉濡细或细数无力。

4. 肾气丸加减

组成：熟地黄 21g，生山药 12g，山茱萸 12g，翻白草 12g，牡丹皮 10g，泽泻 10g，茯苓 10g，桂枝 3g，制附子 3g，金樱子 15g，没食子 15g，枸杞 12g。

主治：消渴后期，禀性衰败，肝经甚干，白黑质，冷体。

功效：温肾养肝。

症见：精神萎靡，形寒肢冷，大便泄泻，阳痿遗精，面色苍白无华，倦息乏力，面目浮肿，腰酸耳鸣，舌淡，苔白，脉沉迟或沉细无力。

（五）蒙古族

降糖 1 号方

组成：金石榴、红花、荜茇、子蔻、上桂皮、天冬、蒺藜、玉竹、黄精、方海、冬葵子、阿胶、苍术、茯苓、甘草、山药。

用法：研细粉，每次 5～6g，水煎服，1 个月为 1 个疗程。

（六）朝鲜族

1. 四象方调胃升清汤加味

组成：葛根 50g，古本 20g，黄芩 20g，石斛 20g，山药 30g，麦冬 70g，五味子 30g，桔梗 10g，泽兰 10g，浮萍 10g，白茅根 50g。

主治：太阴人糖尿病患者。

症见：多饮，多食，多尿，全身乏力，明显消瘦等。

2. 四象方补中益气汤加味

组成：黄芪 50g，党参 20g，白术 15g，白芍 20g，制何首乌 15g，苍术 20g，当归 10g，炙甘草 10g，苏叶 10g，陈皮 10g，青皮 10g，益智仁 10g，大腹皮 10g，丹参 30g，五灵脂 10g。

主治：少阴人糖尿病患者。

症见：口渴，口干，口黏多饮多食，尿量多，乏力，舌质绛红，苔薄白，舌面干，脉沉细。

3. 忍冬藤地骨皮汤

组成：忍冬藤 30g，地骨皮 30g，枣皮 10g，川黄连 10g，黄柏 10g，玄参 20g，苦参 10g，生地黄 20g，知母 10g，栀子 10g，枸杞 20g，覆盆子 10g，荆芥 10g，防风 10g。

主治：少阳人糖尿病。

症见：口渴，多食、饭量增，尿量甚多，五心烦热，夜不得寐，口干，舌质绛红，无苔，脉沉。

（七）苗族

三参四黄降糖汤

组成：党参 15g，太子参 30g，丹参 30g，黄芪 18g，黄精 12g，黄连 3g，生地黄 15g，川芎 10g，红花 10g，知母 30g。

主治：气阴两亏，瘀血阻滞证。

治法：益气养阴，活血化瘀。

症见：多尿，多饮，多食，消瘦，舌淡苔薄白，脉沉细而数。

（八）壮族

三消降糖丸

组成：太子参25g，黄芪30g，山药30g，千斤拔15g，苦瓜30g（干），土人参50g，凤凰蛋50g，土甘草30g，牛大力50g，沙参30g，天冬30g，生地黄30g，玄参25g，天花粉30g，葛根30g，芡实30g，丹参30g，苍术20g，麦斛25g。

主治：阴虚燥热证。

治法：滋阴清热，活血化瘀，健脾补肾。

症见：口渴、多饮、多尿，有善饥感，体重减轻或轻度消瘦等。

（九）维吾尔族

1. 处方1

组成：天山堇菜10g，马齿苋子10g，车前子10g，罗王子10g，胡萝卜子6g，玫瑰花15g，欧玉竹30g，欧白及30g。

用法：研末开水冲服。

主治：热性糖尿病早期。

症见：年龄较大患者，体质肥胖，面目赤黄，睡眠少，尿色赤黄，舌质绛红，舌苔黄薄，脉细而数。

2. 处方2

组成：琥珀10g，天竹黄10g，玫瑰花10g，珊瑚12g，香青兰15g，丁香罗勒18g，珍珠10g，芫荽实10g，丁香6g，金箔10片，银箔20片。

用法：制成散剂口服。

主治：热性糖尿病后期。

症见：年龄较大患者，体质肥胖，面目赤黄，睡眠少，尿色赤黄，舌质绛红，舌苔黄薄，脉细而数。

3. 处方3

组成：小茴香根皮15g，旱芹根15g，铁线蕨10g，洋茴香10g，葡萄干30g，无花果干30g，山柑根12g，布孜旦15g，蜂蜜300g。

主治：寒性糖尿病。

症见：年龄较小患者，体质偏瘦，面色苍白，嗜睡少动，尿色清白，舌质淡，舌苔白腻，脉宽而迟。

（十）侗族

降糖散

组成：美门阳雀20g，门辰挡15g，门松15g，门席玉15g，美窜21g，美楤21g，鸡药果31g，娘告夺15g，美辰摁21g，门嫩21g，门地肾21g，嫩搪罐31g，教拧18g，嫩五味 15g，石膏 21g，知母 15g。

主治：阴虚燥热证。

功效：清热润燥，养阴生津。

参 考 文 献

布仁，2002. 蒙药降糖Ⅰ号治疗糖尿病[J]. 中国民族医药杂志，(3)：47.

陈金鹏，张克霞，刘毅，等，2021. 地黄化学成分和药理作用的研究进展[J]. 中草药，52(6)：1772-1784.

陈靖枝，卢星，胡运琪，等，2021. 传统中药地骨皮化学成分和药理活性研究进展[J]. 中国中药杂志，46(12)：3066-3075.

陈娅梅，1998. 基诺族民间验方[J]. 中国民族医药杂志，(2)：33.

崔宏伟，韩汶延，于蕾，等，2021. 苦瓜化学成分及药理作用研究进展[J]. 世界科学技术-中医药现代化，23(5)：1712-1719.

董玉洁，蒋沅岐，刘毅，等，2021. 决明子的化学成分、药理作用及质量标志物预测分析[J]. 中草药，52(9)：2719-2732.

傅强，王世东，肖永华，等，2017. 吕仁和教授分期辨治糖尿病学术思想探微[J]. 世界中医药，12(1)：21-24.

高春霞，王延霞，2018. 治疗 2 型糖尿病验方[J]. 中国民间疗法，26(12)：76.

高彦彬，2018. 中国糖尿病医方精选[M]. 北京：中国中医药出版社.

顾小盼，吴臻，靳凤玉，等，2018. 普洱茶素Ⅰ改善糖脂代谢紊乱的药效评价及作用机制研究[J]. 中国中药杂志，43(11)：2339-2344.

郭延秀，席少阳，马毅，等，2021. 鬼箭羽化学成分及药理活性研究进展[J]. 中国现代应用药学，38(18)：2305-2316.

哈吉穆萨·黄宝栋，黄卉，2009. 回医论糖尿病[J]. 中国民族医药杂志，15(9)：70-73.

韩玉坤，杨阳，刘玉翠，等，2014. 大蒜素对Ⅱ型糖尿病发生发展的影响及作用机制[J]. 吉林医药学院学报，35(4)：297-299.

何洁，房振京，2017. 芦荟多糖的研究进展[J]. 华夏医学，30(2)：188-191.

黄合飞，徐永清，李福兵，2015. 魔芋葡甘聚糖在医学中的研究进展[J]. 西南国防医药，25(2)：212-215.

黄鹤松，金京玉，1998. 朝医辨象施治糖尿病 17 例小结[J]. 中国民族医药杂志，(2)：24-25.

黄淑玲，候淑芳，麦敏，等，2009. 消瘅汤治疗糖耐量降低 32 例临床疗效观察[J]. 世界中西医结合杂志，4(2)：105-107.

吉文岳，冯心池，邱峰，等，2021. 黄连多糖药理作用研究进展[J]. 药物评价研究，44(3)：638-643.

贾波，2016. 方剂学[M]. 北京：中国中医药出版社.

孔晓妮，崔海燕，周洪雷，2021. 翻白草总黄酮对 2 型糖尿病 db/db 小鼠降血糖的作用机制[J]. 中国实验方剂学杂志，27(3)：78-84.

李德珍，2001. 施今墨治疗糖尿病探析[J]. 中医杂志，(5)：261-262.

李瑾，龚静，李学松，2014. 中医名方验方丛书：糖尿病治疗名方验方[M]. 北京：人民卫生出版社.

李叙香，2009. 治疗糖尿病单验方数则[J]. 中国民间疗法，17(7)：63.

李宗友，1999. 黄柏和辽宁楤木的丁醇提取物刺激 PI_3-激酶和 ERK2 引起 HepG2 细胞中糖原含量的增加[J]. 国外医学（中医中药分册），(3)：44.

刘红，牛凯，王树松，等，2007. 天麦消渴片对糖尿病大鼠降血糖作用机理的研究[J]. 河北中医，(7)：653-655.

刘丽军，徐吉祥，2012. 徐吉祥教授治疗成人隐匿性自身免疫性糖尿病经验探讨[J]. 云南中医学院学报，

35（2）：37-39.
刘栓娣，赵媛媛，2016. 苦荞麦的药理作用研究进展[J]. 国际中医中药杂志，38（11）：1053-1056.
刘渊，2015. 郭子光教授从“火热”论治Ⅱ型糖尿病的经验[J]. 成都中医药大学学报，38（2）：4-5.
龙彦合，龙滢任，龙立勇，等，2010. 侗医降糖散治疗消渴证 86 例疗效观察[J]. 中国民族医药杂志，16（11）：5.
倪青，2019. 糖尿病中医治疗学[M]. 北京：中国科学技术出版社.
彭朝忠，纪朝斌，2007. 景东彝族民间验方录[J]. 中国民族医药杂志，（6）：43.
任喜洁，宫晓燕，刘艳华，2004. 任继学教授治消渴用药经验拾零[J]. 中国中医药现代远程教育，2（1）：23-24.
谭小梅，2017. 栀子苷通过抑制细胞凋亡保护糖尿病大鼠胰岛细胞[J]. 临床和实验医学杂志，16（8）：741-743.
王垂杰，1989. 名老中医李玉奇治疗糖尿病的经验[J]. 辽宁中医杂志，（2）：1-2.
王静，蒋杰，李新朋，等，2021. 天花粉治疗糖尿病物质基础及作用机制研究进展[J]. 药学研究，40（10）：684-686，697.
王苗苗，娄华勇，张妮，等，2021. 罗汉果化学成分及药理研究进展[J]. 贵州中医药大学学报，43（5）：80-84.
王倩，张欢，张效科，2020. 知母主治消渴热中及降糖研究进展[J]. 陕西中医药大学学报，43（6）：94-97，107.
王晓强，刘玉，王晓雷，2012. 程益春辨治消渴病经验[J]. 山东中医杂志，31（8）：603-605.
王玉芬，韩双红，孙国英，等，2002. 糖尿乐胶囊降血糖作用的实验研究[J]. 中药材，（6）：426-428.
王云娇，彭朝忠，2001. 哈尼族民间验方录[J]. 中国民族医药杂志，（1）：27.
魏庆兴，1992. 赵锡武诊治消渴的经验[J]. 中医杂志，（1）：14-15.
魏崧丞，王婧茹，叶开和，等，2015. 番石榴酸改善 INS-1 胰岛 β 细胞胰岛素抵抗[J]. 中成药，37（4）：710-715.
吾布力哈斯木·艾合买提，迪利夏提·沙德穆罕默德，2000. 维医治疗糖尿病 172 例临床观察[J]. 中国民族医药杂志，（1）：10-11.
吴玲芳，王子墨，赫柯芊，等，2021. 赤芍的化学成分和药理作用研究概况[J]. 中国实验方剂学杂志，27（18）：198-206.
谢雪华，赵杰，牛森，等，2020. 温伟波教授立脾虚湿热论治疗肥胖 2 型糖尿病患者的经验[J]. 云南中医中药杂志，41（2）：9-11.
邢家宝，2021. 大麦茶的研究应用概况[J]. 广东茶业，（1）：2-4.
徐灿，刁嘉茵，王淑美，2018. 银耳多糖的药理研究进展[J]. 今日药学，28（3）：207-210.
徐怀春，周云波，2012. 文山地区“糖尿病”民间验方研究[J]. 亚太传统医药，8（4）：37-39.
幺杨，2008. 绿豆降血糖活性研究[D]. 北京：中国农业科学院.
叶晴，刘毅，陈金鹏，等，2021. 绿茶化学成分及药理作用研究进展[J]. 药物评价研究，44（12）：2711-2719.
于淑池，陈文，杭瑜瑜，等，2017. 海南苦丁茶多糖的降血糖功效评价[J]. 食品研究与开发，38（4）：161-164.
翟春梅，孟祥瑛，付敬菊，等，2020. 牡丹皮的现代药学研究进展[J]. 中医药信息，37（1）：109-114.
张博荀，岳仁宋，2017. 岳仁宋运用升降散治疗消渴病经验[J]. 湖南中医杂志，33（1）：32-33.
张广慧，沈喜梅，周则卫，等，2017. 黑茶的药理作用研究进展[J]. 湖南中医药大学学报，37（3）：340-344.
张慧，刘红利，张玉福，等，2018. 津力达颗粒治疗 2 型糖尿病的研究进展[J]. 中国新药杂志，27（7）：781-785.
张金华，邱俊娜，王路，等，2018. 夏枯草化学成分及药理作用研究进展[J]. 中草药，49（14）：3432-3440.

张蕾，邢成国，张万年，等，2021. 仙人掌药理作用研究进展[J]. 宁夏医科大学学报，43（1）：96-101.
赵隆，吉金山，李宝莉，等，2019. 中药生物碱类化合物治疗糖尿病肾病实验的研究进展[J]. 中国比较医学杂志，29（3）：117-122.
周兴华，2009. 谢春光论治糖尿病经验[J]. 四川中医，27（5）：8-10.
周祯祥，唐德才，2016. 中药学[M]. 北京：中国中医药出版社.
郗枝花，王船英，周月乔，等，2019. 青葙子的现代药理学研究[J]. 宜春学院学报，41（9）：27-31.

第四章　糖尿病不同时期的中医诊治特点

第一节　糖尿病前期的中医诊治

糖尿病前期通常指的是糖调节受损（IGR），包括空腹血糖受损（IFG）和糖耐量减退（IGT），血糖水平高于正常人血糖水平，但未达到糖尿病诊断标准，称为糖尿病前期。糖调节受损代表了正常葡萄糖稳态和糖尿病高血糖之间的中间代谢状态。

《素问·奇病论》指出："有病口甘者，病名为何？ 何以得之？ 岐伯曰：此五气之溢也，名曰脾瘅。夫五味入口，藏于胃，脾为之行其精气，津液在脾，故令人口甘也。此肥美之所发也，此人必数食甘美而多肥也，肥者令人内热，甘者令人中满，故其气上溢，转为消渴。"糖尿病前期相当于中医的脾瘅，长期嗜食甘美，可使形体肥胖，肥甘厚味蕴而为热，内聚陈气阻滞气机，进一步发展可转为消渴。

一、病 因 病 机

1. 病因

（1）禀赋不足：先天禀赋不足，阴精亏虚，五脏失养，再加上调养摄入不适，则会出现阴津逐渐亏竭，进一步可发展为消渴。五脏的虚弱，以脾虚和肾虚最为多见。

（2）饮食失节：长期过食肥甘厚味，甚有嗜食醇酒及辛辣刺激之物，日久损伤脾胃，脾失健运、胃失受纳，痰浊内生，郁久化热，耗伤津液，津液进一步耗伤，可能发展为消渴。

（3）情志失调：长期精神紧张及刺激，情志失调，可出现肝气郁结，郁而化火，上灼肺阴，中伤胃液，下竭肾精；或思虑过度，心气郁结，郁而化火，心火亢盛，损伤心脾精血，灼伤胃肾阴液，均可能向消渴发展。

（4）久坐少动：饮食不节，活动过少，致水谷精微运化不足，酿成水湿痰浊，可聚血成瘀，痰瘀相兼为病。

2. 病机

长期饮食肥甘、醇酒厚味，又少运动，脾胃气机郁遏，运化失常均可导致脾不升清，精微物质不能布散周身，反化生痰浊；胃不降浊，浊阴留着体内，清浊不分，痰湿内停，郁而化热，形成脾瘅。

长期抑郁恼怒、情志不遂而致肝失条达，气机不畅。肝郁气滞，久郁化火，肝火燔灼，耗伤阴液，则口干口渴；或木横克土，耗伤胃阴，胃火偏盛，则多食；肝失疏泄，中焦气机不得斡旋，食积停滞于中，则胸脘痞闷；脾胃不和，升清降浊失司，水谷精微不能正常化生输布，聚湿生痰，化为膏脂，沉积于皮肉脏腑之间，发为肥胖。

禀赋不足是导致糖尿病前期的重要内在因素，其中以阴虚体质者尤易罹患。先天禀赋不足，或房事不节、劳欲过度，导致肾阴不足，阴虚无力制阳，阳气躁动而生内热，火游于肺而上渴，火游于胃而中饥。

病机关键以脾虚为本，肝郁胃热、肾阴虚为诱发因素，湿热痰浊为标，多以标实为主，虚实夹杂。

二、治则治法

1. 治疗原则

消渴病前期的基本病机是脾虚为本，湿热痰浊为标，故健脾化痰，清热祛湿为本病的基本治疗原则。

2. 治疗方法

早期多见气郁气滞、湿热痰郁，可运用辛开苦降之法，调畅中焦大气，使脾精得散，脾热得清；脾虚湿热建议益气健脾，兼清热除湿；肝郁气滞主张疏肝行气，清解郁热；阴虚气滞可滋阴理气等。

三、辨证施治

1. 辨证要点

（1）辨病位：消渴病前期的往往无明显的“三多一少”症状，常见口干口苦、形体肥胖、多食肥甘、胸脘痞闷等。口干口苦、多食症状较为突出者，以肝胃郁热为主；形体肥胖、疲乏无力、胸脘痞闷者，以脾虚为主，兼夹湿热痰浊；夜间口干、盗汗失眠者，以肾阴虚为主。

（2）辨标本：本病以脾虚为主，湿热痰浊为标，本虚标实，相互影响，与体质及环境有关。很多患者脾虚症状不明显，多以湿热痰浊标实之证为主；病程较长者脾虚症状明显，兼有标实之证。

2. 证治分类

（1）肝胃郁热证

症状：神疲体倦，体重下降或肥胖，心烦失眠，尿多，大便秘结。口渴咽干，喜冷恶热，语声高亢有力，口苦，纳多，或有头晕，胸胁苦满，善太息，舌红苔黄，脉有力。

病机析要：情志不遂，肝气郁结，日积月累，邪热犯胃，热郁于胃，消灼水谷，耗伤津液，则口渴咽干，喜冷恶热，语声高亢有力，口苦，纳多；肝气郁结，肝胃郁热，则心烦失眠，胸胁苦满，善太息。

治法：清肝和胃。

代表方：大柴胡汤合小陷胸汤加减。

常用药：柴胡、黄芩、黄连、大黄、枳实、瓜蒌、白芍、法半夏、生姜、大枣等。

加减：口干甚者加天花粉、粉葛；心烦失眠者加石菖蒲、栀子；大便秘结者加增液承气汤。

（2）气滞痰阻证

症状：形体肥胖，腹型肥胖，或见脘腹胀闷，心烦口苦，大便干结，舌质淡红，苔白腻或厚腻，脉弦滑。

病机析要：长期过食肥甘厚味，脾胃运化失调，痰湿内生，阻遏气机，故脘腹胀闷，心烦口苦；湿郁化热，胃肠热盛，则见大便干结。

治法：理气化痰。

代表方：越鞠丸加减。

常用药：苍术、黄芩、香附、栀子、神曲等。

加减：胸闷脘痞者，可加枳实、厚朴宽中行气导滞；大便干结者，可加玄参、大黄、麻仁清泄胃热、润肠通便。

（3）气虚痰湿证

症状：形体肥胖，腹部增大，或见倦怠乏力，纳呆便溏，口淡无味或黏腻，舌质淡有齿痕，苔薄白或腻，脉濡缓。

病机析要：长期过食肥甘厚味，日久脾胃气虚，脾胃运化失调，痰湿内生，故倦怠乏力，纳呆便溏，口淡无味或黏腻。

治法：补气化痰。

代表方：六君子汤加减。

常用药：党参、白术、茯苓、法半夏、陈皮、炙甘草等。

加减：脘腹胀满者，可加枳实、厚朴宽中行气导滞；纳呆便溏者，可加用木香、砂仁。

（4）阴虚气滞证

症状：形体中等或偏瘦，或见口干口渴，夜间为甚，两胁胀痛，盗汗失眠，舌质偏红，苔薄白，脉弦细。

病机析要：消渴日久，气阴两伤，则口干口渴，夜间为甚；阴液亏虚，兼气机阻滞，则见两胁胀痛，盗汗失眠。

治法：养阴理气。

代表方：二至丸合四逆散加减。

常用药：柴胡、白芍、枳实、女贞子、旱莲草、炙甘草等。

加减：气虚乏力者加太子参、黄芪、白术、山药健脾益气；口干夜间甚者加麦门冬滋肾阴、润胃燥，玄参、玉竹滋阴生津止渴；大便干结加麻仁。

（5）阳虚寒湿证

症状：神疲体倦，体形瘦弱或虚胖，但欲眠睡，夜尿频多或小便少，大便溏或先硬后溏或下利。畏寒喜热，肌肉松弛，面色萎黄、皖白、淡白或晦暗，语声低微，手足不温，纳呆，腰膝酸软，口水多，舌淡，脉无力。

病机析要：消渴日久，阴损及阳，阳虚失于温煦，则畏寒肢冷、夜尿频多；脾阳虚，不能运化水谷精微，湿浊内生，故纳呆，肌肉松弛，面色萎黄，大便溏或先硬后溏或下利等。

治法：温阳化湿。

代表方：附子汤合理中丸加减。

常用药：熟附子、干姜、白术、白芍、茯苓、人参、炙甘草等。

加减：纳呆可加平胃散或者保和丸；神疲乏力可加黄芪益气健脾；大便溏者加肉豆蔻、芡实。

四、预 防 调 护

糖尿病前期作为糖尿病最终发生前的过渡阶段，生活调摄对于控制糖尿病的最终发生具有重要意义，节制饮食具有基础治疗的重要作用。在保证机体合理需要的情况下，应限制油脂的摄入，限制单、双糖的摄入，合理控制总热量，合理餐次分配，戒烟酒、浓茶及咖啡等。肥胖患者加强运动，控制体重。保持情志平和，生活起居规律。患者应全面接受糖尿病教育，每日规律监测血糖情况。

第二节　糖尿病的中医诊治

糖尿病属于中医“消渴”“脾瘅”等范畴。消渴是以多饮、多食、多尿、消瘦或尿有甜味为主要临床表现的一种疾病。消渴之名，首见于《素问·奇病论》，根据病机及症状的不同，《黄帝内经》还有“消瘅”“肺消”“膈消”“消中”等名称的记载，认为五脏虚弱，过食肥甘，情志失调是引起消渴的原因，而内热是其主要病机。汉·张仲景《金匮要略》有专篇讨论，并最早提出治疗方药，主方有白虎加人参汤、肾气丸等。隋·巢元方《诸病源候论·消渴候》论述其并发症曰：“其病变多发痈疽。”《外台秘要·消中消渴肾消》引《古今录验》说：“渴而饮水多，小便数……甜者，皆是消渴病也。”又说：“每发即小便至甜”“焦枯消瘦”，对消渴的临床特点作了明确的论述。刘河间对其并发症作了进一步论述，《黄帝素问宣明论方·消渴总论》提出消渴一证“可变为雀目或内障”。金·张从正《儒门事亲·三消论》说：“夫消渴者，多变聋盲、疮癣、痤痱之类”“或蒸热虚汗，肺痿劳嗽”。明·戴思恭《证治要诀》明确提出上、中、下之分类。《证治准绳·消瘅》在前人论述的基础上，对三消的临床分类作了规范：“渴而多饮为上消（经谓膈消），消谷善饥为中消（经谓消中），渴而便数有膏为下消（经谓肾消）。”需要指出的是，中医的消渴病亦包括了如尿崩症等具有口渴、多饮、多尿等临床表现的其他一些疾病，故在诊断时须鉴别。

一、病 因 病 机

1. 病因

（1）禀赋不足：早在春秋战国时代，即已认识到先天禀赋不足，是引起消渴的重要内在因素。《灵枢·五变》说：“五脏皆柔弱者，善病消瘅。”其中尤以阴虚体质最易罹患。

（2）饮食失节：长期过食肥甘，醇酒厚味，辛辣香燥，损伤脾胃，致脾胃运化失职，积热内蕴，化燥伤津，消谷耗液，发为消渴。早在《素问·奇病论》中即说："此肥美之所发也，此人必数食甘美而多肥也，肥者令人内热，甘者令人中满，故其气上溢，转为消渴。"

（3）情志失调：长期过度的精神刺激，如郁怒伤肝，肝气郁结，或劳心竭虑，营谋强思等，以致郁久化火，火热内燔，消灼肺胃阴津而发为消渴。正如《临证指南医案·三消》说："心境愁郁，内火自燃，乃消证大病。"

（4）劳逸失度：房事不节，劳欲过度，肾精亏损，虚火内生，则火因水竭益烈，水因火烈而益干，终致肾虚肺燥胃热俱现，发为消渴。如《外台秘要·消渴消中》说："房室过度，致令肾气虚耗故也，下焦生热，热则肾燥，肾燥则渴。"

2. 病机

消渴的病机主要在于阴津亏损，燥热偏胜，而以阴虚为本，燥热为标。两者互为因果，阴愈虚则燥热愈盛，燥热愈盛则阴愈虚。病变的脏腑主要在肺、胃、肾，尤以肾为关键。三脏之中，虽有所偏重，但往往又互相影响。

肺主气，为水之上源，敷布津液。肺受燥热所伤，则津液不能敷布而直趋下行，随小便排出体外，故小便频数量多；肺不布津则口渴多饮。正如《医学纲目·消瘅门》说："盖肺藏气，肺无病则气能管摄津液之精微，而津液之精微者收养筋骨血脉，余者为溲。肺病则津液无气管摄，而精微者亦随溲下，故饮一溲二。"

胃主腐熟水谷，脾主运化，为胃行其津液。脾胃受燥热所伤，胃火炽盛，脾阴不足，则口渴多饮，多食善饥；脾气虚不能转输水谷精微，则水谷精微下流注入小便，故小便味甘；水谷精微不能濡养肌肉，故形体日渐消瘦。

肾为先天之本，主藏精而寓元阴元阳。肾阴亏虚则虚火内生，上燔心肺则烦渴多饮，中灼脾胃则胃热消谷。肾失濡养，开阖固摄失权，则水谷精微直趋下泄，随小便而排出体外，故尿多味甜。

消渴虽有在肺、胃、肾的不同，但常常互相影响。如肺燥津伤，津液失于敷布，则脾胃不得濡养，肾精不得滋助；脾胃燥热偏盛，上可灼伤肺津，下可耗伤肾阴；肾阴不足则阴虚火旺，亦可上灼肺胃，终致肺燥胃热肾虚，故"三多"之症常可相互并见。故《临证指南医案·三消》邹滋九按语说："三消一证，虽有上、中、下之分，其实不越阴亏阳亢，津涸热淫而已。"

消渴日久，则易发生以下两种病变：一是阴损及阳，阴阳俱虚，消渴虽以阴虚为本，燥热为标，但由于阴阳互根，阳生阴长，若病程日久，阴伤气耗，阴损及阳，则致阴阳俱虚，其中以肾阳虚及脾阳虚较为多见。严重者可因阴液极度耗损，虚阳浮越，而见烦躁、头痛、呕恶、呼吸深快等症，甚则出现昏迷、肢厥、脉细欲绝等阴竭阳亡危象。二是病久入络，血脉瘀滞。消渴是一种病及多个脏腑的疾病，影响气血的正常运行，且阴虚内热，耗伤津液，亦使血行不畅而致血脉瘀滞。血瘀是消渴的重要病机之一，且消渴多种并发症的发生也与血瘀密切有关。

消渴常病及多个脏腑，病变影响广泛，未及时医治以及病情严重的患者，常可并发多种病证。如肺失滋养，日久可并发肺痨；肾阴亏损，肝失濡养，肝肾精血不能上承于耳目，则可并发白内障、雀目、耳聋；燥热内结，营阴被灼，脉络瘀阻，蕴毒成脓，则发为疮疖痈疽；阴虚燥热，炼液成痰，以及血脉瘀滞，痰瘀阻络，脑脉闭阻或血溢脉外，发为中风偏瘫；阴损及阳，脾肾衰败，水湿潴留，泛滥肌肤，则发为水肿。

二、治则治法

1. 治疗原则

因本病的基本病机是阴虚为本，燥热为标，故在治疗上，以清热润燥、养阴生津为本病的基本治则，对上、中、下消又另有侧重，上消侧重润肺，中消侧重养胃（脾），下消侧重益肾。

2. 治疗方法

《医学心悟·三消》说："治上消者，宜润其肺，兼清其胃""治中消者，宜清其胃，兼滋其肾""治下消者，宜滋其肾，兼补其肺"。故消渴的治疗方法据病位的不同有所不同，上消病位在肺，故治法上常治以清热润肺，生津止渴；中消病位在脾胃，故当辨证属胃实热证时，治以清胃泻火，养阴增液，辨证属气阴两虚，脾失健运时，治以益气健脾，生津止渴；下消病位在肾，故治法上常治以滋阴固肾。由于本病常发生血脉瘀滞及阴损及阳的病变，以及易并发痈疽、眼疾、劳嗽等症，故还应针对具体病情，及时合理地选用活血化瘀、清热解毒、健脾益气、滋补肾阴、温补肾阳等治法。

仝小林教授等认为糖尿病多因禀赋异常、过食肥甘、多坐少动以及精神因素而成。病因复杂，变证多端。辨证当明确郁、热、虚、损等不同病程特点。本病初始多六郁相兼为病，宜辛开苦降，行气化痰。郁久化热，肝胃郁热者，宜开郁清胃；热盛者宜苦酸制甜，根据肺热、肠热、胃热诸证辨证治之。燥热伤阴，壮火食气终致气血阴阳俱虚，则须益气养血，滋阴补阳润燥。脉损、络损诸证更宜及早、全程治络，应根据不同病情选用辛香疏络、辛润通络、活血通络诸法，有利于提高临床疗效。

三、辨证施治

1. 辨证要点

（1）辨病位：消渴多饮、多食、多尿症状往往同时存在，但根据病症表现的不同，又可分为上消、中消、下消。以肺燥为主，多饮突出者为上消；以胃热为主，多食突出者为中消；以肾虚为主，多尿突出者为下消。临床亦可见三消特征不明显者。

（2）辨阴虚与燥热的主次：初病常以燥热为主，病程较长者多阴虚与燥热互见，日久则以阴虚为主，进而阴损及阳，导致阴阳两虚。上焦、中焦病变多燥热，下焦病变多阴虚。

（3）辨本症与并发症：一般以消渴本症为主，并发症为次。多数患者，先见本症，随病情的发展而出现并发症。但亦有少数患者与此相反，如少数中老年患者，"三多"及消瘦的本症不明显，常因痈疽、眼疾、心脑病症等为线索，最后确诊为本病。

2. 证治分类

（1）肺热津伤证

症状：口渴多饮，尿多，多食，烦热，口干舌燥，舌质红，苔薄黄，脉数。

病机析要：燥热伤肺，肺燥津伤，津液失布，则口渴多饮；肺为水之上源，敷布津液，热灼三焦，气化失职，津液不能敷布而直趋下行则多尿；肺胃热盛，则多食、烦热。

治法：清热润肺，生津止渴。

代表方：消渴方。

常用药：桑白皮、地骨皮、天花粉、葛根、麦冬、生地黄、藕汁清热生津止渴；黄连、黄芩、知母清热降火。

加减：烦渴不止，小便频数，脉数乏力，为肺热津亏，气阴两伤，可选用玉液汤或玉泉丸；形体肥胖，脘腹胀满，心烦口苦，为痰热互结，化燥伤阴，可用小陷胸汤。

（2）胃热炽盛证

症状：多食易饥，口干多饮，尿量增多，形体消瘦，大便干结，舌苔黄，脉实有力。

病机析要：热郁于胃，阳明胃火，消灼水谷，耗伤津液，则多食易饥，口干喜饮，大便干结；胃热炽盛，耗伤津血，无以充养肌肉，则形体消瘦。

治法：清泻胃火，养阴增液。

代表方：玉女煎。

常用药：生石膏、知母、黄连、栀子清胃泻火；玄参、玉竹、石斛、生地黄、麦冬滋阴。

加减：本方亦可选用白虎加人参汤。燥热内炎，热毒较盛，口舌生疮用黄连解毒汤；大便秘结加增液承气汤。

（3）气阴两虚证

症状：口渴引饮，精神不振、倦怠乏力，或便溏，或饮食减少，舌质淡，苔少而干，脉细弱。

病机析要：消渴日久，气阴两伤，则口渴引饮，倦怠乏力；脾气亏虚，则精神不振；脾失运化，则便溏，或饮食减少。

治法：健脾益气，生津养胃。

代表方：生脉散合七味白术散。

常用药：太子参、黄芪、白术、怀山药健脾益气；麦冬、五味子、玉竹、石斛生津益胃；葛根升清生津。

加减：肺燥明显加地骨皮、知母、黄芩清肺；气短易汗加白芍、山茱萸敛气生津；食少腹胀加砂仁、佛手理气运脾。

（4）肾阴亏虚证

症状：尿频量多，浑浊如脂膏，腰膝酸软，乏力，头晕耳鸣，口干唇燥，皮肤干燥，瘙痒，舌红苔少，脉细数。

病机析要：肾阴亏虚，失于固摄，则尿频量多，浑浊如脂膏；阴虚失养，则腰膝酸软，头晕耳鸣，乏力，口干唇燥，皮肤干燥。

治法：滋阴固肾。

代表方：六味地黄丸。

常用药：熟地黄、山茱萸、枸杞子、五味子固肾益精；怀山药滋补脾阴，固摄精微；茯苓健脾渗湿；泽泻、牡丹皮清泄火热。

加减：阴虚火旺加知母、黄柏；气阴两虚加太子参、黄芪；若烦渴，头痛，唇红舌干，呼吸深快，为阴伤阳浮，用生脉散加天冬、鳖甲、龟甲育阴潜阳；如见神昏、肢厥、脉微细等阴竭阳亡危象，可合参附龙牡汤益气敛阴，回阳固脱。

（5）阴阳两虚证

症状：小便频数，甚至饮一溲一，或浑浊，或清长，面容憔悴，耳轮干枯，腰膝酸软，畏寒肢冷，阳痿或月经不调，舌苔淡白而干，脉沉细无力。

病机析要：阴损及阳，阴阳两虚，肾阳衰微，肾失固摄，则小便频数，甚至饮一溲一，或浑浊；阴虚失养，则面容憔悴，耳轮干枯，腰膝酸软；阳虚失于温煦，则畏寒肢冷，小便清长。

治法：补肾养阴，益阳固摄。

代表方：金匮肾气丸。

常用药：熟地黄、山茱萸、枸杞子、五味子固肾益精；怀山药滋补脾阴、固摄精微；茯苓健脾渗湿；附子、肉桂温肾助阳。

加减：尿多浑浊加桑螵蛸、覆盆子、金樱子益肾固摄；阳痿加巴戟天、淫羊藿；如见舌质紫暗，或有瘀点或瘀斑，脉涩或结或代，加丹参、川芎、郁金、红花、泽兰；痰瘀互结可再加瓜蒌、薤白、半夏；气血两虚，肢体麻木，治宜益气养血，活血通络，用黄芪桂枝五物汤或补阳还五汤。

应积极防治消渴并发症如胸痹心痛、水肿、中风等。雀盲、耳聋，当滋补肝肾，益精补血，用杞菊地黄丸或明目地黄丸或石斛夜光丸；痈疮、脱疽，热壅血瘀，治宜清热解毒，消散痈肿，用五味消毒饮或仙方活命饮；阴寒下注，治宜温阳补血，化瘀通络，用阳和汤。

四、预 防 调 护

本病的预防主要是合理的饮食和适当的运动。调护方面，在保证机体合理能量需要的情况下，应限制糖类、油脂的摄入，饮食宜以适量米麦杂粮为主，配合适量蔬菜、豆类、瘦肉、鸡蛋等，定时定量进餐。加强体育锻炼保持合适的体重，预防肥胖及营养不良。运动量根据年龄及基础疾病而定，以中等强度运动及有氧运动如快步走、慢跑、骑车、游泳等为主。注意预防低血糖。调节情志，避免忧思郁怒，七情过极，郁结化火，伤阴耗津，燥热更烈。戒烟酒、浓茶及咖啡等，配合医生对消渴病进行合理、全面的治疗和长期监测。

第三节　老年糖尿病的中医诊治

糖尿病是一种因多种环境因素和遗传因素联合作用而导致胰岛素绝对分泌不足或相

对不足引起的糖代谢紊乱的全身慢性代谢性疾病。60 岁以上的糖尿病称为老年糖尿病。老年糖尿病中 95%以上是 2 型糖尿病，少数为 1 型和其他类型糖尿病。老年 2 型糖尿病可分为老年前患糖尿病和老年后新发糖尿病两种情况，以后者占大多数。老年糖尿病患者并发症及合并症多，病死率高，在诸多并发症中，以心脑肾最为常见，同时也是老年糖尿病患者的主要死亡原因。

老年糖尿病属中医“消渴”范畴。中医对糖尿病的研究有较为久远的历史，“消渴”之名最早出现在两千多年以前的《黄帝内经》，并有“消瘅”“肺消”等名称。“消渴病”之名最早见于唐代《外台秘要》，该书引《古今录验》云：“渴而饮水多，小便数，无脂似麸片甜者，皆是消渴病也。”

一、病 因 病 机

本病病因多与素体虚弱、脏腑虚衰、饮食失节、情志失调、劳逸失宜、进补失度有关。基本病机为阴虚燥热，以阴虚为本，燥热为标。

1. 病因

（1）素体虚弱：先天禀赋不足，素体虚弱，肾为先天之本，肾主藏精，藏五脏六腑水谷之精气，以及藏肾本脏之精。先天肾精亏虚，阴血不足，燥热内生，发为消渴。《灵枢·五变》云：“五脏皆柔弱者，善病消瘅。”

（2）脏腑虚衰：年老者，男子年过七旬，女子年过六旬，天癸衰竭，脏腑渐衰，加之年老久病，五脏六腑皆渐虚衰，肾为先天之本，脾为后天之本，脾肾渐衰，阴精亏虚，气血生化乏源，日久阴虚生内热，耗伤津液，发为消渴。

（3）饮食失节：过食肥甘厚味，甚有嗜食醇酒及辛辣刺激之物，日久损伤脾胃，脾失健运、胃失受纳，痰浊内生，郁久化热，耗伤津液，发为消渴。

（4）情志失调：50 岁后，肝气始衰，故常寡言少欲，多疑善虑，急躁易怒，情志不遂，怒气伤肝、思虑伤脾、悲忧伤肺、惊恐伤肾，情志失调，损伤脏腑，肝失疏泄，悲忧伤肺，气郁化火，上犯肺津、克伐脾土，下耗肾液，阴虚燥热，发为消渴；思虑伤脾，脾失健运，不能为胃行其津液，发为消渴。七情所伤，直接影响脏腑经络功能，造成阴阳气血失调。《临证指南医案·三消》云：“心境愁郁，内火自燃，乃消症大病。”

（5）劳逸失宜：年少时房事不节、纵欲过度，耗伤肾阴，壮年时尚可维持，至年老久病虚弱，肾阴愈发渐衰，阴虚燥热，灼伤肾阴，上蒸肺胃；过于安逸，精气涣散亏损，正气虚弱，阴阳失调，阴虚内热，日久耗液，发为消渴。

（6）进补失度：前人多认为服用壮阳之石类药物可延年益寿，故不少年老者多喜服用壮阳温补之品，服用日久，燥热内生，伤阴、伤津，阴津亏虚，发为消渴。

2. 病机

消渴的病机为阴虚燥热，以阴虚为本，燥热为标，两者互为因果，阴虚越甚燥热越甚，燥热越甚更加耗伤阴液。病性总属本虚标实，病初以阴虚或气虚为主，日久发为气阴两虚、阴阳两虚，可夹痰、夹瘀。主要病变脏腑在肺、胃、肾，三者往往相互影响，尤其以肾为关键，涉及心、肝、脾。燥热在肺，肺燥阴伤，上耗津液，故口干口渴多饮；郁热于胃，灼伤胃液，胃火炽盛，腐熟太过，故多食易饥；肾之阴精不足，失于封藏，加之阴虚火旺，上炎肺胃，故多饮而尿多、尿多而口渴。肺、胃、肾三脏相互影响，肺燥阴虚，津液失于敷布，胃失濡养，肾失滋润；胃火炽盛，上灼肺津、下耗肾液；肾阴（津）亏虚，阴虚火旺，上灼肺胃，终致肺燥、胃热、肾虚同时存在，故多饮、多食、多尿常同时并见。消渴迁延日久，阴损及阳，病久可见气阴两虚、阴阳两虚。

阴虚火旺，煎灼津液，或肾精亏虚，精不化血，或脾虚生化乏源，或久病耗伤气血，均可致瘀；阴虚火旺，炼液为痰，或脾虚湿盛，痰浊内生，日久化热，痰热内蕴，痰瘀互结，阻滞经络，气血津液运行不畅，加重病情；痰瘀作为病理产物，成为新的致病因素，亦可致诸多变证。肺失滋润，日久可并发肺痨；肾阴亏虚，肺失涵养，肺肾精血不能上乘耳目，则可并发白内障、雀目、耳聋；燥热内结，营阴被灼，脉络瘀阻，蕴毒成脓，发为疮痈、脱疽；阴虚燥热内炽，炼液成痰，痰瘀阻络，闭阻神窍，发为中风；阴损及阳，脾肾虚弱，水湿潴留，发为水肿；痰瘀互结，痹阻心脉，发为胸痹心痛。若阴液极度耗损，虚阳浮越而致神昏烦躁，最终导致阴竭阳脱而见昏迷、四肢厥逆、脉微欲绝等危象。

二、治则治法

1. 治疗原则

消渴治疗原则以养阴生津、清热润燥为基本。老年患者多本虚标实、虚实夹杂，治疗上应辨虚实，本虚多治以益气养阴、滋阴温阳；标实多治以清热润燥、清化痰热、活血祛瘀等。

2. 治疗方法

消渴治疗多以口服汤药为主，可配合针灸治疗、中药外治泡浴、食疗调养等辅助治疗。

三、辨证施治

1. 辨证要点

（1）辨病位：多饮、多食、多尿症状往往同时存在，但根据严重程度及病变部位，又可分为上消、中消、下消。上消，以肺燥阴伤为主，口渴多饮突出者；中消，以胃热炽盛为主，多食易饥突出者；下消，以肾阴亏虚为主，尿多突出者。临床中亦可见到三消症状均不明显者。

（2）辨标本虚实：消渴以阴虚为本，燥热为标，相互影响；病初者多以燥热为主，病程迁延多以阴虚为主或阴虚燥热互见，病久者则多以阴虚为主，进而气阴两虚、阴阳两虚。

（3）辨本症与变证：消渴以多饮、多食、多尿或伴体重减轻甚至消瘦为主要症状，此为本症，而病久易生变证，需分清本症与变证。老年消渴患者大多“三消”症状不明显，但常同时伴有变证，如眼疾、疮痈、胸痹心痛、中风、水肿等，由变证为线索而发现并确诊本病。

2. 证治分类

（1）肺热津伤证

症状：口渴多饮，多尿，多食，烦热，口干舌燥。舌质红，苔薄黄，脉数。

病机析要：燥热伤肺，肺燥津伤，津液失于敷布，津液不能上承，故口渴多饮；肺为水之上源，热灼三焦，气化失职，津液不能敷布而直趋下行，故多尿；肺胃热盛，腐熟过甚，故多食、烦热。

治法：清热润肺，生津止渴。

代表方：消渴方加减。

常用药：天花粉、黄连、生地黄，分清三焦气分血分之热，合用藕汁以润燥生津、通利三焦，桑白皮、地骨皮清肺降火，粉葛、麦门冬生津止渴，黄芩、知母清虚热。

加减：烦渴不止，小便频数，脉数乏力，为肺热津亏、气阴两伤，可选用玉液汤或玉泉丸；形体肥胖，脘腹胀满，心烦口苦，为痰热互结、化燥伤阴，可选用小陷胸汤。

（2）胃热炽盛证

症状：多食易饥，口干多饮，尿量增多，形体消瘦，大便干结，舌苔黄，脉实有力。

病机析要：热郁于胃，阳明胃火，消灼水谷，耗伤胃液，故多食易饥、口干多饮，胃液失于敷布，不能下趋大肠，故大便干结；胃热炽盛，耗伤津血，无以濡养肌肉，故形体消瘦。

治法：清泻胃火，养阴增液。

代表方：玉女煎加减。

常用药：生石膏、知母清胃热而止烦渴，熟地黄滋肾水，麦门冬滋肾阴、润胃燥，玄参、玉竹、石斛滋阴生津止渴。

加减：本证亦可选用白虎加人参汤。燥热内盛、热毒壅盛者，可选用黄连解毒汤；大便秘结者，可加用增液承气汤以“增水行舟”。

（3）肾阴亏虚证

症状：尿频量多，浑浊如脂膏，腰膝酸软，乏力，头晕耳鸣，五心烦热，心悸失眠，口干唇燥，皮肤干燥，瘙痒，舌红苔少，脉细数。

病机析要：肾阴亏虚，失于固摄，则尿频量多、浑浊如脂膏；肾主骨，腰为肾之府，肾阴亏虚，阴虚失养，则腰膝酸软、头晕耳鸣、乏力；肾阴亏虚，津液不能上承，故五心烦热；肾阴亏虚，虚热内生，上扰心神，心肾不交，故心悸失眠；肾阴亏虚，阴血不足，皮毛失于充养，故皮肤干燥、瘙痒、唇燥。

治法：滋阴固肾。

代表方：六味地黄丸加减。

常用药：熟地黄、山茱萸滋补肾阴、固摄肾精，山药滋补脾阴、固摄精微，茯苓淡渗健脾，泽泻、牡丹皮清泻火热，枸杞子、五味子固肾益精。

加减：阴虚内热者，可加黄柏、知母、鳖甲滋阴清热；大便秘结者，可加生白术、玄参、火麻仁润肠通便；心悸失眠者，可加酸枣仁、夜交藤、远志养心安神。

（4）气阴两虚证

症状：口渴引饮，精神不振，倦怠乏力，自汗或盗汗，肢体麻木，尿频量多或小便浑浊，或便溏，或饮食减少，舌质红，苔少而干，脉弦细或沉细无力。

病机析要：消渴日久，气阴两伤，则口渴引饮；脾气亏虚，则精神不振、倦怠乏力；气阴两虚，营卫不固，则自汗、盗汗；脾虚气血生化乏源，形体、筋脉失于濡养，则肢体麻木；脾虚水谷精微下泄，则尿频量多或小便浑浊；脾虚运化失司，则便溏或饮食减少。

治法：健脾益气，生津养胃。

代表方：生脉散合七味白术散加减。

常用药：太子参、黄芪、白术、山药健脾益气，五味子敛阴固涩，麦冬、玉竹、石斛生津益胃，葛根升清生津。

加减：肺燥明显者，可加用地骨皮、知母、黄芩清火润燥；气短汗出明显者，可加白芍、山茱萸敛气生津；食少腹胀者，可加用佛手、砂仁行气消胀；肢体麻木者，可加鸡血藤、当归养血活血通络；自汗、盗汗者，可加浮小麦、煅龙骨、煅牡蛎固涩敛汗。

（5）阴阳两虚证

症状：小便频数，甚至饮一溲一，或浑浊，或清长，面容憔悴，耳轮干枯，腰膝酸软，畏寒肢冷，阳痿或月经不调，或水肿尿少，舌苔淡嫩，苔白或白滑，脉沉细无力。

病机析要：阴损及阳，阴阳两虚，肾阳衰微，命门火衰，肾失固摄，则小便频数，甚至饮一溲一，或浑浊；阴虚失养，则面容憔悴、耳轮干枯；肾主骨，腰为肾之府，肾阴亏虚，阴虚失养，则腰膝酸软；阳虚失于温煦，则畏寒肢冷、小便清长；脾肾阳虚，不能运化水湿水谷，故水肿尿少。

治法：补肾养阴，益阳固摄。

代表方：金匮肾气丸加减。

常用药：熟地黄、山茱萸、枸杞子、五味子固肾益精，山药滋补脾阴、固摄精微，茯苓健脾渗湿，附子、肉桂温肾助阳。

加减：尿多浑浊者，可加桑螵蛸、覆盆子、金樱子固肾益精；阳痿者，可加巴戟天、淫羊藿；若见舌质紫暗，或见瘀点，脉结代或脉涩，可加丹参、川芎、红花、泽兰以活血化瘀通络；痰瘀互结可加半夏、薤白、瓜蒌；畏寒肢冷者可加桂枝、干姜、细辛温通经脉；水肿尿少者，可加车前子、猪苓利水渗湿。

（6）瘀血阻络证

症状：口干多尿，形体消瘦，面色黧黑，或肢体麻木刺痛，入夜尤甚，或肌肤甲错，口唇青紫，或心悸、胸闷刺痛，舌质紫暗，有瘀点或瘀斑，舌下脉络迂曲，苔白或少苔，脉沉涩或弦。

病机析要：消渴日久，耗气伤津，日久成瘀，血行不畅，形体经脉失于濡养，故口干多尿，形体消瘦，肢体麻木刺痛；瘀血阻滞，肌肤失养，故肌肤甲错，面色黧黑；瘀血阻滞，心脉不畅，心脉痹阻，心失所养，故心悸、胸闷刺痛。

治法：活血化瘀。

代表方：血府逐瘀汤加减。

常用药：桃仁、红花、川芎、赤芍活血化瘀、和营通脉；柴胡、桔梗、牛膝、枳壳行气活血；当归、生地黄养血活血通络。

加减：肢体麻木刺痛者，可加鸡血藤、路路通、独活、土鳖虫、地龙通络止痛；心悸、胸闷刺痛者，可加丹参、降香、薤白、瓜蒌祛瘀止痛、宽胸理气。

（7）湿热内阻证

症状：口干口苦，不欲饮水，胸闷脘痞，消谷善饥或食少呕呃，或疲倦乏力，大便溏薄或秘结不畅，舌质暗红，苔黄腻，脉滑数或弦滑。

病机析要：消渴日久，气阴亏虚，脾胃运化失调，湿热中阻，故口干口苦，不欲饮水；脾胃运化失调，和降失司，气机不畅，故胸闷脘痞，食少呕呃；脾虚湿盛，肌肉失养，故疲乏无力，大便溏薄；胃肠热盛，腐熟过盛，故消谷善饥，大便秘结。

治法：清热化湿，益气和中。

代表方：葛根芩连汤加减。

常用药：葛根清热生津止咳；黄芩、黄连清热燥湿；半夏、生姜降逆和胃；薏苡仁、砂仁温中化湿。

加减：胸闷脘痞者，可加木香、枳实、厚朴宽中行气导滞；大便秘结不畅者，可加玄参、枳实、大黄、麻仁清泄胃热、润肠通便；疲倦乏力、大便溏薄者，可加黄芪、炒白术、茯苓、干姜益气健脾、温中化湿。

四、预防调护

老年糖尿病患者由于年高体弱，并发症及伴发病多，活动不便，对患者的生活护理及预防调理措施均不可忽视。具体归纳为下列几点。

1. 节制饮食，调畅情志

保持良好的饮食习惯，饮食宜清淡，不宜过饱，禁食辛辣刺激之品；情绪宜平和，情绪不宜波动太大，避免精神紧张，遇事乐观，保持心情舒畅。

2. 保持规律生活，适当进行体力活动

建立规律的生活方式，戒烟酒，适当参加一定体育运动、体力劳动，保持适当的活动量，防止肥胖。

3. 正规治疗，积极防治并发症

老年糖尿病因其并发症多且重，强调正规化治疗，防止并发症。

4. 健康教育，学会自我管理

教导患者自我监测血糖，使血糖长期控制在正常水平。

第五章　常见糖尿病并发症的中医诊治

第一节　糖尿病酮症酸中毒

一、西 医 概 念

糖尿病酮症酸中毒是糖尿病的急性并发症之一，是由于胰岛素的缺乏和（或）拮抗胰岛素的激素过多引起的严重代谢紊乱综合征，此时不但血糖升高，同时脂肪分解增加，蛋白质合成减少，肝脏脂肪酸β氧化作用增强，产生大量酮体，导致酮血症和代谢性酸中毒。特征性三联征包括高血糖、代谢性酸中毒和酮血症。

二、中医认识及辨证论治

（一）中医认识

中医认为糖尿病酮症酸中毒属于中医学“恶心”“呕吐”“哕”等范畴。病因主要表现为胃热上蒸、外邪犯胃、饮食不节等三个方面。病机主要是阴津亏损，燥热内盛，病理性质为正虚邪实，或虚实夹杂，阴虚为病之本，燥热为病之标。阴虚生热，燥热伤津，二者往往互为因果，久之阴损及阳，可见气阴两伤或阴阳俱虚。糖尿病气虚、阴虚、阳虚等病理变化，导致了瘀血、痰湿、浊毒等病理产物的形成，而这些病理产物又是糖尿病进一步发展的动因。若糖尿病患者饮食不节、情志失调、劳欲过度、感受时邪或遇创伤、分娩，或治疗不当等，病情发展，可导致糖尿病酮症酸中毒的发生。此时患者阴虚燥热至极，煎熬脏腑，火因水竭而益烈，水因火烈而益干，脏腑功能严重失调，水谷精微代谢紊乱愈甚，瘀浊毒邪肆虐，故毒蕴血分是本病的主要病理特征。酮症酸中毒的前期一般表现为阴津亏损，随着病情的加重出现燥热内盛，此为糖尿病酮症酸中毒的早期病理机制，表现为“三多一少”症状加重，病位在中上二焦，出现酮体及渗透压升高。当失治或误治出现恶心呕吐，便秘，口有秽臭，大渴引饮时，提示上焦津枯，中焦燥火炼液成痰，秽浊燔烁，肠燥腑实，升降失司，浊气上逆，病情由肺传胃，治宜清热养阴润燥，芳香辟秽。若代谢酸中毒程度加重，出现消化道症状，病情控制无效出现烦躁不安，嗜睡，甚至昏迷；神志症状突出，口渴反不明显为秽毒化火，毒火亢盛，深入下焦出现心肾症状，治宜芳香开窍，清热凉营，多见于糖尿病酮症酸中毒病情加重阶段，此时大量失水，体内酮体进一步堆积，使中枢神经系统对氧的利用率减低，抑制中枢神经系统功能，甚至昏迷。当病情进一步恶化时，出现手足蠕动，重则惊厥抽搐等动风之症，为真阴化源耗竭之象，病邪深入足厥阴肝经，病位在肝肾，多见于糖尿病酮症酸中毒严重阶段，钾、钠、氯、钙等大量丢失，出现中枢神经症状。病情发展到最后，肌肤干瘪皱褶，神志倦怠，或昏迷不醒，大汗不止，四肢厥逆，脉微欲绝，出现阴脱阳亡的危候，当急予回阳救逆，益气固脱，育阴生脉，多见于糖尿病酮症酸中毒发展到循环衰竭的最后阶段。

（二）辨证论治

1. 燥火亢盛证

症见：烦渴引饮，渴饮无度，随饮随消，四肢倦怠，不欲饮食，舌暗红苔薄黄或黄腻，脉细数或滑数。

治法：清泄肺胃，生津止渴。

方药：白虎汤合玉女煎加减。

组成：生石膏、知母、生地黄、麦冬、太子参、甘草、粳米、牛膝等。

加减：烦渴甚则加天花粉、栀子等；不欲饮食明显，加豆蔻、鸡内金等。

2. 浊毒中阻证

症见：口燥唇焦，大渴引饮，渴饮无度，皮肤干瘪皱褶，精神萎靡，嗜睡，胸闷纳呆，恶心呕吐，口有秽臭，时有少腹疼痛如绞，大便秘结，舌红苔垢而燥，脉沉细。

治法：清热导滞，芳香化浊。

方药：增液承气汤合清胃汤加减。

组成：生大黄、芒硝、枳实、生地黄、麦冬、玄参、藿香、半夏、生石膏等。

加减：胸闷明显加瓜蒌皮、薤白等；腹痛明显加延胡索、乳香、没药等。

3. 浊毒闭窍证

症见：口干微渴，心烦不寐，烦躁不安，或嗜睡，甚则昏迷不醒，呼吸深快，食欲不振，口臭，呕吐，小便短赤，舌暗红而绛，苔黄腻而燥，脉细数。

治法：芳香开窍，清营解毒。

方药：安宫牛黄丸合紫雪丹加减。

组成：牛黄、郁金、黄芩、黄连、甘草、栀子、玄参、山栀、人工麝香、生石膏、寒水石、滑石、水牛角等。

加减：神昏明显者，加天然麝香、冰片、郁金等；呼吸深快者，加炙黄芪、鱼腥草、金荞麦等。

4. 虚风内动证

症见：神倦欲寐，耳聋失聪，眼花目暗，手足蠕动，甚则抽搐、惊厥，舌红绛少苔，脉虚细数。

治法：滋阴清热，柔肝息风。

方药：复脉汤合大定风珠加减。

组成：生地黄、白芍、麦冬、炙甘草、牡蛎、龟板、鳖甲、阿胶、鸡子黄等。

加减：明显视物不清加青葙子、菊花、决明子等；抽搐、惊厥加琥珀、朱砂、制远志等。

5. 阴脱阳亡证

症见：面色苍白，自汗不止，四肢厥逆，呼吸低微，口干唇焦，肌肤干瘪，舌暗淡无津，脉微细欲绝。

治法：益气养阴，回阳救脱。

方药：生脉饮合参附汤加减。

组成：红参、制附片、五味子、麦冬、青黛、煅龙骨、煅牡蛎等。

加减：四肢厥冷明显加桂枝、干姜、肉桂等；呼吸低微加炙黄芪、葶苈子、血竭等。

第二节　糖尿病周围神经病变

一、西医概念

糖尿病周围神经病变是糖尿病的慢性并发症之一，是指在排除其他原因的情况下，糖尿病患者出现与周围神经功能障碍相关的症状和体征。临床以肢体麻木、疼痛、灼热以及其他异常感觉为主要表现。

二、中医认识及辨证论治

（一）中医认识

本病可归属于中医“消渴”兼“痹证”“血痹”“络病”“痿躄”“麻木”“不仁”“痛证”“痿证”等范畴。《丹溪心法·消渴四十六》中：“热伏于下，肾虚受之，腿膝枯细，骨节酸痛，精走髓空，引水自救……谓之消肾。”说明“消肾”可出现类似周围神经病变的症状。本病是因糖尿病日久，耗伤气阴，阴阳气血亏虚，血行瘀滞，脉络痹阻所致，属本虚标实证。病位在脉络，累及肝、肾、脾等脏腑，以气血亏虚为本，瘀血阻络为标。阴亏是发生本病的关键；气虚痰浊是本病迁延不愈的症结；阳虚是发展的必然趋势；血瘀是造成本病的主要原因。本病大致可以分为四个阶段。麻木为主期多由于肺燥津伤，或胃热伤阴耗气，气阴两虚，血行瘀滞，或气虚血瘀，或阴虚血瘀，或气阴两虚致瘀，脉络瘀滞，肢体失荣。临床可见手足麻木时作或如蚁行、步如踩棉、感觉减退等。疼痛为主期气虚血瘀、阴虚血瘀，迁延不愈；或由气损阳，或阴损及阳，阳虚失煦，阴寒凝滞，血瘀为甚，或复因气不布津，阳不化气，痰浊内生，痰瘀互结，痹阻脉络，不通则痛。临床上常呈刺痛、钻凿痛或痛剧如截肢，夜间加重，甚则彻夜不眠等。肌肉萎缩为主期多由上述两期迁延所致，由于久病气血亏虚，阴阳俱损，或因麻木而肢体活动长期受限，血行缓慢，脉络瘀滞，肢体、肌肉、筋脉失于充养，则肌肉日渐萎缩、肢体软弱无力。常伴有不同程度的麻木、疼痛等表现。与糖尿病足并存期，由于本病常与糖尿病微血管病变、大血管病变互为因果，因此，本病后期往往与糖尿病足同时存在。

（二）辨证论治

1. 气虚血瘀证

症见：肢体无力、麻木如有蚁行，肢末时痛，多呈刺痛，下肢为主，入夜痛甚，神疲倦怠，气短懒言，动则汗出，腹泻或便秘，舌质淡暗，或有瘀点，苔薄白，脉细涩。

治法：补气活血，化瘀通痹。

方药：补阳还五汤合黄芪桂枝五物汤加减。

组成：炙黄芪、当归尾、赤芍、地龙、川芎、红花、桃仁、桂枝、白芍、生姜、大枣等。

加减：病变以上肢为主加桑枝、防风、羌活等；以下肢为主加川牛膝、木瓜、威灵仙等。

2. 阴虚血瘀证

症见：肢体麻木，腿足挛急，酸胀疼痛，或肢体灼热疼痛，夜间为甚，五心烦热，失眠多梦，皮肤干燥，口干咽燥，腰膝酸软，头晕耳鸣，便秘，舌质嫩红或暗红，苔花剥少津，脉细数或细涩。

治法：滋阴活血，柔筋缓急。

方药：芍药甘草汤合桃红四物汤加减。

组成：白芍、炙甘草、当归、熟地黄、川芎、桃仁、红花等。

加减：腿足挛急，时发抽搐，加全蝎、蜈蚣等；五心烦热加地骨皮、胡黄连、知母等；大便秘结加大黄、麦冬、生地黄等；口苦咽干，目眩加柴胡、黄芩等。

3. 痰瘀阻络证

症见：肢体麻木刺痛，常有定处，或肌肤紫暗、肿胀，肢体困倦，头重如裹，昏蒙不清，体多肥胖，口黏乏味，胸闷纳呆，腹胀不适，大便黏滞，舌质紫暗，舌体胖大有齿痕，苔白厚腻，脉沉滑或沉涩。

治法：化痰活血，宣痹通络。

方药：双合汤合白芥子散加减。

组成：当归、川芎、白芍、生地黄、白芥子、木鳖子、没药、桂枝、木香等。

加减：胸闷呕恶，口黏加藿香、佩兰、石菖蒲等；肢体麻木如蚁行较重者加独活、防风、僵蚕、全蝎等；疼痛部位固定不移加白附子、延胡索、鸡血藤、制川乌等。

4. 肝肾亏虚证

症见：肢体关节屈伸不利，痿软无力，甚者肌肉萎缩，腰膝酸软，骨松齿摇，头晕耳鸣，舌质淡，少苔或无苔，脉沉细无力。

治法：滋补肝肾，益精填髓。

方药：六味地黄丸合虎潜丸加减。

组成：熟地黄、酒萸肉、牡丹皮、山药、茯苓、泽泻、牛膝、陈皮、锁阳、龟板、干姜、当归、知母、黄柏、白芍等。

加减：肾精不足，腰膝酸软明显加牛骨髓、菟丝子等；阴虚明显，五心烦热，加地骨皮、女贞子、银柴胡等。

5. 阳虚寒凝证

症见：肢体麻木不仁，肢末冷痛，得温痛减，遇寒痛增，下肢为著，入夜更甚，神疲懒言，腰膝乏力，畏寒怕冷，舌质暗淡或有瘀点，苔白滑，脉沉紧。

治法：温经散寒，通络止痛。

方药：当归四逆汤合阳和汤加减。

组成：当归、桂枝、芍药、细辛、通草、甘草、大枣、熟地黄、肉桂、白芥子、姜炭、麻黄、鹿角胶等。

加减：以下肢，尤以足疼痛为甚者，可酌加制川乌、续断、牛膝、狗脊、木瓜；内有久寒，见水饮呕逆者，加吴茱萸、生姜、半夏等。

6. 湿热阻络证

症见：肢体灼热疼痛，或重着乏力，麻木不仁，脘腹痞满，口腻不渴，心烦口苦，面色晦垢，大便黏滞，小便黄赤，舌红苔黄腻，脉滑数。

治法：清热利湿，活血通络。

方药：四妙散合当归拈痛汤加减。

组成：白及、白蔹、木鳖子、桑螵蛸、羌活、甘草、茵陈、防风、苍术、当归身、知母、猪苓、泽泻、升麻、白术、黄芩、葛根、红参、苦参等。

加减：以肢体灼热为甚者，可酌加黄连、黄柏、桃仁等；肢体重着者，加薏苡仁、萆薢等。

第三节 糖尿病性心脏自主神经病变

一、西医概念

糖尿病性心脏自主神经病变是指糖尿病引起的心血管系统自主神经调控受损，可导致静息时心动过速、运动不耐受、直立性低血压、晕厥、心血管功能不稳定、无症状性心肌缺血和心肌梗死、心搏骤停或猝死等。

二、中医认识及辨证论治

1. 中医认识

本病当属中医“消渴”并发“胸痹”“厥心痛”“心痛”“心胃痛”“真心痛”“心悸”“水肿”等范畴。糖尿病心脏自主神经病变多由糖尿病久治不愈，脏腑功能失调，导致心气血阴阳亏虚，痰火内生，瘀血内阻，心失所养，神无所依，发为心悸。糖尿病心脏自主神经病变的发生，主要病机特点为气阴耗伤，损伤心脾，脾不生血，致气血不足；又或心气虚，心神失养，神不守舍；又或心血虚，心失濡养不能藏神，最终导致神不安而志不宁，发为心悸。病程迁延，伤及于肾，肾阴虚或肾水亏损，水不济火，虚火妄动，上扰心神；阴损及阳，阳气衰微，不能温养心脉，故悸动不安；又因“久病必瘀”，肺气亏虚，不能助心以治节；肝气郁滞，气滞血瘀，心脉痹阻，营血运行不畅，而致心悸怔忡。糖尿病心脏自主神经病变的病位在心，涉及肝、肾、脾、肺，病性为本虚标实，以气血不足，阴阳两虚为本，以痰、火、瘀为标。

2. 辨证论治

（1）心脾两虚证

症见：心悸神疲，胸闷心烦，气短自汗，面色不华，倦怠乏力，失眠多梦，舌淡体胖大边有齿痕，苔薄白，脉细或结代。

治法：补血养心，益气安神。

方药：归脾汤加减。

组成：党参、龙眼肉、白术、黄芪、当归、茯神、酸枣仁、广木香、远志等。

加减：心悸明显加五味子、麦冬等；舌质暗红加丹参、川芎等。

（2）心肾阴虚证

症见：心悸不宁，心烦少寐，头晕目眩，手足心热，耳鸣腰酸，舌质红，少苔或无苔，脉细数。

治法：养心安神，益肾宁神。

方药：天王补心丹加减。

组成：天冬、麦冬、酸枣仁、柏子仁、当归、党参、五味子、茯苓、远志、丹参、玄参等。

加减：腰膝酸软加山茱萸、杜仲等；心烦失眠、口干、盗汗、五心烦热，加黄连、黄芩、白芍、阿胶等。

（3）心阳亏虚证

症见：心悸不宁，胸闷气短，面色苍白，形寒肢冷，舌质淡白，脉虚弱或沉细而数。

治法：温补心阳，安神定悸。

方药：桂枝甘草龙骨牡蛎汤加减。

组成：桂枝、炙甘草、煅龙骨、煅牡蛎、白芍、生姜、大枣等。

加减：汗出肢冷，面青唇紫，喘不得卧加红参、黑顺片、五味子等；胸闷明显，加瓜蒌皮、薤白等。

（4）中气不足证

症见：头晕目眩，心悸气短，少气懒言，体倦肢软，便溏，脉弱，舌质淡，苔薄白。

治法：升阳益气。

方药：补中益气汤加减。

组成：黄芪、党参、炙甘草、白术、当归、陈皮、升麻、醋柴胡等。

加减：形寒肢冷加仙茅、淫羊藿等；头晕明显加天麻、川芎等。

（5）心脉瘀阻证

症见：心悸，胸闷疼痛，痛如针刺，唇甲青紫，舌质紫暗或有瘀斑，脉涩或结代。

治法：活血祛瘀，行气止痛。

方药：血府逐瘀汤加减。

组成：桃仁、当归、红花、赤芍、牛膝、川芎、柴胡、桔梗、枳壳、生地黄、甘草等。

加减：心悸气短，自汗加炙黄芪、党参等；刺痛明显加乳香、没药、制延胡索等。

第四节　糖尿病性胃轻瘫

一、西医概念

糖尿病性胃轻瘫是一种在无机械性梗阻的情况下出现的客观性胃排空延迟综合征，主要症状是恶心、呕吐、早饱、腹胀感和（或）上腹部疼痛。多由于胃功能的神经控制受损导致。

二、中医认识及辨证论治

1. 中医认识

本病属于中医“呕吐”“胃痞”“嗳气”等范畴。《千金翼方·十六卷》：“食不消，食即气满，小便数起，胃痹也”“痹者闭也，疲也”。《灵枢·本脏》提出“脾脆则善病消”。张锡纯亦在《医学衷中参西录》中进一步指出“消渴皆起于中焦而及于上下”，均提示消渴与中焦脾胃关系密切，本病因糖尿病迁延日久，气阴耗伤，脾胃失养，纳运无权，升降失和；又因七情不畅，肝疏泄不利，横逆犯胃，受纳运化失常所致。以脾胃虚弱、运化无力为本，湿阻气滞、胃失和降为标，为虚实夹杂之证。许多患者表现为脾虚胃失和降之候。本病病位在胃肠，累及肝、脾、肾，病性为本虚标实，本虚以脾胃虚弱为主，标实是湿热、气滞、血瘀、痰浊、湿阻、食积等。

2. 辨证论治

（1）肝胃不和证

症见：胃脘胀满，胸闷嗳气，恶心、呕吐，胸闷，大便不爽，得嗳气、矢气则舒，苔薄白，脉弦。

治法：疏肝理气，和胃消痞。

方药：柴胡疏肝散加减。

组成：醋柴胡、香附、川芎、陈皮、枳壳、白芍、甘草等。

加减：胀满重加青皮、郁金、木香；疼痛甚加川楝子、延胡索、煅瓦楞子等；气郁化火，口苦咽干，加栀子、黄芩、吴茱萸等；呕吐甚，加姜半夏、代赭石、旋覆花等。

（2）痰湿内阻证

症见：脘腹痞闷，闷塞不舒，胸膈满闷，头晕目眩，身重肢倦，恶心呕吐，不思饮食，口淡不渴，小便不利，舌体大，边有齿痕，苔白厚腻，脉濡弱或滑。

治法：除湿化痰，理气宽中。

方药：二陈平胃散加减。

组成：法半夏、茯苓、陈皮、甘草、苍术、厚朴等。

加减：气滞腹痛，加用枳壳、香橼等；痰浊蒙蔽清阳，头晕目眩，加用白术、天麻等；不欲饮食，加砂仁、白蔻仁等；痰郁化火，烦闷口苦，加用黄连、竹茹等。

（3）寒热错杂证

症见：胃脘痞满，遇冷加重，嗳气，纳呆，嘈杂泛酸，或呕吐，口干口苦，肢冷便溏，舌淡，苔白或微黄，脉弦或缓。

治法：寒热并治，调和肠胃。

方药：半夏泻心汤加减。

组成：炙甘草、黄芩、干姜、法半夏、黄连、生晒参等。

加减：干噫食臭，加旋覆花、山楂、鸡内金等；痞利而心烦，加大血藤、败酱草等。

（4）脾胃虚弱证

症见：脘腹痞闷，喜温喜按，恶心欲吐，纳呆，身倦乏力，大便稀溏，舌淡苔白，脉沉细。

治法：补气健脾，升清降浊。

方药；补中益气汤加减。

组成：红参、炙黄芪、白术、甘草、当归、升麻、陈皮等。

加减：胀闷甚，加木香、枳壳、厚朴等；胃虚气逆，心下痞硬，加旋覆花、代赭石等；病久及肾，肾阳不足，腰膝酸软，加黑顺片、肉桂、吴茱萸等。

（5）胃阴不足证

症见：口干咽燥，食后饱胀或疼痛，饥不欲食，时有干呕，呃逆，或便秘纳差，舌红少津，苔薄黄，脉细数。

治法：益胃生津，和胃降逆。

方药：益胃汤加减。

组成：沙参、麦冬、生地黄、玉竹、山楂、麦芽、鸡内金等。

加减：阴虚甚，五心烦热，加石斛、天花粉、知母等；呕吐甚，加竹茹、枇杷叶等；便秘重，加火麻仁、瓜蒌仁等。

（6）瘀血停滞证

症见：胃脘疼痛，痛如针刺，食后腹胀，面色晦暗，恶心，大便时干时溏，或见吐血、黑便，舌质紫暗或有瘀斑，脉涩。

治法：活血化瘀，和胃止痛。

方药：失笑散合丹参饮加减。

组成：丹参、檀香、砂仁、蒲黄、五灵脂、煅瓦楞子等。

加减：痛甚加元胡、郁金、枳壳等；四肢不温，舌淡脉弱，加党参、黄芪等；口干咽燥，舌光无苔，脉细，加生地黄、麦冬等；便血加三七、白及等。

第五节　糖尿病神经源性膀胱

一、西 医 概 念

糖尿病神经源性膀胱是指由自主神经尤其是副交感神经障碍所引起的排尿反射异常、膀胱收缩功能障碍，主要表现为尿潴留、充盈性尿失禁、尿淋漓不尽等排尿功能的异常。

二、中医认识及辨证论治

1. 中医认识

糖尿病神经源性膀胱是糖尿病慢性并发症之一。归属于祖国医学“癃闭”“淋证”范畴，《圣济总录》云：“消渴日久，肾气受伤，肾主水，肾气衰竭，气化失常，开阖不利。”本病因糖尿病病人多素体肥胖、过食肥甘厚味，肥者令人内热、甘者令人中满，日久湿热内生；或因肺脾肾功能失常，水液代谢失常，水湿内停，日久湿郁化热；或因先天肾脏亏虚，或房劳伤肾，或糖尿病患病日久，病及肝肾，终致肾阳亏虚，膀胱气化不利；糖尿病病人阴虚血液涩滞，气虚血流不畅，瘀血内生，瘀水互结于膀胱。若情志不畅，三焦水道阻滞，亦可诱发本病。糖尿病神经源性膀胱是糖尿病日久，膀胱气化不利，开阖失司而致，为本虚标实之证。发病之初为本虚标实并重，本虚虽与肺脾肾三焦相关，但与肾和膀胱关系最为密切。标实以湿热瘀血为主，瘀血往往与水湿互结，日久酿毒生变。病至后期，瘀毒、湿毒、热毒互结，损伤正气。

2. 辨证论治

（1）肾阳不足证

症见：小便不利甚或点滴不出，神疲肢冷，腰膝酸软，舌质淡，苔白，脉沉。

治法：温补肾阳，通阳利水。

方药：金匮肾气丸加减。

组成：熟地黄、山药、山萸肉、牡丹皮、茯苓、泽泻、肉桂、制附子等。

加减：尿闭重酌加王不留行、车前子等；神疲乏力明显，加淫羊藿、炙黄芪等。

（2）脾肾亏虚证

症见：小便不甚赤涩，但淋沥不已，时作时止，遇劳即发，腰酸膝软，神疲乏力，舌质淡，脉虚弱。

治法：健脾益肾。

方药：无比山药丸加减。

组成：熟地黄、山药、山萸肉、茯苓、泽泻、肉苁蓉、菟丝子、五味子、赤石脂、巴戟天、盐杜仲、牛膝等。

加减：少腹坠胀，加炙黄芪、白术、陈皮、升麻等；腰膝酸软、怕冷甚，加黑顺片、肉桂、鹿角胶、枸杞子等；舌红少苔，加知母、黄柏、地骨皮等。

（3）膀胱湿热证

症见：小便不利、疼痛甚或点滴不出，小腹胀痛，口苦咽干，舌质红，苔黄腻，脉细数。

治法：清利湿热。

方药：八正散加减。

组成：通草、车前子、萹蓄、瞿麦、滑石、栀子、大黄、甘草、灯心草等。

加减：苔黄厚腻，湿热内盛，可酌加黄柏、苍术等；小腹胀痛明显可加川楝子、乌药等。

（4）血瘀水停证

症见：小便不利甚或点滴不出，小腹疼痛胀满，舌质紫暗，脉细或涩。

治法：化瘀利水。

方药：抵当汤合五苓散加减。

组成：水蛭、虻虫、大黄、桃仁、桂枝、泽泻、茯苓、猪苓、白术等。

加减：小腹胀满重，加大腹皮、黄柏、肉桂；兼见砂石阻塞，加金钱草、海金沙等。

（5）肝气郁滞证

症见：小便不利甚或点滴不出，脘腹胸胁胀满，情志抑郁，舌质红或暗红，苔薄或薄黄，脉弦。

治法：理气疏肝，通调气机。

方药：沉香散加减。

组成：沉香、石韦、滑石、王不留行、当归、冬葵子、白芍、甘草、陈皮等。

加减：小便不利酌加车前子、泽泻等；气郁化火则加龙胆草、黄连等。

第六节　糖尿病性泌汗异常

一、西 医 概 念

糖尿病性泌汗异常是发生糖尿病自主神经病变时，汗腺功能失常而出现的汗液排泄异常，糖尿病汗腺功能异常多表现为下肢皮肤干、凉、出汗减少甚至无汗，而上半身尤其是面部及胸部大量汗出，其原因可能与支配汗腺的催汗纤维的传出途径障碍有关。

二、中医认识及辨证论治

1. 中医认识

本病属于祖国医学的“汗证”范畴，糖尿病泌汗异常是由于糖尿病日久脾失健运，胃失和降，酿生内热；或情志不畅，日久气郁化火；或先天肾脏亏虚，或房劳伤肾，又及肝肾，肾精更亏。上述原因使卫气受损、腠理不固，或阴虚于内，虚热内蒸，或肺胃热盛，热迫津泄，腠理开阖失司，从而导致糖尿病患者的异常汗出。糖尿病泌汗异常为本虚标实之证。病之初多本虚标实并重，既有饮食不节酿生之内热，又有情志不畅、气机郁滞所化之火，致使内热熏蒸，迫津外泄而多汗。病程迁延则以阴虚于内，虚热内扰为主。异常汗出日久，则以本虚为主，其中气虚不固、腠理疏松尤为常见。

2. 辨证论治

（1）营卫不和证

症见：时自汗出，周身汗出或以头部、胸部汗出为主，或但头汗出，可兼见肢体酸楚或身体微热，舌质淡，苔薄白，脉浮缓。

治法：调和营卫。

方药：桂枝汤加减。

组成：桂枝、白芍、炙甘草、生姜、大枣等。

加减：出汗严重时，可酌加煅龙骨、煅牡蛎、麻黄根、浮小麦等；但头汗出严重者，加石膏、竹叶、栀子等。

（2）卫表不固证

症见：汗出恶风，活动后加重，乏力倦怠，舌质淡，苔薄白，脉弱。

治法：益气固表止汗。

方药：玉屏风散加减。

组成：黄芪、防风、白术、麻黄根、浮小麦、糯稻根、煅龙骨、煅牡蛎等。

加减：气虚明显者加党参、黄精等；若表虚不固又兼阳虚汗出，可加桂枝、黑顺片等。

（3）阴虚火旺证

症见：盗汗，五心烦热，腰膝酸软，口燥咽干，虚烦少眠，舌质红，少苔，脉细数。

治法：滋阴降火。

方药：当归六黄汤合六味地黄丸加减。

组成：当归、生地黄、熟地黄、黄连、黄芩、黄柏、黄芪等。

加减：骨蒸潮热加知母、地骨皮、龟板、鳖甲等；口干甚加麦门冬、玄参等。

（4）湿热蕴蒸证

症见：头部蒸蒸汗出，口腻作渴，身热不扬，身体困重，舌红，苔黄腻，脉濡数或滑数。

治法：清热化湿。

方药：三仁汤加减。

组成：杏仁、豆蔻、薏苡仁、厚朴、法半夏、通草、滑石、竹叶等。

加减：腹胀、便溏不爽加苍术、大腹皮等；身痛困重加防己、大豆黄卷等。

（5）阴津亏虚证

症见：汗出而少，皮肤干燥，咽干口渴，或见两目干涩，腰膝酸软，面色少华，舌质暗红少津，少苔或无苔，脉细。

治法：滋阴润燥。

方药：增液汤加减。

组成：玄参、麦冬、生地黄、当归、党参、白术等。

加减：两目干涩甚加沙苑子、枸杞等；面色少华甚，加制何首乌、枸杞子等。

（6）肺胃热盛证

症见：多饮多食或兼烦热，进餐时头面手足汗出蒸蒸，小便黄赤，大便干结，舌质红，苔黄而干，脉滑数或虚数。

治法：清泄肺胃。

方药：白虎加人参汤加减。

组成：知母、生石膏、甘草、粳米、党参、泽泻、车前子等。

加减：胃热偏盛者加天花粉、黄连、栀子等；汗出过多、气津两伤者加西洋参、麦冬、芦根等。

第七节　糖尿病视网膜病变

一、西 医 概 念

糖尿病视网膜病变是糖尿病导致的微血管病变之一，以视网膜血管病变为主，根据是否存在从视网膜发出的异常新生血管，将其分为增殖性与非增殖性病变，临床表现为视力下降、视物模糊甚至失明等。

二、中医认识及辨证论治

（一）中医认识

糖尿病控制不佳能导致多种眼疾，若并发白内障，属中医“圆翳内障”范畴；若并发视网膜、眼底病变，属中医“视瞻昏渺”“云雾移睛”“暴盲”“青盲”“血灌瞳神”“眼底血证”“雀目”等范畴。本病多因素体禀赋不足，阴虚体质，或饮食不节，脾胃受损，或劳伤过度，耗伤肝脾肾，阴虚燥热，日久则气阴两虚或阴阳两虚，夹瘀而致病。本病为糖尿病日久，肝肾亏虚，目失濡养；阴虚致虚火上扰，灼伤目络；日久耗气伤阴，气阴两虚，瘀阻于目；阴损及阳，致阴阳两虚，寒凝血瘀，目络阻滞，痰瘀互结，最终均伤及于目。本病病位在目，涉及五脏，以脾、肝、肾为主，涉及心、肺；病性为本虚标实，虚实夹杂，寒热并见。本虚为气阴两虚、阴阳俱虚，标实为瘀血阻络。

（二）辨证论治

1. 气阴两虚，络脉瘀阻证

症见：视物模糊，目睛干涩，或视物变形，或眼前黑花飘舞，神疲乏力，气短懒言，口干咽燥，自汗，便干或稀溏，舌胖嫩、紫暗或有瘀斑，脉沉细无力。

治法：益气养阴，活血通络。

方药：生脉散合杞菊地黄丸加减。

组成：党参、麦冬、五味子、枸杞、菊花、熟地黄、山萸肉、山药、茯苓、泽泻、牡丹皮等。

加减：可根据眼底检查结果进行方药加减。如眼底病变以微血管瘤为主加丹参、郁金、丹皮等；如眼底病变出血明显加生蒲黄、墨旱莲、三七等；如眼底病变伴有黄斑水肿酌加薏苡仁、车前子等。

2. 肝肾亏虚，目络失养证

症见：视物模糊，目睛干涩，头晕耳鸣，腰膝酸软，肢体麻木，大便干结，舌暗红少苔，脉细涩。

治法：滋补肝肾，润燥通络。

方药：六味地黄丸加减。

组成：熟地黄、山萸肉、山药、泽泻、牡丹皮、茯苓等。

加减：出血久不吸收而出现增殖加浙贝母、海藻、昆布等；头晕耳鸣明显，加天麻、桑寄生等。

3. 阴阳两虚，血瘀痰凝证

症见：视力模糊，目睛干涩或严重障碍；神疲乏力，五心烦热，失眠健忘，腰酸肢冷，手足凉麻，阳痿早泄，下肢浮肿，大便溏结交替；舌淡胖少津或有瘀点，或唇舌紫暗，脉沉细无力。

治法：滋阴补阳，化痰祛瘀。

方药：六味地黄丸合右归丸加减。

组成：熟地黄、鹿角胶、龟板胶、山药、山萸肉、川牛膝、菟丝子、黑顺片、肉桂、枸杞子、杜仲、当归、淫羊藿等。

加减：出血久不吸收加三七、生蒲黄、花蕊石等；下肢浮肿明显，加泽泻、猪苓等。

第八节　糖尿病肾病

一、西医概念

糖尿病肾病是指由糖尿病引起的肾脏损伤性疾病，病变可累及全肾（包括肾小球、肾小管、肾间质等）。早期常无明显症状，中晚期症状以高血压、水肿、泡沫尿为主。

二、中医认识及辨证论治

（一）中医认识

本病归属中医的“肾消”“消渴”并发“水肿”“淋证”“癃闭”“尿浊”“血尿”“关格”

“虚劳”等范畴。本病为素体肾虚，糖尿病迁延日久，耗气伤阴，五脏受损，兼夹痰、热、郁、瘀等致病。发病之初气阴两虚，渐至肝肾阴虚；病情迁延，阴损及阳，伤及脾肾；病变晚期，肾阳衰败，浊毒内停；或见气血亏损，五脏俱虚。本病初期临床症状多不明显，可见倦怠乏力、腰膝酸软，随着病情进展，可见尿浊、夜尿频多，进而下肢、颜面甚至全身水肿，最终少尿或无尿、恶心呕吐、心悸气短、胸闷喘憋不能平卧。其病机演变和症状特征分为三个阶段。发病初期病机为气阴两虚，渐至肝肾阴虚，肾络瘀阻，精微渗漏。肾主水，司开阖，糖尿病日久，肾阴亏损，阴损耗气，而致肾气虚损，固摄无权，开阖失司，开多阖少则尿频尿多，开少合多则少尿浮肿；或肝肾阴虚，精血不能上承于目而致两目干涩、视物模糊。病变进展期病机为脾肾阳虚，水湿潴留，泛溢肌肤，则面足水肿，甚则胸水、腹水；阳虚不能温煦四末，则畏寒肢冷。病变晚期病机为肾体劳衰，肾用失司，浊毒内停，五脏受损，气血阴阳衰败。肾阳衰败，水湿泛滥，浊毒内停，重则上下格拒，变证蜂起。浊毒上泛，胃失和降，则恶心呕吐、食欲不振；水饮凌心射肺，则心悸气短、胸闷喘憋不能平卧；溺毒入脑，则神志恍惚、意识不清，甚则昏迷不醒；肾元衰竭，浊邪壅塞三焦，肾关不开，则少尿或无尿，并见呕恶，以致关格。本病病位在肾，可涉及五脏六腑；病性为本虚标实，本虚为肝脾肾虚，五脏气血阴阳俱虚，标实为气滞、血瘀、痰浊、浊毒、湿热等。

（二）辨证论治

由于肾功能受损后，易出现高钾血症，而大多数中草药均含有较多钾离子，因此本病患者应慎用中草药，尤其应注意患者血清钾离子的变化。

1. 主证

（1）气阴两虚证

症见：尿浊，神疲乏力，气短懒言，咽干口燥，头晕多梦，或尿频尿多，手足心热，心悸不宁，舌体瘦薄，质红或淡红，苔少而干，脉沉细无力。

治法：益气养阴。

方药：参芪地黄汤加减。

组成：党参、黄芪、茯苓、熟地黄、山药、山茱肉、牡丹皮、泽泻等。

加减：心悸不宁加酸枣仁、柏子仁、煅龙骨、煅牡蛎等；纳少腹胀，大便溏薄加薏苡仁、白扁豆等。

（2）肝肾阴虚证

症见：尿浊，眩晕耳鸣，五心烦热，腰膝酸痛，两目干涩，小便短少，舌红少苔，脉细数。

治法：滋补肝肾。

方药：杞菊地黄丸加减。

组成：枸杞子、菊花、熟地黄、山茱肉、山药、茯苓、泽泻、牡丹皮等。

加减：五心烦热甚加知母、黄柏、地骨皮等；两目干涩，视物不清，加女贞子、决明子、青葙子等。

（3）气血两虚证

症见：尿浊，神疲乏力，气短懒言，面色㿠白或萎黄，头晕目眩，唇甲色淡，心悸失眠，腰膝酸痛，舌淡脉弱。

治法：补气养血。

方药：当归补血汤合济生肾气丸加减。

组成：炙黄芪、当归、黑顺片、肉桂、熟地黄、山药、山萸肉、茯苓、牡丹皮、泽泻等。

加减：乏力明显，可加桂枝、红参等；小便短少可加猪苓、泽泻、车前子等。

（4）脾肾阳虚证

症见：尿浊，神疲畏寒，腰膝酸冷，肢体浮肿，下肢尤甚，面色苍白，小便清长，夜尿增多，或五更泄泻，舌淡体胖有齿痕，脉沉迟无力。

治法：温肾健脾。

方药：附子理中丸合真武汤加减。

组成：黑顺片、干姜、党参、白术、茯苓、白芍、甘草等。

加减：五更泻可加用补骨脂、肉豆蔻、吴茱萸、五味子等；阳事不举，可加巴戟天、淫羊藿等；大便干结加火麻仁、肉苁蓉等。

2. 兼证

（1）阴虚阳亢证

症见：兼见头晕头痛，口苦目眩，脉弦有力。

治法：镇肝息风。

方药：镇肝熄风汤加减。

组成：怀牛膝、代赭石、生龙骨、生牡蛎、生龟板、芍药、玄参、天冬、川楝子、生麦芽、茵陈、甘草等。

加减：头晕头痛明显加天麻、川芎、羌活等；口苦明显加天花粉、芦根等。

（2）血瘀证

症见：兼见舌色紫暗，舌下静脉迂曲，瘀点瘀斑，脉沉弦涩。

治法：活血化瘀。

方药：解毒活血汤加减。

组成：连翘、葛根、柴胡、当归、生地黄、赤芍、桃仁、红花、枳壳等。

加减：舌质紫暗明显，加三棱、莪术等；血瘀复见气虚，加党参、炙黄芪、白术等。

（3）膀胱湿热证

症见：兼见尿频、急迫、灼热、涩痛，舌苔黄腻，脉滑数。

治法：清热利湿。

方药：八正散加减。

组成：通草、车前子、萹蓄、瞿麦、滑石、大黄、栀子、灯心草等。

加减：血尿者，加小蓟、藕节炭、蒲黄等；尿频尿痛明显者，加蒲公英、石韦等。

3. 变证

（1）浊毒犯胃证

症见：恶心呕吐频发，头晕目眩，周身水肿，或小便不行，舌质淡暗，苔白腻，脉沉弦或沉滑。

治法：降逆化浊。

方药：旋覆代赭汤合五苓散加减。

组成：旋覆花、代赭石、甘草、党参、法半夏、生姜、大枣、猪苓、茯苓、泽泻、白术、桂枝等。

加减：呕恶甚加吴茱萸、黄连等；腹痛便血者，加炒白芍、木香、地榆炭等。

（2）溺毒入脑证

症见：神志恍惚，目光呆滞，甚则昏迷，或突发抽搐，鼻衄齿衄，舌质淡紫有齿痕，苔白厚腐腻，脉沉弦滑数。

治法：开窍醒神，镇惊息风。

方药：菖蒲郁金汤合安宫牛黄丸加减。

组成：石菖蒲、郁金、栀子、连翘、竹叶、竹沥、灯心草、菊花、牡丹皮等。

加减：四肢抽搐加全蝎、蜈蚣等；浊毒伤血致鼻衄、齿衄、肌衄等，加生地黄、玄参、麦冬等。

（3）水气凌心证

症见：气喘不能平卧，心悸怔忡，肢体浮肿，下肢尤甚，咳吐稀白痰，舌淡胖，苔白滑，脉细小短促无根或结代。

治法：温阳利水，泻肺平喘。

方药：葶苈大枣泻肺汤合苓桂术甘汤加减。

组成：葶苈子、大枣、茯苓、桂枝、白术、甘草、黑顺片、干姜等。

加减：浮肿甚者可加用陈皮、五加皮、桑白皮、大腹皮等；四肢厥冷，大汗淋漓，加生晒参、五味子、麦冬等。

第九节　糖尿病足

一、西医概念

糖尿病足是患者因糖尿病所致的下肢远端神经病变和（或）不同程度的血管病变导致的足部溃疡和（或）深层组织破坏，伴或不伴感染的疾病。

二、中医认识及辨证论治

（一）中医认识

本病当属于中医“脱疽”“筋疽”的范畴。糖尿病日久，耗伤气阴，五脏气血阴阳俱损，肌肤失养，血脉瘀滞，日久化热，灼伤肌肤和（或）感受外邪导致气滞、血瘀、痰阻、热毒积聚，以致肉腐骨枯所致。若过食肥甘、醇酒厚味，损伤脾胃，致湿浊内生，湿热互结，气血运行不畅，络脉瘀阻，四肢失养；或脾运失常，痰湿内停，阻遏气机，气滞血瘀，久而化热，热盛肉腐；或肝阴亏虚，疏泄失职，气血瘀滞，郁久化热，热瘀相合，筋烂肉腐；或年高脏腑功能失调，正气不足，肝肾之气渐衰，水亏火炽，火毒炽盛，热灼营血；复因感受外邪及外伤等诱因，致皮肤经脉受损，局部瘀血阻滞，瘀久化火，蕴热湿毒，灼烁脉肉、筋骨而发为坏疽、溃疡。本病病程较长，病机复杂，根据其病机演变和症状特征分为三个阶段。

早期病机为气阴两虚，脉络闭阻。本病因糖尿病日久，耗气伤阴，气虚则血行无力，阴虚则热灼津血，血行涩滞，均可酿成血瘀，瘀阻脉络，气血不通，阳气不达，肢端局部失养而表现为肢冷、麻木、疼痛。中期病机为湿热瘀毒，化腐成疽。若燥热内结，营阴被灼，络脉瘀阻，或患肢破损，外感邪毒，热毒蕴结，或肝经湿热内蕴，湿热下注，阻滞脉络，或脉络瘀血化热，淫气于筋，发于肢末，则为肢端坏疽，而致肉腐、筋烂、骨脱。若毒邪内攻脏腑，则高热神昏，病势险恶。晚期病机为病程迁延日久，气血耗伤，正虚邪恋，伤口迁延难愈。表现为虚实夹杂，以肝肾阴虚或脾肾阳虚夹痰瘀湿阻为主。病情发展至后期则阴损及阳，阴阳两虚，阳气不能敷布温煦，致肢端阴寒凝滞，血脉瘀阻。若治疗得当，正气复，气血旺，毒邪去，则可愈合。本病为本虚标实之证，以气血阴阳亏虚为本，以湿热、邪毒、络阻、血瘀为标，病位在血、脉、筋。

（二）辨证论治

本病应注意必要时使用外科、骨科治疗方法，病情无法控制时应当及时截肢，以避免坏证迭发，危及生命。

1. 内治法：重在全身辨证

（1）气阴两虚、脉络瘀阻证

症见：患肢麻木、疼痛，状如针刺，夜间尤甚，痛有定处，足部皮肤暗红或见紫斑，或间歇性跛行，或患足肉芽生长缓慢，四周组织红肿已消，舌质紫暗或有瘀斑，苔薄白，脉细涩，趺阳脉弱或消失，局部皮温凉。

治法：行气活血，化瘀止痛。

方药：生脉饮合血府逐瘀汤加减。

组成：太子参、麦冬、五味子、桃仁、红花、川芎、当归、生地黄、赤芍、枳壳、地龙、川牛膝、黄芪等。

加减：足部皮肤暗红，患肢皮肤发凉，加桂枝、细辛、延胡索等；疼痛剧烈，加乳香、没药等；瘀重加全蝎、水蛭等。

（2）湿热毒盛证

症见：患足局部漫肿、灼热、皮色潮红或紫红，触之患足皮温高或有皮下积液、有波动感，切开可溢出大量污秽臭味脓液，周边呈实性漫肿，病变迅速，严重时可累及全足及小腿，舌质红绛，苔黄腻，脉滑数。趺阳脉可触及或减弱，局部皮温偏高。

治法：清热利湿，活血解毒。

方药：四妙勇安汤加减。

组成：金银花、玄参、当归、牛膝、黄柏、茵陈、栀子、半边莲、连翘、紫花地丁、桔梗等。

加减：热甚加蒲公英、冬青、虎杖等，湿重加车前子、泽泻、薏苡仁等，肢痛加白芍、木瓜、海桐皮等。

（3）气血亏虚、湿毒内蕴证

症见：神疲乏力，面色苍黄，气短懒言，口渴欲饮，舌淡胖，苔薄白，脉细无力。患肢麻木、疼痛明显，夜间尤甚，足部皮肤感觉迟钝或消失，局部红肿，间歇性跛行，或见疮口脓汁清稀或足创面腐肉已清，肉芽生长缓慢，经久不愈，趺阳脉搏动减弱或消失。

治法：益气养血，清化湿毒。

方药：当归补血汤合二妙散加减。

组成：生黄芪、当归、党参、土茯苓、浙贝母、黄柏、薏苡仁、天花粉、皂角刺等。

加减：湿热明显加用牛膝、苍术等：肢麻重加赤芍、桃仁、丹参、地龙等；疼痛剧烈，加乳香、没药等。

（4）肝肾阴虚、痰瘀互阻证

症见：腰膝酸痛，双目干涩，耳鸣耳聋，手足心热或五心烦热，肌肤甲错，口唇舌暗，或紫暗有瘀斑，舌瘦苔腻，脉沉弦。局部见病变已伤及骨质、筋脉。溃口色暗，肉色暗红，久不收口。

治法：调补肝肾，化痰通络。

方药：六味地黄丸加减。

组成：熟地黄、山药、山萸肉、牡丹皮、茯苓、三七粉、鹿角片、地龙、穿山甲、枳壳等。

加减：口干、胁肋隐痛不适，加生地黄、白芍、沙参等；腰膝酸软、舌红少苔者，加用怀牛膝、女贞子、墨旱莲等。

（5）脾肾阳虚、经脉不通证

症见：腰膝酸软，畏寒肢冷，耳鸣耳聋，大便溏，肌瘦乏力，肌肤甲错，舌淡暗，脉沉迟无力或细涩。局部见足发凉，皮温下降，皮肤苍白或紫暗，冷痛，间歇性跛行或剧痛，夜间尤甚，严重者趾端干黑，逐渐扩大，溃口色暗，久不收口，趺阳脉搏动减弱或消失。

治法：温补脾肾，活血通脉。

方药：金匮肾气丸加减。

组成：熟地黄、山药、山萸肉、黄精、枸杞子、三七粉、水蛭粉、桂枝、黑顺片、地龙、穿山甲等。

加减：肢端不温，冷痛明显，加制川乌、制草乌、木瓜等；乏力明显，加桂枝、红参等；大便干结不通，加肉苁蓉、火麻仁、大黄等。若趾端干黑明显，有坏疽可能，则应尽快截肢治疗。

2. 外治法：重在局部辨证

根据临床表现辨证选用外敷药，常见证型如下：

（1）湿热毒盛：疮面糜烂，有脓腔，秽臭难闻，肉腐筋烂，多为早期（炎症坏死期），宜祛腐为主，方选九一丹等。

（2）正邪分争：疮面分泌物少，异味轻，肉芽渐红，多为中期（肉芽增生期），宜祛腐生肌为主，方选红油膏等。

（3）毒去正胜：疮面干净，肉芽嫩红，多为后期（瘢痕长皮期），宜生肌长皮为主，方选生肌玉红膏等。

第六章　近现代医者对糖尿病的诊治经验

第一节　施今墨善用药对

施今墨是近代著名的中医大家，被誉为京城“四大名医”之一。其医术精湛，活人无数，毕生致力于中医事业的发展，培养了许多中医人才，在他从医的 60 多年间，积累了丰富的治病经验，对中医事业做出了巨大的贡献。

施老在遣方诊病之时治法严谨，所施之药皆配伍精当，合乎法度，并善于药对的搭配使用，重视药物的七情和合，最终药物两两配伍，相辅相成，其效益彰，事半功倍。后人通过总结施老的用药经验，编写《施今墨对药》一书，并汇总了施今墨治疗消渴病的药对，其不仅能平稳降低血糖，且具有“简、效、廉”的特点，为后世所喜用。这 9 组药对分别是：苍术配玄参，黄芪配山药，绿豆衣配薏苡仁，玄参配麦冬，知母、黄柏配肉桂，生地黄配淫羊藿，熟地黄配山茱萸，石膏配知母，葛根配丹参。

1. 苍术 玄参

病机属脾虚失运，湿邪内困兼有肾阴不足，治以燥湿健脾，敛脾益阴，施老将其用于隐性糖尿病和中消诸证，获效良佳。

苍术，辛、苦，温，具有燥湿健脾、升阳散郁、祛风明目的作用。玄参，咸、寒，质润多液，具有滋阴降火，泻火解毒，软坚散结，清利咽喉的功效。而“阴虚燥热”是消渴病的基本病机，医者在治疗该病时非常注重顾护阴液，对于苍术这等辛温燥热之品，便畏惧其药性燥烈伤阴，导致医者望而却步，不敢使用，施老则认为，苍术有“敛脾精、止漏浊”之功，使用该药治疗消渴病，能更大地发挥它“敛脾精”作用，若配伍擅行滋润之功的玄参，以制苍术燥热伤阴之弊，两者相互制约，相互促进，能消除药性之弊端而扬其建功之长，实为妙哉。另外，二者合用，乃一辛温与一咸寒，一药入脏而一药入腑，苍术辛温能化脾家之湿，兼雄壮之气而鼓动脾气升生，玄参咸寒撤胃家之热，兼苦咸之性而降泻阳明之浊，使中焦斡旋之机得复，正所谓古训“太阴湿土得阳始运，阳明燥土得阴自安”之明证也。此二药体现了“一脏一腑，脏腑同治，升降相宜”的用药特点。

常用量：苍术 10～15g，玄参 15～30g。

2. 黄芪 山药

病机属脾气亏虚，累及肾元，中焦脾阳不升，下焦肾失封藏，精微下泄。治疗当以健脾益肺固肾，敛脾精止漏浊，施老将其用于尿糖严重的患者，疗效极佳，用之即消。

黄芪，甘、平、微温，入肺、脾、肾、三焦经。能补气固表，利尿托毒，排脓，敛疮生肌。《本草新编》曰：“黄芪气薄而味浓……阳中之阳也。”山药，甘、平，入肺、脾、胃、肾经。该药不润不燥，补而不腻，补益之力和缓，既补益脾气，还可培土生金，益肺气，且有益肾强阴、补肾固精之功效。消渴病人多喜“食肥甘之品”，日久伤中，使脾胃升降的功能受损，中焦不运，散精无力，久而损伤先天肾水，以致元气不固，肾失封藏，故出现尿糖增多的现象，治以益气固阴，健脾补肾。施老认为，黄芪甘温，能补气升阳，偏于补脾阳，山药甘平，能补脾养阴，益肾固精，偏于补脾阴。二药合用，一阴一阳，阴阳相合，可互相转化，补中焦之气则助运化之功，生津以益肺金，涩下焦之精固本止遗以补肾水，合用兼补气阴，使脾气健旺，上焦得通，津液得下，下元固壮，水精四布，开阖相应，漏泄自止，尿糖减少或消失。此二药配伍体现了“一阴一阳，阴阳相合，开阖相应”的用药特点。

常用量：黄芪 10～15g，山药 15～30g。

3. 绿豆衣 薏苡仁

病机属于热毒蕴结上焦，湿邪留中，治以清热解毒、祛湿健脾之法。施老常用于上消诸证。绿豆衣，甘、寒，入心、胃经，能滋脾胃、厚肠胃、和五脏、润皮肤、退目翳、消水肿、解热毒，尤擅清肠胃热毒。薏苡仁，甘、淡，微寒，入脾、胃、肺经，为健脾补肺之要药。

薏苡仁能升能降，降多而升少。升则能清上焦之肺热，使水道源流清净，降则能除脾家之湿浊，使太阴湿土得运。两药合用，共奏健脾化湿，清热解毒之效。此外，二者性味皆甘寒，绿豆衣为轻清之品，薏苡仁则质清味淡，两者配合使用，正应“治上焦如羽，非轻不举”的治疗原则。

常用量：绿豆衣 6～10g，薏苡仁 10～15g。

4. 玄参 麦冬

病机属于肺肾阴虚，症见以肺肾阴虚为主的津少口干、口渴多饮水、舌红少苔等症状。施老认为此二药尤擅于“上消”之消渴。玄参，甘、苦、咸，微寒。归肺、胃、肾经。能凉血滋阴，泻火解毒。麦冬，甘、微苦，微寒。归心、肺、胃经。能养阴生津，润肺清心。

肺为水上之源，上水不足，必引肾水自救，故由此肺金可累及肾脏，使肾水愈发亏虚。而玄参色黑属肾而性微寒，麦冬色白，甘润养阴以滋肺胃，两药合用，水下之源肾水得润，水上之源肺金得养，上下相济，津液畅达，流行诸脏，灌溉全身。故滋养肺肾，母子同治，治“上消”止渴润燥，最得制方之妙。此二药体现了“上下相济”的用药特点。

常用量：玄参 10～30g，麦冬 10～15g。

5. 知母 黄柏 肉桂

此三药专于“下消”之消渴，症见小便浑浊、如膏如脂，多尿等症状。知母苦、甘、寒，归肺、胃、肾经。能清热泻火，生津润燥。黄柏，苦、寒。归肾、膀胱经。能清热燥湿，泻火除蒸，解毒疗疮。肉桂辛、甘，大热。归肾、脾、心、肝经。能补火助阳，引火归原，散寒止痛，活血通经。

施今墨认为黄柏能泄虚火坚肾阴，须同知母一并使用，在腑能清膀胱湿热，在脏则滋肾泻火，两药在使用时，常相伴左右。正如《本草纲目》云："知母之辛苦寒凉，下则润肾燥而滋阴，上则清肺金而泻火，乃二经气分药也，黄柏则是肾经血分药，故二药必相须而行。"施老又以肉桂一药安居其中，欲以引寒达热，交通阴阳，使滋阴降火之功益彰。

知母、黄柏、肉桂三药源自《兰室秘藏》所载之方，名为通关丸或滋肾丸。清·汪昂曰："此足少阴药也，水不胜火，法当壮水以制阳光……，故知、柏二药每相须而行，为补水之良剂。肉桂辛热，假之反佐，为少阴引经，寒因热用也。"施老细考之，但觉诸药合参，确能奏奇效，乃治消渴之"下消"证之良方也。肉桂能起沟通阴阳，调节寒热药性之用。可谓七情配伍之技巧矣。此三药体现了"正反相佐"的用药特点。

常用量：肉桂 1～1.5g，黄柏 6～10g，知母 6～10g。

6. 生地黄 淫羊藿

施老常以此二药治疗运用胰岛素治疗不当而导致阴阳俱虚之证。生地黄甘，寒。归心、肝、肾经。能清热凉血，养阴生津。淫羊藿辛、甘，温。归肝、肾经。能补肾阳，强筋骨，祛风湿。

施老认为生地黄尤擅补阴，《本草经解》载："地黄禀天冬寒之水气、入足少阴肾经……气寒益肾。"淫羊藿能补肾中之阳，《本草新编》曰："补命门而又不大热，胜于肉桂之功。"二药一寒一热，共用能起阴阳俱补之效，令肾水满溢而命门火旺，机体免疫功能得以提高，增强抗病能力效果益彰。此二药体现了"一寒一热，寒热并施"的用药特点。

常用量：具体用量应随证增减，偏阴虚者，重用生地黄 30～60g，淫羊藿 10g；偏阳虚重用淫羊藿 15～30g，生地黄 15g，阴阳俱虚则各半。

7. 熟地黄 山茱萸

此药物配伍对消渴患者及阴阳俱虚者适用。熟地黄，甘、微温，归肝、肾经，能滋阴补血，益精填髓。山茱萸酸、涩，微温，归肝、肾经，能补益肝肾，涩精固脱。

施老认为熟地黄补益之力强，《珍珠囊》曰："熟地大补血虚不足。"《本草纲目》曰："熟地生精血，补五脏。"山茱萸以收敛为主，《本草经解》曰："山萸味酸收敛，敛火归于下焦。"二药合用，一补一敛，强阴益精，大补元气，治糖尿病甚妙。此二药合用体现了"一补一敛，补中寓敛"的用药特点。

常用量：熟地黄 6～10g，山茱萸 6～10g。

8. 石膏 知母

此二药适用于消渴患者表现为"口干、口渴，甚则大渴引饮"者。石膏，甘、辛，大寒，归肺、胃经。能清热泻火，除烦止渴。知母同上。

施老认为，知母苦寒不燥，沉中有浮，降中有升。可清三焦之热，在上可清肺金之热，入中能清胃火，下行则专泄相火。生石膏质重主降，气浮又升，性寒，最擅清肺胃两经之气分实热，其清热之功虽速但作用短暂，难以维持，然知母退热作用持久，但力度较缓，两药合用，可互相促进，使清肺、胃实热之力增强，实为除烦止渴、清解退热之佳品。

常用量：石膏 15～30g，知母 6～10g。石膏需打碎先煎。

9. 葛根　丹参

此二药适用于消渴兼瘀血指征者，症见多饮、多食、多尿伴瘀血表现，不仅如此，施老还将该药对用于长期使用胰岛素治疗且合并血管病变的患者，疗效确切。葛根，甘、辛，凉。归脾、胃经。解肌退热，生津，透疹，升阳止泻。丹参，苦，微寒，归心、心包、肝经，能祛瘀止痛，活血通经，清心除烦。

施老认为丹参味苦而色赤，苦能入心而主降，色赤则入血分，故丹参长于活血化瘀，治疗由心脉痹阻所引起的冠心病心绞痛，化瘀血以生新血。葛根轻扬升发，能生津止渴，解肌退热，扩张心、脑血管，改善血液循环，降低血糖。《神农本草经》曰："葛根主消渴……起阴气。"两药合用，扩张血管，活血化瘀，降血糖的力量增强。用于气滞血瘀，气阴两伤证，症见三多症状及舌质紫暗，舌有瘀点、瘀斑，或舌下静脉迂曲，身有刺痛、疼痛固定不移等血瘀征象。适用于长期使用胰岛素治疗而合并血管病变，如冠心病、脉管炎等。

常用量：葛根 10～15g，丹参 10～15g。

综上所述，施老临证的基本核心即为药对，其组成法则不外乎"一脏一腑，脏腑同治""一阴一阳，阴阳同用""一寒一热，寒热并施""一补一敛，补中寓敛"。体现了上下相济、升降相宜、开阖相应、正反相佐的用药心得。施老对药物的配伍应用可谓信手拈来，众药升降浮沉之性了然于胸，每在药物七情和合、气味相投之时便着手应用，所配药物之功用虽参差不等，然经巧妙配伍后又可弥补短缺，逆转顺来，同仇敌忾，互为建功，且治法尤为严谨，最终效如桴鼓。

施老守正、创新，自始至终遵循《黄帝内经》"阴平阳秘""以平为期"的中医理念，传承祖国医学的本末源流，发扬岐黄之术的博大智慧，实为我辈学习之楷模，医者之典范。

第二节　祝谌予"降糖对药方"与"瘀血"论

祝谌予为中国医学界的知名人士，一生潜心投入中医事业和教育事业，是著名的中医、中西医结合领域专家，师从于京城"四大名医"之一的施今墨先生。主要著有《祝选施今墨医案》《施今墨临床经验集》等书籍，祝谌予先生提倡中西医结合，强调辨证论治，注重医疗实践。他行医六十余载，医术精湛，擅长糖尿病、脾胃病、妇科病和疑难病症的中医治疗。在糖尿病的诊治方面，更是深得施老真传，不仅继承了施老的治病思想，并结合自己多年的临证经验，率先提出糖尿病"瘀血论"，总结出了"降糖对药方"，可有效改善、消除 2 型糖尿病患者的临床症状，对降血糖、尿糖能起奇效，且减少和预防糖尿病并发症的发生、发展，着实是治疗 2 型糖尿病的一剂良方。

1. 祝谌予"降糖对药方"与"瘀血论"的临床应用

祝谌予先生在糖尿病的中医诊疗方面颇有建树，他通过研究中医气血相关理论，并经长期的临床观察发现，部分糖尿病患者存在瘀血证的表现，如舌质暗、舌下脉络怒张、舌中瘀点或面部瘀斑，或有刺痛，疼痛不移表现等，经过西医的相关检查的对照、验证后，发现这类患者大都合并大血管或微血管病变，故率先提出糖尿病瘀血证，首创活血化瘀治疗糖尿病先河，其中，葛根配伍丹参的药对，便是在施老降糖药的基础上发展而来，适用于长期使用胰岛素治疗而合并有血管病变者。另外，祝谌予先生在应用施老降糖药对中发现，若将黄芪配山药易为“黄芪配生地黄，则降糖效果更佳。基于以上两点，并结合施老两药物配对降糖的经验，祝谌予先生发展为三对药，即“降糖对药方”：黄芪30g、生地黄30g，葛根15g、丹参30g，苍术15g、玄参20g。方中生黄芪与生地黄为一药对，生黄芪能升阳益气，补卫固表而肥腠理，使卫外而为固。配生地黄取其滋阴凉血，补肾固精之功，以防饮食精微漏泄。丹参能化瘀血以生新血，配葛根以扩张心、脑血管，改善血液循环。苍术配玄参为施老经验所得，诸药合用，共处一方能发挥更大的作用，黄芪、苍术补气健脾，玄参、生地黄滋阴固肾，先天之本得补，后天脾土得养，使先、后天之脏能相互资生，扶正培本。再配以丹参与葛根，活血化瘀以治标，活血以促新血生，气阴得复，血得气行，循往脉中，如环无端，周而复始，病必去矣。三组药对，一曰益气，一曰滋阴，一曰化瘀，益气养阴与祛瘀生新同用，标本兼顾，相辅相成，共创消补兼施之功。

2.“降糖对药方”的加减化裁

祝谌予先生在使用“降糖对药方”为基础方时，灵活应用，随证加减化裁。如心火旺盛者加黄连10g、莲子心3g；胃火尤甚者加生石膏30g、知母10g；肝火炽盛者加柴胡10g、龙胆草10g；相火亢盛者加黄柏10g、知母10g；气阴不足者加生脉饮，即太子参30g、五味子10g、麦冬10g；肾阴虚较明显者加二至丸，即旱莲草10g、女贞子10g；肾阳虚明显者加制附子 10g、桂枝 10g。若合并心血管病变，表现为心悸气短、胸闷刺痛者则需要加活血行气之药，即川芎10g、益母草30g、当归10g、广木香10g、赤芍15g（祝谌予先生简称为广当益芍芎）。有糖尿病肾病者，如出现大量蛋白尿则须加入利水、消蛋白等药物，即白茅根30g、益母草30g、生黄芪30～50g、川断15g。若出现镜下血尿则加入止血药，如生荷叶10g、生侧柏10g、生地榆30g；若浮肿、尿少，则须加入利水通淋药物，如茯苓30g、石韦15g、车前草30g、汉防己 10g；若出现并发下肢闭塞性血管病变，表现为患肢胀痛、皮色趾甲青紫、末梢发凉则须加入活血、通络药物，如桂枝 10g、刘寄奴 10g、苏木10g、鸡血藤30g。若合并视网膜病变，症见视物不清、模糊，视力下降则加明目药物，如川芎10g、谷精草10g、青葙子10g、菊花10g；眼底出血则加大蓟、小蓟各15g，茺蔚子10g；白内障则加明目退翳药物，如车前子10g、木贼草10g。若存在周围神经病变，症见肢体麻木不仁，自觉刺痛或灼痛感，四肢不温加祝谌予先生自拟四藤一仙汤（海风藤15g、络石藤15g、鸡血藤30g、威灵仙10g、钩藤15g等）。若合并脑血管病变，症见口歪眼斜、半身不遂、四肢偏瘫不用、舌謇语涩，证属气滞血瘀者合并血府逐瘀汤、证属气虚血瘀者合并补阳还五汤，若有腹泻，症见大便稀溏，泄泻不止、腹胀肠鸣，喜温喜按者以熟地黄易生地黄，再加诃子10g、炒薏仁30g、豆蔻10g。合并便秘加入润肠通便药物，如火麻仁10g、决明子30g、生白术30g。若合并高脂血症则须加入化脂降浊药物，如生山楂10g、生蒲黄10g、生荷叶10g。若合并皮肤瘙痒则加入止痒药物，如白鲜皮15g、地肤子15g。若合并勃起功能障碍则加阳起石30g、淫羊藿10g；若出现早泄加金樱子15g、锁阳10g。

若存在皮肤感染，如痈、疖、疔、疮等皮肤病时，常须合并五味消毒饮加减，如紫花地丁10g、金银花10g、连翘10g、蒲公英30g。

3.“降糖对药方”的适应证

祝谌予先生系统总结了中医诊治糖尿病的学术思想，深入研究了中医的有关气血理论，并结合大量的临床实践和临床观察，汇通中西，反复检验，反复对比，最终打破中医传统上对消渴病的认识，即“阴虚燥热、三消分治”的辨证分型，提出新的辨证观点——气阴两伤和气虚血瘀辨证。为治疗糖尿病找到新的治疗途径，这些见解目前已被国内中医界所公认和证实。祝谌予先生认为，糖尿病以气阴两虚兼血瘀证型最为多见，并创立“益气养阴、活血化瘀”的治疗方法，结合施老的用药经验，总结出“降糖对药方”。因此，该方适用于2型糖尿病的气阴两虚兼瘀血证患者。主要病机为气阴两虚，气虚不能化生新血，亦不能助血前行，而致血流缓慢，甚至瘀滞不通，阴虚火旺，煎熬津液，津不化血，使血液黏稠度高，形成瘀血，有形瘀血亦可阻滞气机，使气行不畅，如此恶性循环，最终津液失于布散，脏腑失养，加重糖尿病病情，同时出现多种并发症。

总而言之，“降糖对药方”中所含的药物都具有十分明显的降血糖、降尿糖作用，但在临床中使用该方时，仍须对症下药，辨证论治，否则收效甚微，医者须切记矣！

第三节　林兰“三型辨证”学说

林兰是我国著名的中医药学专家，中国中医科学院首席研究员，现任广安门医院内分泌重点专科主任。在她从医的50年里，不断发扬中医，承古扩新，于中西医诊疗内分泌疾病领域屡创佳绩，并取得丰硕成果。打破传统观点，率先提出“糖尿病三型辨证及诊疗方案”，这一理论在2003被国家中医药管理局列入十大科技成果推广项目之一；随后又研制了中药新药“降糖甲片”，是国内第一个纯中药降糖制剂，林兰教授为中医治疗内分泌疾病提供了新的视野和思路。

糖尿病是世界上医学难症之一，也是常见的代谢失常疾病。在我国古代，很早就有了关于论治消渴病的医学专著，通过历代医家对消渴病的总结，中医诊治消渴的理论日渐完善，逐渐形成了以“上中下三消”为主流的辨证思想，阴虚作为该病的根本病机，始终贯穿疾病的整个过程。但林兰教授结合国内糖尿病人群的实际情况认为，传统的“三消”辨证思想已不能满足日益增长的糖尿病人群的诊疗需求。她在多年临证中发现，部分糖尿病患者的发病十分隐匿，并没有出现三多一少的症状，不仅如此，由于现代人们与古代的饮食结构有所不同，导致部分患者即使出现不适，也与传统认为的“三多一少”症状出入较大，若行辨证，则与中医的“三消”理论不太相符，有的甚至大相径庭，治疗亦不能奏效。林兰教授意识到该问题后率先在国内开展了中西医结合治疗糖尿病的研究，对数千份糖尿病患者的临床资料、病况信息等，加以编排、整合、分析，并进行中医的脏腑八纲辨证、症状客观化、微观检测等研究，发现气虚、阴虚、热盛、阳虚等四大证候群。四者之间相互掺杂，多为 2 种或 2 种以上证候相互参见，而非单独或逐一出现，经总结与归纳，将糖尿病分为阴虚热盛、气阴两虚、阴阳两虚三大证型，并认为此三大证型分别代表了糖尿病病程发展的早、中、晚三期，其阴虚仍贯穿该病的终始。这便是林兰教授创建的糖尿病“三型辨证”理论。

1. 阴虚热盛

基本病机：饮食不节，多食膏粱肥厚之品，积热内生伤津，或郁火伤阴，情志失调。

症状表现：口渴不止，喜冷饮，急躁易怒，面红目赤，小便频数量多，形体消瘦，多食善饥，心烦怕热，小便黄赤，大便秘结，舌红，苔黄，脉弦、滑、大、数。

治则：清热降火，清泻肺胃，养阴生津。

常用药物：清热药有大黄、栀子、黄芩、黄连、黄柏、桑叶、桑白皮、地骨皮、石膏、苦参、龙胆草、金银花、连翘等；清补兼施药有生地黄、知母、枸杞子、女贞子、玉竹、何首乌等。

常用方剂：黄连解毒汤、白虎汤、栀子金花汤、葛根芩连汤、泻白散等。

证型总结：林兰教授认为该证型以实证、热证为主，病位在肺、心、肝、胃，此类证型的糖尿病患者病情较轻，并发症较少，常见于糖尿病的早期阶段，表现以胰岛素抵抗为主。治疗上强调清热泻火，热去则津液能复，消渴症状改善，胰岛素抵抗得以纠正，可降低血糖、尿糖，预防并发症的发生。

2. 气阴两虚

基本病机：糖尿病病程漫长，内热是其主要病机，若迁延日久，不加施治，内火灼伤津液则阴虚，壮火亦可食气造成气虚，最终成为肺脾肾三脏之气亏虚，而五脏阴液内耗的局面。

症状表现：气短懒言，倦怠乏力，自汗盗汗，五心烦热，心烦失眠、小便短少，大便秘结或正常，舌红少津，脉弦细或细数无力。

治则：益气，养阴，生津。

常用药物：天花粉、黄精、玄参、太子参、生地黄、麦冬、山药、白芍、西洋参等。

常用方剂：生脉饮合六味地黄丸或麦味地黄丸。

证型总结：林兰教授认为此类证型的糖尿病患者在三型辨证中，所见比例最高，可出现诸多较轻的并发症，常见于中期阶段，消渴日久，则出现气阴耗伤之证，以虚证、热证为主要表现，病位在肺、脾、心、肾。林兰教授回归分析研究发现，益气养阴类的中药具有双向调节胰岛素、改善胰岛素抵抗，降低胰高血糖素水平、增加其受体数目的作用，能较好地控制病情，延缓并发症的发生发展。

3. 阴阳两虚

基本病机：糖尿病初期为阴虚热盛，继而阴伤气耗，最后随病情发展，形成阴损及阳，出现阴阳两虚的证候。

症状表现：小便频数、浑浊如膏，甚则饮一溲一，面色苍白或面目虚肿，形寒肢冷，手足心热，腰膝酸软，耳鸣耳聋，身倦肢冷，阳痿早泄或遗精，舌淡红或淡白，脉细或沉细无力。

治则：滋阴温阳。

常用药物：熟地黄、山茱萸、山药、茯苓、牡丹皮、桂枝、附子、狗脊、鹿角胶、紫河车等。

常用方剂：右归丸、肾气丸加减。

证型总结：林兰教授认为糖尿病的病理演化过程是由初期的阴虚热盛，继而出现气阴两虚，再则阴损及阳，伤及阳气，致肾阳之火衰败，终致阴阳俱消。该证型在临床中常见于糖尿病后期阶段，以虚证、寒证为主，多夹瘀夹湿，表现为虚实夹杂，病位在心、脾、肾三脏，并发症多见。故治疗以稳定病情，减少、解除患者痛苦，改善临床症状，提高生活质量，延长寿命为目的。治以滋阴温阳，温补脾肾，活血化瘀。

4.“三型辨证”学说与“降糖甲片”

现代医学把糖尿病病程分为三个阶段，即糖尿病前期（尚未形成糖尿病，糖调节受损）、糖尿病发病期、糖尿病并发症和合并期（致残或致死）。糖尿病“三型辨证”顺序分别代表、涵盖了糖尿病早中晚三个时期的主要证候，与现代医学的糖尿病自然病程相一致。林兰教授发现，在三型辨证中，以气阴两虚型的占比最高，该证型既有脾肺肾三脏之气虚，又有脏腑阴液内耗，故确定气阴两虚为糖尿病的基本证型，以“益气养阴”为主要治法，并对其组成的方药进行临床观察与研究后，证实了中药降糖作用恒定而确切。最终研制出了我国首个纯中药的降糖制剂，以补中益气、养阴生津为主的“降糖甲片”，该药能治疗气阴两虚引起的口渴多饮、倦怠乏力、五心烦热、自汗盗汗、头晕耳鸣、心慌气短、失眠多梦糖尿病患者。可单独用于轻型糖尿病，若用于中重度糖尿病患者则需要加降糖西药配合使用，待病情稳定后再逐步减少西药用量。降糖甲片疗效确切，作用持久且稳定，经实验研究发现，其毒副作用较小，安全性高，可长期服用。“三型辨证”的学术理论则被纳入中华人民共和国卫生部药政管理局《新药（中药）治疗消渴病（糖尿病）临床研究的技术指导原则》，沿用至今，该理论符合现代糖尿病患者的衍变规律，对诊治糖尿病具有重要的临床意义和价值，被中医界同道广泛引用。从提出糖尿病“三型辨证”，再到研制国内首个纯中药制剂——降糖甲片，林兰教授创建了一套完整辨证施治体系，诊治兼备，疗效突出，针对性强，弥补了当代中医中药在治疗糖尿病方面的短板和不足，为我辈医者在研究、探索糖尿病疾病方面树立了一座明亮的灯塔，指引前进的方向，为治愈更多糖尿病患者而不断努力，造福人类。

第四节　熊曼琪教授“补脾治消”经验简述

糖尿病是由于体内胰岛素分泌绝对或相对不足而导致的以糖代谢失常为主要表现的全身性疾病。其临床特征是血糖升高、多饮、多尿、多食并身体消瘦，属于中医“消渴”范畴，亦称“消瘅”“消中”“食㑊”等。中医辨治消渴病向来多从阴虚燥热立论，熊教授认为阴虚燥热虽是消渴病之重要病机之一，而脾气虚弱在消渴病病机及辨治中的作用亦十分关键，因此上溯前贤旧论，下及近年中医临床研究及现代医学认识，熊教授从病机、辨证、治疗三方面详细论述了治消当补脾、健脾的学术观点。

一、脾气虚弱在消渴病发病及病机中的作用

对于消渴病发病与脾气虚弱的关系，《素问·本脏》曰："脾脆，善病消瘅。"《素问·脏气法时论》曰："脾病，身重善饥。"这里"脾脆""脾病"即指脾气虚弱。后世医家亦有所论述，李东垣《脾胃论》曰："又有善食而瘦者，胃伏火邪于气分则能食，脾虚则肌肉削，即食㑊也。"指出消渴病病机为脾虚胃热。清代楼英《医学纲目》论述消渴病病机曰："饮食不节，劳倦所伤，以致脾胃虚弱……以甘温之药为之主。"清末医家张锡纯力主消渴起于中焦，并从胰与脾的解剖关系上汇通中西加以阐述："至谓其证起于中焦，是诚有理，因中焦膵病，而累及于脾也。盖膵为脾之副脏……迨至膵病累及于脾，致脾气不能散精达肺则津液少，不能通调水道则小便无节，是以渴而多饮多溲也。"这里所谓"膵"即指现代之胰腺及胰岛。

近年来许多医家亦认为糖尿病发病及病机与脾气虚弱密切相关。刘仕昌教授认为消渴一病虽与肺燥、胃热、肾虚有关，但关键在脾虚；程益春、张尚臣、蓝青强等医家均不约而同地认为脾胃气虚与糖尿病发病有密切关系。总结诸多医家关于脾虚是糖尿病的重要病机的观点后，分析其依据主要在于以下几点：①素体脾虚之人，复因饮食不节、情志不调、过度劳倦等，更伤脾胃，致使饮食摄入不能正常运化转输，气津无以充养全身，发为消渴病。②过食肥甘辛辣或饮酒过度，"饮食自倍，脾胃乃伤"，过多的肥甘厚味不得正常运化，反而酿生湿浊，困遏脾气，造成脾虚湿困。③年老体虚，形胖湿盛之人，又因饮食劳倦所伤，致脾为湿困，脾气虚弱。糖尿病患者年老体胖者较多，且一旦肥胖减退则病情亦好转，与此观点相吻合。④本患消渴之人，因治疗一味恪守阴虚燥热而不顾护脾气，过用滋腻或苦寒之品，损伤脾气。上述各种因素直接或间接损伤脾气，致使脾气虚弱，脾胃运化失司，升降失常，脾主散精上归于肺，肺津枯燥则燥渴引饮；脾主输津于胃，脾虚不能输津于胃则胃失濡润，胃燥阳亢则消谷善饥；脾主肌肉四肢，脾气不能健运输布，胃虽摄入大量饮食，但气血仍无以生化输布以充养四肢肌肉，则在多食同时见消瘦、倦怠乏力、少气懒言；脾气主升，气虚则清气不升、精微不布，随津液下趋，偏渗于膀胱则见小便清长频多、尿糖高，甚者出现腹泻；或有脾气虚日久则胃气亦虚，患者不多食反而出现纳差，脾气虚弱日久，气血生化不足，或气虚不能推动血液运行，脉络闭阻，致肢体失养，则出现麻木。《素问·五脏生成》说"肝受血而能视"，脾虚肝血不足，则双目视物昏蒙；脾虚气血不足，肌腠失于濡养，营卫乖和，或血虚生风，皆可导致皮肤发痒。

熊教授通过对临床消渴病患者症状的仔细分析发现，多数患者都有倦怠、乏力、便溏、舌淡胖有齿痕、苔白腻等脾虚症状。中医认为"脾"的运化功能主要指现代胃肠系统的消化吸收功能，脾气虚弱则运化失司，出现消化不良、纳呆、恶心、呕吐、腹胀、腹泻等，现代医学近年研究亦认为，糖尿病可因自主神经病变等导致胃肠运动、分泌、吸收功能异常，临床表现为腹胀腹痛、厌食、恶心呕吐、腹泻，X线及胃电图发现胃蠕动减弱，与脾

虚病机一致。由此，熊曼琪教授认为绝大多数糖尿病患者在整个病程中不同程度地存在着脾气虚弱的现象，或以脾气虚弱为主证，或在其他证候中兼有脾虚之证。所以在中医对消渴病的诊治中，应重视脾气虚弱的辨证，才能更好地指导治疗。

二、健脾益气在消渴病治疗中的应用

对于消渴病的治疗，张仲景首创白虎加人参汤，在清胃热同时用人参、甘草、粳米益气健脾和中，为后世所推崇；明代医家戴原礼专用黄芪饮加减健脾益气以治消渴；李梴在《医学入门》中认为养脾则津液自生，用参苓白术散治消渴；陈念祖倡“以燥脾之药治之”，用理中汤倍白术加瓜蒌根治消渴病；楼英从脾气虚弱立论主张治消“以甘温之药为之主”；张锡纯从脾与膵密切相关、消渴病起于中焦出发创玉液汤、滋膵饮治疗消渴病，二方均以有健脾益气作用的黄芪、山药为主药，加用猪胰脏、鸡内金，既能健脾，又可以脏补脏。近年来许多医家亦主张应用健脾益气方药治疗糖尿病，如张孟林认为治疗消渴病当以健脾实胃为其主法，以苍术、白术、山药、黄芪、生地黄、熟地黄、玄参、沙参等组方治疗 80 例糖尿病，对血糖、尿糖及饥渴症状的控制均比较满意。有学者对治疗糖尿病效果较好的若干种成药及成方的药物组成进行了统计分析，表明有健脾益气作用的黄芪、人参是使用频率最高的药物。现代中药药理研究表明，白虎加人参汤、玉液汤、滋膵饮、四君子汤、降糖丸、消渴平片等以健脾益气为主的成方及黄芪、人参、白术、苍术、茯苓、山药、黄精、刺五加、麦芽等健脾益气单味药均有降低血糖作用，也进一步说明应用健脾益气方药治疗消渴病是有依据的。脾气健旺，后天之本巩固，气血津液的运化输布恢复正常，才是治本之法。如前所述，脾气虚弱证在消渴病病程中始终存在，不同个体、不同阶段其证情亦不同，应审不同证而施不同治法。①应用健脾益气法，仍当以辨证论治为前提，对于本证为脾气虚弱的消渴病，自当以健脾益气为主法，可选用黄芪、太子参、白术、怀山药、鸡内金、生地黄、麦冬等药物组方。②辨证以其他证候为主而兼有脾气虚弱者，则在其他治法（如滋阴、清热、活血等）基础上兼以健脾益气，如黄芪、怀山药、鸡内金等可选用。③纵然辨证纯属其他证而并无脾虚见证者，酌加适量健脾益气药。一则使后天之本健旺，气血津液化源充足，促其速效；二则因滋阴、清热、活血等药物或滋腻或苦寒或峻猛，久服易损脾伤气，加用健脾益气之品可起到顾护脾气、制约药性之用。

三、熊教授治消渴病证治总结

（一）糖尿病治疗概述

熊教授认为糖尿病症候主要是阴虚燥热：阴虚为本，燥热为标，互为因果。总的治则为泻热、降火、生津、滋阴。根据所出现的并发症相应予以益气、活血、解毒、温阳、祛湿、养肝、息风等治法。临床上对上、中、下三消，分别用白虎加人参汤、桃核承气汤、真武汤等经方加减治疗；同时，针对其脾虚的基本病机，应根据不同症候应用健脾益气法或加用健脾益气药顾护脾气。糖尿病治疗方面，熊曼琪教授在长期临床实践中积累了丰富经验，活用经方时方，以活血降糖饮和加味桃核承气汤为著。根据糖尿病病机以脾虚为主，气阴两虚兼有血瘀为主证，自拟活血降糖饮（黄芪、生地黄、丹参、太子参、五味子、麦冬、怀山药、黄精、牡丹皮、大黄、川红花、桃仁）对症治疗，方中黄芪、太子参补脾益气，生地黄、牡丹皮清热凉血，麦冬配黄精滋肾润肺、益胃生津，丹参、川红花、大黄、桃仁活血化瘀，全方共奏益气养阴、活血化瘀之效。桃核承气汤是《伤寒论》泄热逐瘀法的代表方，临床 2 型糖尿病患者多饮、多食、多尿的症状常伴有便秘。消渴病以阴虚为本，燥热为标，燥热伤肺，津液枯涸，故多饮而渴不止；胃火燥盛，则消谷善饥；热结下焦，水为火迫而偏渗于膀胱，故小便频数；阴虚其本在肾，少阴热化，津伤肠燥，邪归阳明，胃肠燥结成实，故大便坚硬。由此可见消渴病“三多”及便干便秘症多为胃热肠燥所致。不论消渴早期燥热炽盛，伤津灼血，血脉涩滞，运行不利而成瘀血，还是消渴久病新旧瘀血互为致病因素，瘀血与燥热互结，形成“瘀热互结在里”的病机。据《伤寒论》“血自下，下者愈”及“下血乃愈”之意，选桃仁活血逐瘀，桂枝通经活血，配合大黄、芒硝苦寒泻下，通导瘀热下行，共奏泻热通下，逐瘀活血之功。在此方基础上加北芪、麦冬、甘草等益气养阴之药的加味桃核承气汤，在临床应用中具有降糖效果好，防止血管并发症发生的优势。根据辨证论治的原则，临床还常用白虎加人参汤治疗气阴两虚型患者，真武汤治疗水肿型患者，肾气丸治疗肾阳虚型的患者，五苓散治疗小便不利者。

（二）糖尿病并发症的治疗

1. 糖尿病肾病

糖尿病肾病是糖尿病常见的并发症，是糖尿病全身性微血管病变表现之一，临床特征为蛋白尿，渐进性肾功能损害，高血压，水肿，晚期出现严重肾功能衰竭，是糖尿病患者的主要死亡原因之一。熊教授认为肾气虚衰为糖尿病肾病之本，气阴不足为主要病机，日久阴损及阳，阳气虚衰。虚在脾、肾，实为水湿、痰饮、瘀血。故治疗可予以温肾化气，利水消肿。临床运用济生肾气丸可改善症状和实验室指标。为达到降低血糖和防治肾病协调作用，熊教授在加味桃核承气汤基础上改良研制出三黄糖肾安片（大黄、桃仁、桂枝、玄参、熟地黄、黄芪、益母草等），对于糖尿病肾病早期水肿尚未形成之时“虚与瘀”的特点，三黄糖肾安片益气养阴滋肾、活血祛瘀，对早期肾脏病变的形态结构及功能具有良好的改善作用。

2. 糖尿病神经病变

糖尿病神经病变临床以周围神经病变常见。患者常有呈对称性的疼痛和感觉异常，如有麻木、蚁走、虫爬、发热、触电样感觉，下肢症状较上肢多见。由黄芪桂枝五物汤化裁而成的芪桃片，益气活血养阴、活血化瘀、通络止痛。经治疗后，主要症状如肢体麻木、疼痛乏力等症状均有显著改善。

3. 糖尿病性心肌病

糖尿病性心肌病是糖尿病引起的心肌组织代谢和结构紊乱的常见并发症，以心肌细胞和微血管病变为主，主要表现为心脏舒缩功能障碍，是糖尿病患者合并心血管病变如充血性心力衰竭的原发病理基础。加味桃核承气汤（黄芪、生地黄、麦冬、玄参、桃仁、大黄、桂枝、芒硝、甘草）具有益气养阴，泻热通下，逐瘀活血之效，针对糖尿病病机，补虚祛邪，标本兼治。

4. 糖尿病足

糖尿病足是由患者下肢远端神经异常和不同程度的周围血管病变导致足部发凉、麻木疼痛，甚至感染、溃疡和深层组织破坏的病变，属于中医学“脱疽”范畴。熊教授认为其病机主要是气阴两虚、血脉痹塞、肢端失养，属本虚标实之证。气阴两虚为本，瘀血、热毒为标，进而气虚血瘀，阳气不达。故强调标本同治、内外治结合：内以补气滋阴治本，外以活血化瘀、温通血脉治标。内治以补气滋阴、温阳活血为法，以芪桃方（黄芪、桃仁、熟地黄、玄参、白芍、桂枝、当归、牛膝、虎杖、知母）为主，根据不同证型加减。外治分阴阳，阴证患肢凉、色白或暗，用桂枝、川草乌、干姜、花椒、红花、乳香、没药等煎水外洗，后用阳和膏外敷。阳证肢红紫灼热或坏死发黑，用黄柏、金银花、紫花地丁、蒲公英、赤芍、红花等熏洗，再敷双柏散。综合治理控血糖，调饮食，抗感染及处理其他并发症，以达良效。切忌不顾因虚致瘀的病机特点，一味破血祛瘀。临床观察显示，相对未服中药患者，同时内服中药的糖尿病足患者的肉芽生长、创口愈合等预后水平明显改善。

5. 糖尿病骨质疏松症

糖尿病骨质疏松症是糖尿病在人体骨骼系统的严重并发症，使患者易发骨折。长期临床实践发现：相对阴虚燥热、阴阳两虚的证型患者和气阴两虚型患者最易发骨质疏松症。根据中医“肾主骨”理论，治疗以补肾壮骨，加以益气养阴、脾肾双补。以此治法而立的双黄益骨方（龙骨、熟地黄、黄芪、杜仲、续断、骨碎补、枸杞子、山茱萸、茯苓、当归、怀牛膝、刘寄奴）能有效改善患者症状，阻止病情发展。

第五节　吕仁和“脾瘅、消渴、消瘅”三期论治 2 型糖尿病概述

吕教授结合《黄帝内经》中的论述，将消渴病分为脾瘅、消渴、消瘅三期，与西医之糖尿病前期、糖尿病发病期、糖尿病并发症和合并期相对应。吕教授将消渴病分为脾瘅、消渴、消瘅三期的观点，其具体内容如下：

脾瘅期可看作是消渴发病之铺垫，关于“脾瘅期”之“瘅”，吕教授认为脾瘅即脾热，源于《素问·奇病论》云：“此五气之溢也，名为脾瘅。”即脾瘅因过食肥美、消耗过少而得，食物入胃，由脾运化，过食则脾运亢进，亢为阳，则脾热渐盛，故“脾瘅期”可作“脾

热期”理解，长此以往，可致恶性循环，久必损脾。

关于消渴期，多由脾瘅期之“脾虚”发展而来，脾瘅期“数食甘美”，脾热亢进，壮火食气，邪热伤津，脾超负荷运作，脾气首当其冲，脾之运化受损，升清降浊失司，脾热亢进，脾在味为甘，可见“甘气上溢”，疾病进展则可进入消渴期。故可见糖尿病的发病核心为脾气之“虚”。

消瘅期发病亦基于“虚”，《灵枢·五变》曰：“五脏皆柔弱者，善病消瘅。”“五脏柔弱”，即“五脏愈虚”则更易进入消瘅期，“五脏柔弱”除先天因素外，因消渴病迁延日久而致不同程度的虚损更为多见。此外，复加“陈气”（即为消渴期满溢的甘气）不除，积于各脏腑官窍，怒气上逆，血脉不行发为消瘅，最终可致五脏俱衰。综上可见，“虚”既是糖尿病之始，亦是糖尿病并发症之基也，故可言“病起于久虚”。

一、吕教授对糖尿病的“脾瘅、消渴、消瘅三期论”以“虚”为病机基础

（一）正虚为百病之始

吕仁和教授认为糖尿病及其并发症的发生与“虚”关系密切，认为“虚”为糖尿病发病之始。中医古籍中对于“正虚为百病之始”的认识源远流长，早在《素问·刺法论》中即云：“正气存内，邪不可干。”《素问·评热病论》又云：“邪之所凑，其气必虚。”此二句虽常用于描述外感疾病之发生，实则与内伤杂病近同，邪既可是外感之邪，亦可是内生之邪，疾病发生与否主要受正气的虚实强弱影响。若人体之精、津、液充沛，气血冲和，脏腑协调，阴平阳秘，则正气充盛，内邪弗生，外邪难侵，身强体健；反之，《素问·通评虚实论》指出“精气夺则虚”，《素问·刺志论》又曰：“气实形实，气虚形虚，此其常也，反此者病……脉实血实，脉虚血虚，此其常也，反此者病。”即气、血、津、液、精虚损，脏腑功能失调，阴阳逆乱则正气亏虚，内邪自生，阻碍机体正常生命活动，则疾病始生，故“虚”为百病之始也。

（二）“虚、损、劳、衰”是吕教授对糖尿病病机演变的概括

1. 吕教授认为“损为虚之甚”

“损”首见于《素问·至真要大论》，文中提出“劳者温之，损者温之”的治则。后《难经》进一步阐述虚与损的关系，其经文云：“因虚而致五损：一损损于皮毛……五损损于骨”，指出由虚致损的同时，强调损由皮毛渐进至骨的递进顺序。清·尤怡《虚损病类钩沉》云：“虚是损之积、损为虚之甚。”可明确看出二者的内在联系，即损由虚而致，损为虚之渐，虚为损之始，虚久则损。《金匮翼·虚劳统论》曰：“虚者，空虚之谓。损者，破散之谓。虚犹可补，损则罕有复完者矣。”从治则角度阐述了二者关系。虚多为轻浅之气，血营卫之不足，损则虚久伤正渐渍脏腑，由虚致损也是由表及里、由轻到重的过程。总之，疾病的进展隐含着由虚到损的内在演变规律。与古籍中“由虚致损”的疾病内在发展规律

相一致，吕教授认为由脾瘅期向消渴期转化的病机核心为“虚”，即糖尿病起于虚，而糖尿病的进展则与“损”密切相关。《素问・阴阳别论》云：“二阳结谓之消。”即进入消渴期后，脾气持续损伤，脾瘅期之脾热为病理之热，消谷之时亦可消耗人之气血津液；反之，脾又依赖气血津液之滋养，日久失养则可见脾之运化失调，胃纳肥甘，日久积聚生热，热邪既可循经传入大肠，亦可变生痰热、湿热、郁热等邪气，体内热象更盛，导致气津由开始的亏虚，进一步发展为损伤。患者从开始的多食易饥、肥胖到消谷善饥、口干多饮、大便秘结甚至消瘦，亦体现出其热结愈深，气阴损伤程度的逐渐加重，同时亦印证了古籍所云“虚为损之积、损为虚之甚”。此期之损多为正气的耗损，尚未波及脏腑，或限一脏一腑，程度不甚，早期多以其功能受损为主，日久则可损伤脏腑所藏之精，虚损轻者，尚可补益，病理产物形成尚有可逆之势，重者则可继续传变。综上可言“久虚不复转为损”。

2. 吕教授认为“由损可致劳”

劳为损之渐，“劳”作为重要的病因首见于《黄帝内经》，如“劳则气耗”“五劳所伤”等。明・张介宾《景岳全书》云“劳”之成因，即“据凡虚损不愈，则日甚成劳矣。”虚损日久不愈，疾病进一步进展则可致劳。在临床上损证和劳候往往兼而有之，少有单独存在者，细辨别之，可知其程度之异。汉・许慎《说文解字》曰：“劳，剧也。”又说：“用力者劳。”即“劳”是指人体任何脏腑的过用，正气过度耗伤而致病。清・吴谦《医宗金鉴》亦云：“虚者，阴阳……津液不足是也。损者，外而皮……成劳者，谓虚损日久，留连不愈。”虚为正气之亏虚，损可损及脏腑，劳则虚损渐深难愈。因此，吕教授认为“病起于虚，由虚致损，由损致劳”是糖尿病的重要传变过程。吕教授认为糖尿病病程较长，调护不佳则易于进展，糖尿病病机演变同样存在“由虚致损，由损致劳”的规律。从“气血津液”辨证来看，陈气不除，邪热积聚，日久渐渍更深，正气损伤更大，程度更深，且病久入络，瘀血、痰浊等病理产物胶着难解，正气更难恢复，与上述“劳则虚损渐深难愈”不谋而合。“由损致劳”是从消渴期向消瘅期转化之际，亦是消瘅之早期的病机概括。另从脏腑辨证来看，消渴期晚期之邪热鼓动，伤阴耗气加重，可见气阴两虚，阴阳俱虚，久病入络，导致络脉瘀阻，为各脏腑的损伤奠定了基础。消渴晚期脏腑虽有损伤，但仍可“代偿”，过度劳伤，更损脏腑精微物质，恶性循环，一脏或一腑损伤加重难复，五行生克制化，久则伤及他脏他腑，或复有邪气积聚固涸，更伤正气，则可出现“五脏柔弱”，加之上述络脉瘀阻，陈气不除，或情志不遂，血气逆流，脏腑由损伤进展为难愈的劳伤，留连不愈，预示疾病进入消瘅期。其轻症属本段之消瘅“虚劳期”，重症属后文之“虚衰期”。因此吕教授认为糖尿病并发症出现的病机演变规律为“久虚不复转为损、久损不复转为劳”。

3. 吕教授认为“由劳可致衰”

衰为劳之极，“衰”可见于多种疾病终末期，尤以慢性病多见。清・沈金鳌《杂病源流犀烛》云：“五脏之气，有一损伤，积久成痨，甚而为瘵。痨者，劳也，劳困疲惫也。瘵者，败也，羸败凋敝也。”可见疾病由损致衰的进程，损积久成劳，劳极则败，而羸败凋敝之象则为衰，至衰则病情深重。明・张介宾《景岳全书》亦云：“劳损肌肉脱尽者，此脾脏之败也……劳损既久，再及大便，泄泻不能禁止者，此肾脏之败也。”佐证虚劳病之“虚、损、劳、衰”渐进过程的同时，指出病中见衰象则病情危重，可谓病之极期。糖尿病终末期可见不同器官的严重损害，其病机核心可概括为“衰”，即各脏腑“失代偿期”，即消瘅晚期。联系上文，消瘅早期表现为脏腑柔弱，陈气不除，怒气上逆，血脉不行，伤津耗气，复有各种病理产物的堆积，若疾病失治，则会导致脏腑功能劳极，气血精津液等耗竭，最终出现“羸败凋敝”之象，即由消瘅中期逐渐进入晚期。

吕教授基于古籍将糖尿病及其并发症的病机演变规律概括为“病起于久虚，久虚不复转为损，久损不复转为劳，久劳不复转为衰”，即糖尿病由脾瘅期气津之亏虚发展而来；进入消渴期后，热结益甚，气津等精微物质渐损，亦可损及一脏一腑，脏腑及精微物质损久不耐则出现劳伤；随后进入消瘅早期，疾病进展，脏腑劳极致衰进入消瘅晚期，病情属危急之证。

二、吕教授对糖尿病的“脾瘅、消渴、消瘅”三期论治

吕仁和教授认为糖尿病“脾瘅”“消渴”“消瘅”三期的病因病机及其演化有别，临床治疗也相应不同。

（一）脾瘅期

《素问·奇病论》云：“帝曰：有病口甘者，病名为何？何以得之？岐伯曰：此五气之溢也，名曰脾瘅。夫五味入口，藏于胃，脾为之行其精气，津液在脾，故令人口甘也，此肥美之所发也，此人必数食甘美而多肥也。”吕仁和教授指出脾瘅期病因是“食多”，病机为“五气之溢”，病位在脾，症状以“肥”为主，进而引发诸多病证，如糖尿病前期、脂肪肝、高脂血症、代谢综合征等。吕仁和教授认为，脾瘅期胰岛素抵抗病机在于脾运太过，脾主运化水谷，主输布水谷精微，过食肥甘厚腻则伤脾，脾运太过，则五谷不得运化，化作痰湿，日久化热，湿热内生，可表现为口中黏腻，有甜味，周身困重，体型肥胖，脘腹痞满，舌苔黄腻。因此，脾瘅期的治疗，重在清化湿热，常用药对茵陈、炒栀子加味治疗。茵陈、炒栀子出自《伤寒论》茵陈蒿汤，原方为湿热黄疸而设，吕仁和教授灵活应用，将其广泛用于2型糖尿病胰岛素抵抗脾瘅期，《神农本草经》云：“茵陈，味苦，平。主治风寒湿热邪气，热结黄疸。”《本草经疏》云：“茵陈蒿感天地苦寒之味……苦寒能燥湿除热，湿热去则诸证自退矣。”可见茵陈为清热化湿良药。栀子苦寒，清心除烦，通利三焦水道，《景岳全书》云：“栀子，味苦，气寒。味厚气薄……解消渴，除热郁。”食欲旺盛者重用玉竹，意为缓脾之法，正如《素问·脏气法时论》云：“脾欲缓，急食甘以缓之。”兼有胸闷、善太息者加香橼、佛手疏肝理气；兼有急躁易怒，口干口苦者加牡丹皮、龙胆草清肝泻火；兼有口舌生疮者，加黄连、牡丹皮、升麻清热消疮；兼有大便干加炒枳实、大黄泻热通便。此外，吕仁和教授还会指导患者辨证施膳，如凉拌花生芹菜，既热量低，又具有饱腹感。

（二）消渴期

消渴期由脾瘅期失治、误治进一步发展而来，《素问·奇病论》云：“肥者令人内热，

甘者令人中满，故其气上溢，转为消渴。治之以兰，除陈气也。”吕仁和教授认为消渴期的病因是“甘满”和“内热”，病机是“甘气上溢”，病位在心、脾，正如《素问·阴阳别论》云：“二阳之病发心脾。”久嗜肥甘厚味，再加忧思日久，气郁化火，心脾积热，再加劳逸失调，使得体内甘甜之物蓄积而血糖升高。甘甜之物因内热熏蒸，使得甘甜之气上溢，血糖升高从而达到糖尿病的诊断标准，其中体内“甘满”与“内热”越重，病情越严重。消渴期治则为除陈气、清热毒。吕教授认为从脾瘅期到消渴期邪热逐渐加重，日久可伤及气阴，认为清热法可以明显改善2型糖尿病消渴期胰岛素抵抗，而且可以保护胰岛β细胞进一步损伤，但是需要注意明辨邪热类型，同时顾护正气，不可过用或盲目使用清热药物，以防苦寒败胃。

吕仁和教授认为糖尿病消渴期临床常见证型有胃热炽盛证，症见口渴多饮，消谷善饥，舌红苔黄，脉滑数，常用药物有石膏、知母、黄连、天花粉、麦冬；心肝郁热证，症见心烦急躁，口干口苦，胸胁满闷，舌红，脉弦数，常用药物有柴胡、枳实、枳壳、赤芍、白芍、郁金、栀子；湿热中阻证，症见胸脘痞闷，身体困重，大便黏滞不爽，舌质淡红，苔黄腻，脉滑，常用药物有黄芩、黄连、苍术、厚朴、陈皮、藿香、佩兰；痰热内扰证，症见心烦失眠，头晕耳鸣，口干，舌红苔黄腻，脉滑，药物常用黄连、半夏、陈皮、茯苓、竹茹；邪热内盛，热伤气阴，症见乏力倦怠，口干口渴，手足心热，舌红少苔，脉细数，常用药物有生黄芪、生地黄、太子参、麦冬、五味子、知母、黄柏。消渴期的治疗目标是使用综合治疗措施延缓糖尿病并发症的发生。此期积极治疗可延缓消瘅期的发生，并且有望向脾瘅期逆转，如失治、误治则很快发展为消瘅期。

（三）消瘅期

《灵枢·五变》云：“五脏皆柔弱者，善病消瘅。”指出糖尿病消瘅期的出现与其先天脏器脆弱相关。人体禀赋各异，后天生活条件有别，故虽均患有糖尿病，其并发症却各不相同，可并发糖尿病心脏病、糖尿病肾病，正如《灵枢·本脏》云：“心脆则善病消瘅热中……肾脆则善病消瘅，易伤。”病机主要为“血脉不行”，病位在血脉，可病及五脏六腑，四肢百骸。吕仁和教授认为糖尿病消瘅期多见因血管和神经病变引发的心、肝、肾及奇恒之腑的病变，进而损伤宗气致血脉不行，化生热毒产生诸种病证，治法为调补气血阴阳、通经络、活血脉、清热毒、保脏腑，使阴阳逐渐平衡。著名中医学家祝谌予先生开活血化瘀治疗糖尿病先河，代表方降糖活血方。吕仁和教授在继承祝谌予先生学术思想的基础上，提出糖尿病肾病“微型癥瘕”病理学说，认为糖尿病肾病即消渴病日久，加以体质、情志、饮食等因素，内热或伤阴，或耗气，或气阴两伤，或阴损及阳，久病入络，气虚血瘀，痰郁热瘀互相胶结，则可在肾之络脉形成微型癥瘕，使肾体受损，肾用失司。所以治疗方面强调活血通脉、散结消聚治法，药物常用赤芍、牡丹皮、丹参、鬼箭羽、三棱、莪术、牡蛎等。同时消渴病病变日久，多兼有气阴两虚，常用自拟方太灵丹，主要用于治疗糖尿病肾病肾功能衰竭，组成为太子参、灵芝、丹参、赤芍、牡丹皮、鬼箭羽、三棱、猪苓、茯苓、枳实、熟大黄。

综上，对于2型糖尿病的治疗，吕仁和教授认为脾瘅期重视清化湿热，消渴期随着邪热的加重，明辨邪热类型，同时顾护气阴，消渴期强调活血通脉、散结消聚治法。

第六节 仝小林“郁热虚损”及“态靶因果”论

仝小林为中国科学院院士，长期从事糖尿病及糖尿病并发症的临床、科研与教学工作。率先将现代糖尿病的中医病名概括为“糖络病”，并对其重新进行中医分类、分期、分证，针对早中期糖尿病中医理论认识的空白，在继承经典基础上，创新《黄帝内经》脾瘅理论，首创“开郁清热法”治疗早中期糖尿病，解决了“中药不能独立降糖”的历史性难题，建立了糖尿病络病理论指导糖尿病并发症治疗，形成了从糖尿病前期到糖尿病早中期至并发症期的中医系统诊疗体系。

一、对现代糖尿病的中医认识

典型的糖尿病的临床表现以“三多一少”（多食、多饮、多尿和体重减轻）为基本特征，与古代消渴病极其类似，因此很多临床医生始终把糖尿病等同于古代消渴，并按照消渴理论论治，即以“阴虚燥热”为核心病机，治法遵循益气滋阴润燥。然而，仝小林教授在临床实践中发现，现代临床所见的糖尿病患者多数无典型“三多一少”症状，并且多数为肥胖，与古代消渴有很大不同。因此他提出“现代 2 型糖尿病不等同于消渴”，二者在临床特征、诊断方法、病程阶段、核心病机、治则治法等方面均存在较大差异。

第一，在临床表现方面，古代由于检测手段的缺乏导致诊断、治疗不及时，往往糖尿病患者就诊时已存在“三多一少”的症状，此时处于疾病的中后期阶段，因此命名为消渴，多表现出为以“虚”为主的病机特点。与此不同的是，现代由于人群生活水平的极大改善，饮食习惯偏于重肥甘厚味，同时由于医疗水平的提高及体检的普及，使诊断与治疗大大前移，大多数糖尿病患者并没有典型的“三多一少”症状，反而以肥胖为主要特征，处于整个病程的初中期，表现出以“实”为主的病机特点。因此，2 型糖尿病在临床面貌上与古代消渴大相径庭。

第二，在病程阶段方面，2 型糖尿病在完整自然病程上早期存在胰岛素抵抗而胰岛 β 细胞代偿性分泌胰岛素增加，逐渐发展为中期胰岛素抵抗与胰岛 β 细胞损伤并存，至晚期胰岛细胞衰竭。从中医角度来认识，即早期以实证为主，逐渐发展为虚实相兼，至晚期则演变为以虚证为主。而古之消渴多以虚立论，没有完全体现出糖尿病的自然发展过程。

第三，在基本病机方面，肥胖型糖尿病在现代临床多见，2017 年发表于 JAMA 的一项中国人糖尿病流行病学调查显示：超重与肥胖人群的糖尿病患病率是正常体重人群的 2～3 倍。仝小林教授团队曾对 1028 例社区糖尿病患者及 2518 例肥胖型 2 型糖尿病患者进行中医证型分布调查研究，证实中满内热是肥胖型 2 型糖尿病的核心病机，肝胃郁热证、胃肠实热证、痰热互结证是其主要表现形式。而古之消渴多以虚立论，基本病机为阴虚内热、气阴两虚、阴阳两虚等。

第四，在治则治法方面，从核心病机出发，肥胖型 2 型糖尿病与消渴二者的主要治法不同。古代消渴以阴虚燥热为基本病机，故而滋阴清热为主要治法；而肥胖型 2 型糖尿病以中满内热为核心病机，所以开郁清热法是其主要治法。

综上所述，现代糖尿病与消渴迥异，特别是肥胖型糖尿病，在临床表现、病程病机、治则治法等方面都与消渴不同。可以认为，消渴是现代糖尿病全病程中某一阶段的特定表现。

二、脾瘅和消瘅

仝小林教授认为，现代糖尿病按照是否伴有肥胖，主要分为两大类型——肥胖型糖尿病和消瘦型糖尿病。

肥胖型糖尿病是以肥胖为主要特征的一类糖尿病，血糖升高的同时常伴有血脂、血压、血尿酸异常等代谢紊乱，多由长期过食肥甘厚味、饮食不节，致饮食水谷堆积塞滞，日久化热而致，2 型糖尿病多属此类。仝小林教授以“脾瘅”作为该型的中医病名。“脾瘅”之名源自《素问·奇病论》：“此五气之溢也，名曰脾瘅。夫五味入口，藏于胃，脾为之行其精气，津液在脾，故令人口甘也。此肥美之所发也，此人必数食甘美而多肥也。肥者令人内热，甘者令人中满，故其气上溢，转为消渴。治之以兰，除陈气也。”从上述描述可以看出，脾瘅的病因是“数食甘美”，多以肥胖为病程的起始点，脾瘅的核心病机是“中满”和“内热”，最终可转化为消渴。因此脾瘅的核心病机是中满内热，病理中心在胃肠，主要表现形式有胃肠实热及肝胃郁热之不同。

消瘦型糖尿病是以消瘦为主要特征的一类糖尿病，患者往往体弱偏虚，并且病程始末均不出现肥胖，其发病多与遗传、体质、情志等因素相关，包括 1 型糖尿病、1.5 型糖尿病和部分 2 型糖尿病。仝小林教授以“消瘅”作为该型的中医病名。《灵枢·五变》曰：“人之善病消瘅者，何以候之？少俞答曰：五脏皆柔弱者，善病消瘅……此人薄皮肤而目坚固以深者，长冲直扬，其心刚，刚则多怒，怒则气上逆，胸中蓄积，血气逆流，髋皮充肌，血脉不行，转而为热，热则消肌肤，故为消瘅。”消瘅的病因主要是脏腑柔弱，诸脏虚弱，调适能力较差，若饮食起居不慎，或七情变化，易伤脏腑而生诸病。临床症状可见性情急躁（其心刚，刚则多怒），内热（血脉不行，转而为热），肌肉消瘦瘦弱；胸中不舒，皮肤色红充血；目坚硬（坚）活动不灵活（固）而深陷（深），横眉直视（长冲直扬）。消瘅的核心病机是脾虚胃热，其病理中心在脾肾。

脾瘅与消瘅的异同见表 6-1。

表 6-1 脾瘅与消瘅的异同

	脾瘅	消瘅
病因	先天禀赋不足	过食膏粱厚味
核心病机	脾虚胃热	中满内热
病理中心	脾肾	胃肠
分类	肥胖型糖尿病	消瘦型糖尿病
证候演变	脾虚胃热——气津两伤——肝肾阴虚——阴阳两虚——脾肾阳虚	偏于中满者，以食郁为中心，中土塞滞——胃肠实热——脾虚胃实——脾阳虚损——脾肾阳虚； 偏于内热者，土壅而木郁——肝胃郁热——上热下寒——脾肾阳虚
治疗	清热兼顾脾肾	以清为主

三、郁、热、虚、损四大阶段辨治要点

仝小林教授将糖尿病的自然病程高度概括为郁→热→虚→损四大阶段（表 6-2）。

郁的阶段代表疾病的早期，对应糖尿病前期或初期。脾瘅患者由于长期过食膏粱厚味，加之少动，形成食郁，临床表现为肥胖、多食，不耐疲劳。消瘅患者因脏腑柔弱，遇事易郁，郁食易积，使机体处于一种郁滞状态，临床表现消瘦、情绪波动、精神抑郁、易外感。病性以实为主。

热的阶段代表疾病的发展，对应糖尿病期。食郁、气郁等日久化热，热邪弥漫，波及脏腑、气血，则见肝热、胃热、肠热、肺热、痰热等，临床表现可见易怒口苦、消谷善饥、大便秘结、大渴引饮等。病性以实为主。

虚的阶段代表疾病的进一步发展，对应糖尿病期/并发症期。上一阶段火热燔灼，伤阴耗气，耗散脏腑元气，脏腑经络等组织器官功能活动无力，致各种虚象渐显，又致痰浊瘀血等病理产物逐渐内生。此阶段病性大多属虚实夹杂，既有气虚、阴虚，常兼有火热未清，还可兼瘀、夹湿、夹痰等。

损的阶段代表疾病的终末，损主要为络损（微血管）和脉损（大血管），对应并发症期。糖尿病后期，火热之势已渐消退，虚损之象进一步加重，或因虚极而脏腑受损，或因久病入络，络瘀脉损而成，痰浊瘀毒等病理产物积聚。

表 6-2　郁、热、虚、损不同阶段辨治要点

阶段	证型	临床表现	治法	基本方
郁	中土（脾胃）壅滞	腹型肥胖，脘腹胀满，嗳气，矢气频频，苔白厚，脉滑	行气除满	厚朴三物汤加减
	肝郁气滞	情绪抑郁，喜太息，胁肋胀满，脉弦	疏肝解郁	逍遥散加减
热	肝胃郁热	胸胁胀闷，面色红赤，形体偏胖，心烦易怒，口干口苦，脉弦数	和解少阳，通下里实	大柴胡汤加减
	肺胃热盛	口大渴，喜冷饮，汗出多，脉洪大	辛寒清热	白虎汤加减或桑白皮汤合玉女煎加减
	热毒炽盛	口渴引饮，心胸烦热，体生疖疮痈疽或皮肤瘙痒，便干溲黄	清热解毒	三黄汤合五味消毒饮加减
	胃肠实热	大便秘结难行，口干口苦，或有口臭，脘腹胀满，痞塞不适，多食易饥，渴喜冷饮，饮水量多，舌红，苔黄，脉数有力，右关明显	清泄实热	大黄黄连泻心汤加减或小承气汤加减
	肠道湿热	脘腹痞满，大便黏腻不爽，或臭秽难闻，小便色黄，口干不渴，或有口臭，舌红，舌体胖大，或边有齿痕，苔黄腻，脉滑数	清利湿热	葛根芩连汤加减
	痰热互结	形体肥胖，腹部胀大，胸闷脘痞，口干口渴，喜冷饮，饮水量多，心烦口苦，大便干结，小便色黄，舌质红，舌体胖，苔黄腻，脉弦滑	清热化痰	小陷胸汤加减

续表

阶段	证型	临床表现	治法	基本方
虚	热盛伤津	口大渴，喜冷饮，饮水量多，汗多，乏力，易饥多食，尿频量多，口苦，溲赤便秘，舌干红，苔黄燥，脉洪大而虚	清热益气生津	白虎加人参汤或消渴方加减
	阴虚火旺	五心烦热，急躁易怒，口干口渴，时时汗出，少寐多梦，小便短赤，大便干，舌红，少苔，脉虚细数	滋阴降火	知柏地黄丸加减
	气阴两虚	消瘦，疲乏无力，易汗出，口干口苦，心悸失眠，舌红少津，苔薄白干或少苔，脉虚细数	益气养阴清热	生脉散合增液汤加减
	脾虚胃滞	心下痞满，呕恶纳呆，水谷不消，便溏，或肠鸣下利，干呕呃逆，舌淡胖苔腻，舌下络瘀，脉弦滑无力	辛开苦降，运脾理滞	半夏泻心汤加减
	上热下寒	心烦口苦，胃脘灼热，或呕吐，下利，手足及下肢冷甚，舌红，苔根部腐腻，舌下络脉瘀闭	清上温下	乌梅丸加减
损	肝肾阴虚	小便频数、浑浊如膏，视物模糊，腰膝酸软，眩晕耳鸣，五心烦热，低热颧红，口干咽燥，多梦遗精，皮肤干燥，雀目，或蚊蝇飞舞，或失明，皮肤瘙痒，舌红少苔，脉细数	滋补肝肾	杞菊地黄丸加减
	阴阳两虚	小便频数，夜尿增多，浑浊如脂如膏，甚至饮一溲一，五心烦热，口干咽燥，神疲，耳轮干枯，面色黧黑，腰膝酸软无力，畏寒肢凉，四肢欠温，阳痿，下肢浮肿，甚则全身皆肿，舌质淡，苔白而干，脉沉细无力	滋阴补阳	金匮肾气丸
兼证	兼痰	嗜食肥甘，形体肥胖，呕恶、眩晕、口黏，头重嗜睡，食油腻则加重，舌体胖大，苔白厚腻，脉滑	化痰	二陈汤
	兼湿	头重昏蒙，四肢沉重，遇阴雨天加重，倦怠嗜卧，脘腹胀满，食少纳呆，大便溏泄或黏滞不爽，小便不利，舌胖大，边有齿痕，苔腻，脉弦滑	健脾祛湿	平胃散加减
	兼浊	腹部肥胖，实验室检查血脂或血尿酸升高，或伴脂肪肝，舌胖大，苔腐腻，脉滑	化浊	红曲、五谷虫、生山楂、西红花、威灵仙
	兼瘀	肢体麻木或疼痛，胸闷刺痛，或中风偏瘫，语言謇涩，或眼底出血，或下肢紫暗，唇舌紫暗，舌有瘀斑或舌下青筋暴露，苔薄白，脉弦涩	活血化瘀	一般选用桃红四物汤，以眼底或肾脏络脉病变为主者选用抵当汤

四、“态靶因果”辨治方略指导糖尿病的治疗

仝小林教授提出“态靶因果”的中医临床辨治方略，即“以病为参，以态为基，以症为靶，以因为先，以果为据”。现代医学的优势是对于疾病的全过程（即病因、发展和预后转归）有系统全面的认识，中医学应当参照西医的疾病框架，在中医思维指导下，重新审视疾病全过程中不同阶段的“态”，找出每一个阶段“态”的核心病机，确立主要证型和治法方药。“靶”是指治疗的靶向性，有三个层面的含义：一是“疾病靶”——靶方，即通过靶方以达到治疗疾病的目的；二是“症状靶”——靶方/靶药，即通过靶药迅速改善患者主要症状；三是“指标靶”——靶药，即通过寻找特效的指标药，使之恢复正常。“因

态”和“果态”即疾病发生发展的原因和结果，即指治疗疾病要瞻前顾后，既察“因态”，切断病之源头，又重“果态”，先安未受邪之地。“态靶因果”方略是一种对疾病发展态势宏观把握的临证思维，对疾病横向和纵向的态势有全面的认识，准确把握疾病不同阶段的核心病机，提高治疗的靶向性和精准性。

对于糖尿病的治疗，同样以“态靶因果”为指导思想。

前述“郁→热→虚→损”4个阶段名称就是以“态”命名的。“态”下再细分证型，“态”统领“证”，“证”反映“态”。治疗糖尿病的靶方、靶药，是指临床上可以改善疾病病理状态，进而有效降低血糖、血脂等指标的方药：“疾病靶”如葛根芩连汤，临床研究证实有确切的降糖作用，同时能改善肠道湿热证症状；“症状靶”如对糖尿病皮肤温度异常多使用升阳散火汤透散郁热；“指标靶”如黄连、知母具有确切的降血糖作用，红曲具有降脂作用等。

“因态”即糖尿病发病的源头。比如2型糖尿病多由过食肥甘厚味发展而来，饮食因素应为疾病的本因，而饮食积滞所生的郁热，则为疾病的继因。除此之外，存在一些严重阻碍药物降糖疗效的诱因，如失眠、便秘、情绪波动、感染等。找准“因态”给予治疗，截断发病因素，从根源上控制糖尿病的发生发展。

“果态”是对疾病的发展预后的动态把握，在慢性病的调摄中尤为重要。糖尿病早期血行不畅，络脉郁滞，日久发展为络脉瘀阻，后期演变为络脉瘀闭及脉络损伤，经历由浅入深，由轻至重的病变过程。早期治络及全程通络对并发症的防治有重要意义。如在糖尿病早期可使用三七、水蛭粉等活血之品预防微血管病变的发生。

第七节　温伟波教授诊治糖尿病的经验

温伟波教授是云南省名中医、博士生导师，从事内分泌科临床科研工作二十余年，对2型糖尿病及其并发症的治疗有独到的见解，认为治疗本病必须补肺脾肾之虚，祛湿热、瘀血、气郁之实，使气血阴阳协调冲和，相互为用。

一、从“脾虚湿热”论治肥胖型2型糖尿病

温教授认为肥胖型2型糖尿病的形成多为脾气虚弱，痰湿中阻，郁久化热，加之过食膏粱肥厚，少动多卧，导致腹部脂肪堆积，体内郁久之痰湿，与食入膏粱肥甘之品相搏，热气内耗，湿热内生，致脾胃愈虚，精微生成无力、布散障碍，最终发为消渴。认为脾虚湿热为肥胖型2型糖尿病的主要病机，在治疗上以甘药补脾，以苦药燥湿，并根据气味升降，调整斡旋中焦气机，以辛甘之药升脾阳，则清阳升，以苦药泄胃腑，则浊阴降，辛甘与苦药合用，升清降浊，可恢复脾胃升降之能，生痰之源得以绝，脉络之痰湿无以生，皮下及腹中堆积脂膏则无以成，精微正常布散，和调于五脏，洒陈于六腑，使腹型肥胖消渴患者病愈。拟方健脾清热利湿汤，健脾益气，清热燥湿。

方中太子参味甘、微苦；怀山药味甘，性平，两药药味皆甘，可补脾脏亏虚之气，脾

气足则健运，健运则升清之功可复，合用则能健脾益气、培土生金，是为君药。苍术味辛、苦，性温；玄参性苦咸，微寒；黄芩味苦，性寒；黄连味苦，性寒。脾为湿困，运化之精不能上输于肺而涣散于中，以苍术健脾燥湿，配玄参清热生津，恢复脾胃气机的升降。苍术又可以增强太子参、山药健脾之功。黄芩、黄连两药同用，清热燥湿以祛湿热之邪。另玄参滋阴之力可防芩、连两药过燥阴伤之弊，均为臣药。翻白草味苦，性寒，清热解毒；鬼箭羽味苦、辛，性寒，解毒消肿，两药清热力强，合用可增强黄芩、黄连清热之力，又因其味皆苦，故能除脾胃湿热。葛根甘、辛，性凉，味辛以助脾散精，盖其行散力强，归肺经又顺肺宣发之势，布散精微，《黄帝内经》曰“气味辛甘发散为阳”，故葛根能升发脾胃清阳；荔枝核味甘，性温，行气散结，气行则可除湿热黏着之邪，又能防止补脾太过而壅滞，其性温则能防寒凉之物伤正，均为佐药。炙甘草是为使药，味甘，性平，既能补脾，又能调和诸药。

纵观全方，辛甘与苦药合用，泄阴浊，降胃腑，升清阳，健脾土。益气健脾与升清阳之药合用，则脾脏升清之功复，脾脏亏虚之气可补；燥湿与清热药并用，则能祛中焦湿热之邪，使湿与热邪俱去，佐以行气药以除湿热黏滞之邪，而无留邪之弊。方中药物各司其守，相反相成，相互作用。诸药配伍，共奏健脾益气、清热燥湿之效，使诸证渐愈。

课题研究：将符合纳入标准的 80 例脾虚湿热型老年 2 型糖尿病伴腹型肥胖的患者采用随机对照方法，对照组 40 例，治疗组 40 例，对照组予基础治疗（饮食控制、运动疗法）＋盐酸二甲双胍肠溶片干预；治疗组在上述方案基础上加服健脾清热利湿汤干预，4 周为 1 个疗程，3 个疗程结束后，观察并记录两组血糖（FBG、2hPBG）、HbA1c、胰岛素抵抗指数（HOMA-IR）、体重、腰围、BMI、内脏脂肪面积指数、中医证候等数据在治疗前后的变化，归纳、整理数据后，进行统计学分析。研究结果：治疗组在 FBG、2hPBG、HbA1c、HOMA-IR、BMI、中医证候总积分、中医各单项证候评分（除脘腹胀满外）方面均明显改善，与对照组相比有统计学差异（$P<0.01$），在改善体重、腰围、内脏脂肪面积指数方面优于对照组，有统计学差异（$P<0.05$）。

二、从“肾阴亏虚兼湿热”论治老年 2 型糖尿病

温教授以阴虚为本、燥热为标的发病机制为导向，根据《素问·上古天真论》中“女子……七七，天癸竭……形坏而无子；丈夫……八八，天癸竭……肾脏衰”，以及《阴阳应象大论》中“年四十，而阴气至半也……年六十……气大衰，九窍不利，下虚上实，涕泣俱出矣”，并结合临床实践观察，提出年老体虚，肾精不足，肾阴亏虚，下虚上实是老年 2 型糖尿病发病的基本病因病机。肾为先天之本，主藏精，老年糖尿病患者年老体虚，先天之精渐衰，肾阴化生不足，阴虚不敛阳，虚阳浮越于上，而虚火内生，烁灼津液，致阴愈虚。脾为后天之本，仓廪之官，气血生化之源，主化物而生津微也，经升清之力而布散，以滋养五脏，使万物俱生。若劳逸失调，饮食不节，久食肥甘辛辣厚味之品，饮食自倍，脾胃乃伤，中焦斡旋之机虚弱，运化失职，升降失司，太阴内伤，湿饮停聚，与浮越之虚阳蕴结，蕴结日久，郁而化热，故病湿热；湿热为病，如油裹面，难解难分，水谷精微输布失常，则后天气血生化乏源，后天脾土不能滋养先天肾精，肾

精愈亏，肾精化生肾阴失司，故致肾中之阴愈虚；两者互为因果，恶性循环，循而往复。以致阴虚燥热，互相搏结，湿热内蕴，下虚上实，遂发为消渴。故认为老年消渴具有以肾阴亏虚为本，湿热为标的病机特点。结合本病下虚上实、虚中夹实、本虚标实的病机，提出以滋补肾阴，清热燥湿并举的治疗原则，拟定六味地黄连柏汤治疗老年 2 型糖尿病属肾阴亏虚兼湿热证型者。其组成为生地黄、炙黄精、怀山药、山茱萸、枸杞子、黄连、炒黄柏、黄芪、茯苓、牡丹皮、炒泽泻、玄参、炒苍术、干姜、怀牛膝共十五味中药。方义如下：

生地黄、炙黄精为君药。生地黄，其味甘苦，性寒，归心、肝、肾三经，具有清热凉血、养阴生津之效；炙黄精，其味甘，性平，归脾、肺、肾三经，具有补气养阴、益肾、健脾、润肺之功；两药皆能滋肾阴，填精髓，相须为用。

怀山药、山茱萸、枸杞子、黄连、炒黄柏为臣药。怀山药，其味甘，性平，归脾、肺、肾三经，具有补脾养胃、生津益肺、补肾涩精之效；山茱萸，其味酸、涩，性微温，归肝、肾二经，具有补益肝肾、收敛固涩之功；枸杞子，其味甘，性平，归肝、肾二经，具有滋补肝肾的功效。此三者与君药相使为用，以增强君药滋肾阴，填肾精之功。黄连，其味苦，性寒，归心、脾、胃、肝、胆、大肠六经，具有清热燥湿、泻火解毒之效；炒黄柏，其味苦，性寒，归肾、膀胱二经，具有清热燥湿、泻火除蒸之效，为实热、虚热两清之品；黄连、炒黄柏两者相须为用，清中下焦湿热，共奏清热燥湿泻火之效。

牡丹皮、炒泽泻、玄参、黄芪、茯苓、干姜、炒苍术为佐药。牡丹皮，其味苦，性辛、微寒，归心、肝、肾三经，清热凉血、活血化瘀，入阴分，清透阴分伏热；炒泽泻，其味甘、淡，性寒，归肾、膀胱二经，利水渗湿、泄热；玄参，其味甘、苦，咸，性微寒，归肺、胃、肾三经，具有清热凉血、滋阴泻火、解毒散结之效；此三者利水渗湿、清透伏热，使邪有出路，辅助黄连、炒黄柏之效，是为佐助药。黄芪，其味甘，性微温，归脾、肺二经，具有补气升阳、生津养血之功；茯苓，其味甘、淡，性平，归脾、肾、心三经，具有健脾、利水渗湿之效；此二者补气健脾，扶养后天气血并调理脾胃之气机，使脾胃枢纽气机调畅，是为佐助药。干姜，其味辛，性热，归脾、胃、肾、心、肺五经，具有温中散寒之效，反佐黄连、炒黄柏之苦寒，免伤脾胃，是为反佐药。炒苍术，其味辛、苦，性温，归脾、胃、肝三经，具有燥湿健脾之效，其性热，能温化湿邪，一则配合干姜以增加燥湿之功，使祛邪而不伤正，二则配合玄参，以运脾燥湿，泄脾肾伏热以治消。

怀牛膝为使药，其味苦甘酸，性平，无毒，归肝、肾二经，具有活血祛瘀、补肝肾、强筋骨、引诸药下行之效。

全方以滋补肾阴，清热燥湿为治疗原则；以下虚上实、虚中夹实、本虚标实的病理特点为立论依据，达到扶正与祛邪并重，标本兼顾。此外，考虑湿热之邪易阻滞气机，气机不畅则致血行不通，必致血瘀为患，未病先防，故配伍一些兼有活血化瘀之效的中药，如牡丹皮、怀牛膝等，以防治老年糖尿病兼夹微血管病变的发生。全方以补为主，攻补兼施、标本兼顾、主次分明，诸药配伍共奏滋补肾阴、清热燥湿之功，以达疾病渐愈之效。

课题研究：收集 2018 年 12 月至 2019 年 12 月在云南中医药大学第一附属医院老年病科、内分泌科门诊及住院部就诊的老年 2 型糖尿病（肾阴亏虚兼湿热证）患者为研究对象，共 80 例。随机分为治疗组和对照组各 40 例。治疗组以中药＋西药（六味地黄连柏汤＋盐酸二甲双胍肠溶片）干预，对照组以西药（盐酸二甲双胍肠溶片）干预，共治疗 12 周。收集两组治疗前后的 FBG、2hPBG、HbA1c 及中医证候等相关数据，通过统计学分析，观察两组指标治疗前后的变化。研究结果：治疗组在改善 FBG、中医证候总积分及尿频量多、腰膝酸软、手足心热、潮热盗汗、脘腹胀满、口渴不多饮、溲赤单项证候积分方面明显优于对照组，差异有统计学意义（$P<0.01$），在改善 2hPBG、HbA1c 及中医证候耳鸣、健忘、排便不爽单项证候积分方面优于对照组，差异有统计学意义（$P<0.05$）。

三、从“气阴两虚兼湿热”论治 2 型糖尿病

温教授根据阴虚为本，燥热为标的发病机制，认为素体本虚是糖尿病发病的基本因素和关键部分，内消的形成往往与阴虚而生内热，内热耗伤津液有关，发病初期，往往以气阴两虚为主，兼以湿热偏盛多见，即气阴两虚为本，湿热为标。气虚则脾胃运化失常，湿浊内生，阴虚则脾胃内热而生，故气阴两虚中易出现湿热偏盛之象。相反，湿热可化燥、化火，伤津耗气又可致气虚、阴虚；湿热内蕴，蕴久化热，热灼津伤，津不上承于肺，则肺澡津伤，口干多饮；阻于中焦，脾失健运，则食谷不化，脘腹胀满，纳呆乏味；湿热下注，耗伤肾阴，则肾失封藏，小便频数甚而溲赤，污积肠道，则大便不爽。故气阴两虚与湿热相反相成，由此病情易反复多变，形成气阴两虚夹湿热之本虚标实证。同时，现代人们饮食起居改变，多以肥甘厚味、久坐少动为主，因而在传统气阴两虚的证型上常常出现脘腹胀满、食少纳呆、大便不爽等湿热兼症，形成复合证型。又因湿热易阻滞脉络，影响气机，致血行不畅，留瘀为患，故应重视对湿热和瘀血的诊治。

结合本病本虚标实的病机，温教授提出以益气养阴，清热燥湿为治法，拟定参麦杞连饮。君药：太子参益气健脾、生津润肺，麦冬养阴生津、润肺清心，黄芪补肺脾肾三脏之气，共为君药，益肺气，健脾胃，养阴液，气阴双补。臣药：黄连、玄参、枸杞清热燥湿，滋补肾阴，标本兼顾。佐药：丹参、粉葛达化瘀通络之功，炒苍术健脾燥湿，奏祛邪而不伤正之效。使药：怀牛膝活血散瘀，清热解毒，能引诸药下行，起引经药之功用。

课题研究：研究对象来自 2016 年 12 月至 2017 年 12 月在云南省中医医院内分泌科门诊就诊的初发 2 型糖尿病（气阴两虚兼湿热证）患者，共 80 例。随机分为对照组（基础治疗＋盐酸二甲双胍片）40 例，治疗组（基础治疗＋参麦杞连饮＋盐酸二甲双胍片）40 例，疗程共 8 周，以 FBG、2hPBG、HbA1c、果糖胺（FRA）、BMI、HOMA-IR 及中医证候积分为观察指标，通过统计学分析，观察两组指标在治疗前与治疗后的变化。研究结果显示：治疗组在 FBG、2hPBG、HbA1c、FRA、HOMA-IR 方面均明显改善，与对照组相比有统计学差异（$P<0.05$），且治疗组能有效改善中医证候总积分及各单项证候积分，与对照组相比较有统计学差异（$P<0.01$）。

四、从“气阴两虚”论治糖尿病泌汗异常

温教授认为气阴两虚是糖尿病泌汗异常缠绵不愈的病机根本并贯穿始终。发病初期，

患者嗜食辛辣香燥之品，燥热偏盛，伤津耗气，导致气阴两虚，阴虚内热，迫津外泄，气虚不固，腠理不密而致汗液外泄失常；病至中期，饮食失节日久损伤脾胃，脾气虚弱，中气不足，气虚不固；病至后期，往往损及肝肾之阴，肾阴为一身之阴之根本，肝肾阴亏，更加重全身阴津之亏损而致汗出不止。气虚脏腑机能减退，则神疲乏力，气短懒言；阴虚津亏，虚火内炽，失于濡养，故口干欲饮；虚热上扰心神则不寐易醒；肝肾阴虚，筋骨不充，机体失养，则腰膝酸软；脑为髓海，肾开窍于耳，肾阴不足，肝血亏虚，精亏髓减，清窍失充，或虚热上扰清窍，则头晕耳鸣。根据气阴两虚的病机，温伟波教授选用具有“保肺生脉”功效的生脉散及滋补肝肾的六味地黄汤进行加减，自拟黄芪生脉地黄汤治疗气阴两虚型消渴汗证取得了不错的临床疗效。认为太子参虽补气作用不及人参，但滋阴之功更甚，适于脾肺亏虚，气阴不足之证；熟地黄滋阴填精，为补肾阴之要药，但本品性温，质黏，消渴汗证患者大多本已脾气亏虚，阴虚内热，服用熟地黄则恐滋腻碍脾，助长邪热，加重病情，而生地黄性寒，养阴且能生津，适于阴虚内热诸症，故该方为在生脉散、六味地黄汤的基础上换人参为太子参、改熟地黄为生地黄，并加黄芪、仙鹤草、浮小麦、龙骨、牡蛎等益卫固表、收敛固涩的药物而成。方义如下：

黄芪、太子参、山药、生地黄四药共为君药，益气养阴清热，使表气得固，虚热得清，汗液得闭；麦冬、五味子、山茱萸滋阴清热、涩精补肾，浮小麦固表止汗、益气除热，与仙鹤草、龙骨、牡蛎合用，收敛止汗之功更强，均为臣药；泽泻、茯苓、牡丹皮乃六味地黄汤中“三泻”，均为佐药；甘草调和诸药，是为使药。全方补虚、润燥、敛阴相结合，补气滋阴，涩精补肾，固表敛汗，使正气得复，津液得生，汗出得止，阴精得存，同时补中寓泻，以泻助补，共奏益气养阴、收敛止汗之功。

课题研究：收集云南省中医医院 2017 年 12 月至 2018 年 12 月在内分泌科、老年病科门诊就诊的 80 例气阴两虚型糖尿病泌汗异常患者，随机将 40 例纳入治疗组，40 例纳入对照组，治疗组以中药黄芪生脉地黄汤干预，对照组以西药甲钴胺片干预，2 周为 1 个疗程，2 个疗程结束后，通过统计学分析，观察两组血糖（三餐前、三餐后 2h、睡前）及中医证候在治疗前与治疗后的变化。研究结果：治疗组黄芪生脉地黄汤能显著改善患者自汗、盗汗及各相关伴随次症，与对照组比较差异有统计学意义（$P<0.01$）；治疗组能有效改善患者空腹血糖、餐后 2h 血糖及睡前血糖，治疗前后及治疗后与对照组比较差异均有统计学意义（$P<0.05$）。

参 考 文 献

邓烨，李赛美，朱章志，等，2012. 熊曼琪教授治疗糖尿病学术经验述略[J]. 中华中医药杂志，27（8）：2110-2112.

冯兴中，2011. 溯《内经》渊源行“消渴病”规范——吕仁和学术思想简述[J]. 北京中医药，30（4）：268-271.

傅强，王世东，肖永华，等，2017. 吕仁和教授分期辨治糖尿病学术思想探微[J]. 世界中医药，12（1）：21-24.

关婷婷，吴淑馨，杨晓晖，等，2007. 吕仁和从“虚损劳衰”认识糖尿病及其并发症病机演变经验[J]. 北京中医药，38（4）：13-14.

李倩雯，2018. 参麦杞连饮治疗初发 2 型糖尿病气阴两虚兼湿热证临床观察[D]. 昆明：云南中医学院.

吕仁和，肖永华，刘滔波，2008. 分期论治糖尿病[J]. 药品评价，5（1）：35-37.
苗理平，熊曼琪，1989. 加味桃核承气汤对糖尿病鼠血糖、血脂水平的影响[J]. 广州中医学院学报，6（4）：233.
牛森，2020. 健脾清热利湿汤治疗老年 2 型糖尿病伴腹型肥胖临床观察[D]. 昆明：云南中医药大学.
逄冰，刘文科，林轶群，等，2017. 论“态靶因果”辨治方略在 2 型糖尿病中的应用[J]. 中华中医药杂志，32（7）：2864-2866.
尚勇，顾漫，2007. 中医虚、劳、损、伤概念的分合衍变[J]. 江西中医药，38（4）：13-14.
宋军，仝小林，2009. 消瘅考[J]. 中国中医基础医学杂志，15（9）：652-653.
宋云，2020. 六味地黄连柏汤治疗老年 2 型糖尿病肾阴亏虚兼湿热证临床观察[D]. 昆明：云南中医药大学.
仝小林，2010. 糖络杂病论[M]. 北京：科学出版社.
仝小林，2016. 糖尿病中医认识及研究进展述评[J]. 北京中医药，35（6）：509-512.
仝小林，毕桂芝，甄仲，等，2008. 2518 例肥胖 2 型糖尿病中医证型分类研究[J]. 世界中西医结合杂志，（1）：26-28.
仝小林，何莉莎，赵林华，2015. 论“态靶因果”中医临床辨治方略[J]. 中医杂志，56（17）：1441-1444.
仝小林，姬航宇，李敏，等，2009. 脾瘅新论[J]. 中华中医药杂志，24（8）：988-991.
仝小林，刘文科，王佳，等，2012. 糖尿病郁热虚损不同阶段辨治要点及实践应用[J]. 吉林中医药，32（5）：442-444.
汪栋材，朱章志，蔡文就，2000. 熊曼琪运用经方治疗糖尿病经验[J]. 中国医药学报，15（5）：42-44.
肖永华，2007. 吕仁和治疗糖尿病肾病经验[J]. 世界中医药，2（3）：151-153.
解海雪，2019. 黄芪生脉地黄汤治疗糖尿病泌汗异常气阴两虚型临床观察[D]. 昆明：云南中医药大学.
解海雪，迪娜·塔吾列，魏淑芳，等，2018. 温伟波教授从脾虚湿热论治津液病的经验介绍[J]. 云南中医中药杂志，39（10）：8-10.
谢雪华，赵杰，牛森，等，2020. 温伟波教授立脾虚湿热论治疗肥胖 2 型糖尿病患者的经验[J]. 云南中医中药杂志，41（2）：9-11.
熊曼琪，1990. 糖尿病的中药治疗[J]. 新中医，22（2）：41-44.
熊曼琪，李惠林，1991. 脾虚是消渴病的重要病机[J]. 广州中医学院学报，8（1）：1-3.
熊曼琪，李赛美，伍游雅，等，1998. 糖尿病中医不同证型间骨质改变的临床观察[J]. 中医杂志，39（10）：598.
熊曼琪，林安钟，1994. 辨病分证是仲景学说的灵魂[J]. 中医杂志，35（4）：236-237.
熊曼琪，龙新生，1997. 六经辨证论治研究现状、评价及展望（下）[J]. 国医论坛，12（6）：41-42.
熊曼琪，朱章志，蔡文就，等，1999. 三黄糖肾安对早期糖尿病肾病患者 GFR、ERPF、RI 的影响[J]. 中国中医药信息杂志，6（12）：47-48.
许焕利，赵文景，2020. 吕仁和分期论治 2 型糖尿病胰岛素抵抗经验[J]. 北京中医药，39（8）：789-790.
Wang L，Gao P，Zhang M，et al，2017. Prevalence and ethnic pattern of diabetes and prediabetes in China in 2013[J]. JAMA，317（24）：2515.

第七章　糖尿病中医实验研究进展

第一节　糖尿病动物模型研究进展

就目前研究而言，2 型糖尿病发病机制复杂，具体表现在以下几个方面：①涉及多基因性病变；②在一定的环境影响下发病率会有所提高；③涉及许多参与糖代谢调节的细胞、组织和器官（肌肉、肝脏、脂肪、胰腺等）。完全阐明 2 型糖尿病的病因及发病机制极具挑战性，需要全面地了解基因和环境相互作用对细胞、组织和器官功能的影响。因此建立合适的糖尿病动物模型，不仅有助于揭示糖尿病的病因及发病机制，同时也为糖尿病治疗药物的发现和作用机制研究提供重要的研究工具。用于研究的动物模型，承载着人们攻克糖尿病的所有设想，这些动物模型不仅能很好地模拟人类疾病，而且对药物的反应也需要与人类相似。小鼠、大鼠因为其基因和表型能很好地模拟人类疾病，且实验成本相对较低而被广泛使用。目前已开发出的糖尿病动物模型种类繁多，包括：自发突变性模型、热量过量性模型、外科和化学诱导性模型、常用转基因小鼠模型、专门用于研究环境对基因影响性的模型、CRISPR-Cas9 构建模型以及特定的糖尿病肾病模型等。本文主要就糖尿病现有的动物模型及其构建的方式给予简要的概述。

一、1 型糖尿病动物模型

建立此模型的主要方法为腹腔或尾静脉注射链脲佐菌素（STZ）。具体操作如下：

（一）大鼠模型

（1）在禁食 12h 后，动物接受一次腹腔内注射新鲜制备的置于 10mmol/L 柠檬酸钠缓冲液中，pH 为 4.5 的 STZ（52.5mg/kg）。注射 STZ 后，向大鼠提供饮用葡萄糖水（15g/L）24h，以避免胰腺 β 细胞因受损释放过量胰岛素而导致早期死亡。72h 后，血糖水平高于 250mg/dl 的大鼠被视为糖尿病成模。

（2）单次腹腔注射 STZ（65mg/kg，在 10mmol/L 柠檬酸钠缓冲液中新溶解，pH 4.5），在 8～10 周大的大鼠中诱发 1 型糖尿病。2 天后，用血糖仪测定血糖，血糖水平高于 250mg/dl 的大鼠被视为糖尿病成模。对照组大鼠不经腹腔注射。每 3～4 天监测一次血糖水平和体重。

（3）雄性 SD 大鼠（200～280g）作为 1 型糖尿病模型，用 STZ（55mg/kg 静脉注射）将其转化为糖尿病（n=7，随机选择），并与年龄匹配的正常血糖对照组（n=9）进行比较。通过测量血糖浓度确认糖尿病。

（4）成年雄性 SD 大鼠，体重 150～250g。通过腹腔注射 STZ（50mg/kg）诱导 1 型糖尿病。诱导前大鼠禁食过夜，所有动物均注射溶于 0.1mol/L 冷无菌柠檬酸钠缓冲液（pH 4.5）中的单剂量 STZ。通过 FBG 测定来评价 1 型糖尿病的发生。在 STZ 注射后 72h，用血糖仪对从尾静脉采集的血液样本进行 FBG 测试。FBG 水平超过 250mg/dl 被认为是糖尿病。

（二）小鼠模型

8 周龄雌性 C57BL/6J 小鼠，通过 3 次静脉注射 STZ（75mg/kg 体重）诱导，间隔 2 天。在糖尿病诱导后第 1、5 和 15 周结束时测量血糖水平（Accu-Chek；Roche）。血糖水平为 15mmol/L 或更高的小鼠被视为糖尿病。

邹晓蕾等根据过继转移致敏淋巴细胞可诱发自身免疫性疾病的原理，建立 T 细胞介导的 1 型糖尿病小鼠模型，首先将 BALB/c 小鼠小剂量连续多次静脉注射 STZ 制备 1 型糖尿病模型，4 周后处死取脾制备脾细胞悬液建立 T 细胞系，并将不同数量 T 细胞过继转移到经不同方式预处理的 BALB/c 小鼠体内，结果显示 2 次静脉注射小剂量 STZ 联合 3×10^6 T 细胞过继转移，或采用 2 次静脉注射环磷酰胺联合 2 次静脉注射 STZ 和 1.5×10^6 T 细胞过继转移，均可建立 1 型糖尿病模型，并与 STZ 注射的次数和过继转移 T 细胞的数量有关。

二、2 型糖尿病动物模型

（一）糖尿病代谢紊乱的模型建立

1. 大鼠模型

国外有报道，采用约 5 周大成年雄性 Wistar 大鼠，体重 180～200g，所有实验大鼠在规定的环境条件下（温度：25℃±11℃；相对湿度：45%～55%；12h 光照/12h 黑暗周期）在聚丙烯笼中进行保护。可以随意用食物和水。适应饲养 1 周后，除正常对照组大鼠外，实验组大鼠均饲喂含 70%正常膳食、18%糖和 12%猪油的标准化高脂饮食，连续 4 周，建立胰岛素抵抗模型。用 0.1mol/L 枸橼酸盐缓冲液（pH 4.5）在冰水浴中配置 10mg/mL 的 STZ，随后以 40mg/kg 剂量，向大鼠腹腔注射。以造成胰岛 β 细胞中度破坏。在 STZ 诱导 5 天后，在轻度麻醉下从禁食过夜的大鼠的尾静脉获取血样，测定血糖。将 FBG 水平超过 250mg/dl 的大鼠视为成功诱导糖尿病。

国内也进行了相关研究，孙桂菊等应用高能量膳食结合小剂量 STZ 建立 2 型糖尿病大鼠模型，模型组予高能量饲料（21.6kJ/kg）4 周后，按 30mg/kg 体重腹腔注射 STZ，并继予高能量饲料 4 周，结果与正常组比较血清胰岛素水平无明显差异，胰岛素敏感指数（ISI）显著低于正常组，说明模型组对胰岛素敏感性降低，糖耐量试验显示模型组血糖明显高于正常组，而糖尿病相关指标如糖基化终末产物-肽（AGE-P）和血清 SOD、MDA、甘油三酯（TG）、总胆固醇（TCH）均与正常组有显著差异，提示造模成功。

2. 小鼠模型

高脂饮食（high-fat diet，HFD）小鼠是目前最受欢迎的 2 型糖尿病动物模型之一，主要原因在于其很容易构建。此模型是在 HFD 喂食的基础上，通常使用含有 5%～60%脂肪（猪油）的食物持续喂食小鼠 1～20 周，喂食长短取决于研究所需模型病变的严重程度。一般情况下，在 60%的 HFD 喂食 1 周后，小鼠表现出葡萄糖耐量受损和胰岛素分泌增加，2～4 周后体重明显增加，8～12 周时口服/静脉/腹腔葡萄糖耐量试验和葡萄糖刺激胰岛素释放试验的结果出现明显变化，体重在 16～20 周达到最大，最终体重通常比野生型重 20%～30%。这类小鼠模型通常表现为肥胖（包括脂肪细胞增生和肠系膜脂肪沉积）、高血压、高血糖和高胰岛素血症（空腹胰岛素水平升高和胰岛素抵抗）。因为 HFD 小鼠能很好地模拟人类 2 型糖尿病的进展，并表现出胰岛素抵抗、胰岛 β 细胞增多及 β 细胞功能破坏等特征，从而被人们所青睐。

葛学美等采用高脂饲料联合谷氨酰胺建造 2 型糖尿病模型，发现高脂膳食可使小鼠血清胰岛素水平不断升高，而实验后期高脂组动物胰岛素水平急剧下降，提示机体的胰岛 β 细胞功能失代偿，这可能是长期的游离脂肪酸（FFA）作用于胰岛 β 细胞而诱导其凋亡所致。同时该研究再一次证实了谷氨酰胺促进蛋白质合成而抑制蛋白质降解，促进肝糖原合成，抑制脂肪分解和脂肪氧化，产生降糖作用。

3. 金黄地鼠模型

乔凤霞等采用金黄地鼠建立糖尿病实验模型，因其脂质代谢与人类有许多相似之处，其肝脏极低密度脂蛋白只含有 ApoB100，血浆中有胆固醇酯转移蛋白的活性，饮食中胆固醇对血浆脂质的影响与人体类似，给金黄地鼠饲以高脂饲料引起的冠状动脉损伤，在病理学上与人类动脉粥样化形成早期相似，予连续腹腔注射小剂量 STZ 3 天，剂量为 40mg/kg，于注射后 1、2、3、4、8 周测动物血糖、血脂，结果与正常对照组相比，血糖分别上升 309%、247%、311%、376%和 279%，血甘油三酯分别上升 241%、212%、210%、321%和 167%，血清胆固醇分别上升 31%、58%、37%、54%和 6%，说明该方法处理的金黄地鼠可作为同时评价药物降血糖作用和调节血脂作用的动物模型。

（二）自发性糖尿病动物模型

尽管构建动物模型的方式和技术层出不穷，但许多自发突变性动物模型至今仍在使用，主要原因在于它们具有良好的特异性，倾向于产生严重的可重复的糖代谢缺陷模型，更加符合生物学性状，理论上也是理想的动物模型，可以更好地反映 2 型糖尿病的复杂本质。

1. TH（TallyHo/JngJ）小鼠

TH 小鼠是一种近代杂交的泰勒源性小鼠，它自发产生高血糖和高胰岛素血症，但无低磷血症，也无 Lepr 缺陷。TH 小鼠与人类肥胖相关 2 型糖尿病有许多相似之处，但只有雄性小鼠充分表现出高血糖及糖耐量受损，雌性小鼠并没有这样的表现。

2. db/db 小鼠

db/db 小鼠模型是一类常见的自发性糖尿病小鼠模型，其特性是位于 4 号染色体上的瘦素蛋白受体（leptin receptor，Lepr）基因发生突变（Gly 取代 Thr），从而导致 Lepr 沉默和高瘦素血症。但是这类小鼠很大程度上都伴随：①高度不孕；②不同性别小鼠脂肪组织中类固醇磺基转移酶的表达存在差异，最终导致糖尿病严重性存在差异；③基于代偿系统而维持正常代谢的可能。

3. KK/Ta 小鼠

KK/Ta 小鼠也是一种良好的 2 型糖尿病模型，来源于日本小鼠近亲交配。雄性 KK/Ta 小鼠自发地表现出一些与 2 型糖尿病相似的症状，比如高血糖症、糖耐量受损、高胰岛素血症、轻度肥胖和微量白蛋白尿（糖尿病肾病表现）等，但雌性小鼠在这方面的表现相对较轻。由于 KK/Ta 小鼠的表型没有显著特征，因此有研究者将黄色肥胖基因（Ay 等位基因）转移到 KK/Ta 小鼠，制备出新型 Kish-Ay 小鼠。KK-Ay 小鼠表现出明显的肥胖和高血糖，而且糖化血红蛋白和蛋白尿也明显升高。KK-Ay 小鼠品系自 1969 年被成功建立以来，就被广泛用于 2 型糖尿病的实验模型。

（三）转基因糖尿病动物模型

1. β 细胞特异性靶向糖尿病小鼠模型

有研究报道，Ins1-Cre 转入 C57BL/6J 小鼠后，能促进催乳素受体自分泌，并刺激 β 细胞增殖。需要注意的是，在选择 Ins1-Cre 用于动物实验时，必须确保该动物具有内源性 *Ins1* 基因，因为 Ins1-Cre 的表达依赖于内源性 *Ins1* 基因的 Cre 起始密码子。此外，还应当注意，在此法的刺激下胰岛素表达增多，但当胰岛素处于高浓度时，又会反射性地引起 β 细胞发育不全。总的来讲，目前一些实验动物是通过相对较新的方式构建的，仍然需要更深入研究以排除其他干扰存在的可能。

2. α 细胞特异性靶向糖尿病小鼠模型

与上述不同，针对 α 细胞的胰高血糖素启动子（Glu-Cre）早在 10 年前就已经开始用于构建 2 型糖尿病小鼠模型，其机制是通过将含有胰高血糖素（Gcg）启动子的短（1.6kb）启动子片段转入 C57BL/6J 小鼠从而提高胰高血糖素表达。虽然研究的早期重组效率很高，但是随着时间的推移，重组率从开始的 100%下降到 40%，这可能与实验者、实验对象以及检测的手段都有关系。人们在 C57BL/6J 小鼠模型中发现，通过 iCre 上调胰高血糖素基因（Glu-iCre）表达时，不仅 α 细胞中 Cre 的表达增高，而且 70%的肠内分泌性 L 细胞的表达也增高，以此上调血糖水平。近期有研究使用 CRISPR-Cas9 基因编辑技术，在不破坏胰高血糖素表达的前提下，将 CreER 插入到内源性 *Gcg* 基因中，以此方式构建的小鼠模型所产生的胰高血糖素 CreER 显示是正常表型，且在成年 C57BL/6J 小鼠 α 细胞（95%）中显示出良好的重组效率，但是仅在 33%的 L 细胞中检测到 Cre 的表达，因此该法与 Glu-iCre 动物模型相比还是略显不足。

3. 其他特异性靶向糖尿病小鼠模型

构建转基因 2 型糖尿病小鼠模型，除了针对分泌激素的细胞本身外，还有激素的受体和激素在细胞中的转运途径等靶向。胰岛素发挥作用必须依赖于葡萄糖转运蛋白的协助，其中 GLUT2 存在于肝、肾、β 细胞和小肠，而 GLUT4 存在于肌肉、脂肪和心肌细胞。人们通过 Cre/loxP DNA 结合技术降低 GLUT4 的分泌或敲除 *GLUT2* 基因都可显著地引起胰岛素抵抗和糖尿病的发生。此外，胰岛素受体底物（IRS）蛋白调节胰岛素的自我平衡、细胞的成长和存活，通过选择性敲除 *IRS* 基因也能引起小鼠胰岛素抵抗和糖尿病的发生。Abel 等证实这一类动物模型对于开展正常胰岛功能下的胰岛素抵抗和胰岛素受体相关的研究有独特的优势，但需要注意的是，此法所构建动物模型的病情严重程度常偏低。

（四）糖尿病并发感染的模型建立

宋绍华等采用猪建立糖尿病皮肤溃疡模型，选用约克猪 6 只，首先耳缘静脉推注四氧嘧啶，待 FBG 达到 1.2g/L 以上，在背部脊柱两侧安装自行研制的压创装置，每只 10 个创面，共 60 个创面，随机分配于不同持续时间（于 6h、12h、24h 去除该装置）、不同压力（0kg、3kg、5kg、10kg）的压创装置下，共 10 组，每组 6 个创面，结果显示创面损伤程度与压力、持续时间成正比。这种以压创装置造成局部的机械损伤，缺血缺氧，局部感染，从多方面较真实地模拟了糖尿病足溃疡的发病，其压力、持续时间都是可控的，因而可以较准确地判断损伤程度，可根据实验需要复制出从皮肤到皮下组织、肌肉组织至骨表面等不同损伤程度的溃疡模型，为研究糖尿病皮肤溃疡提供了较为合适的动物模型。

三、糖尿病慢性并发症的模型建立

（一）糖尿病肾病模型

1. 自发性糖尿病肾病模型

减少了人为因素，其发病原理及特征更切近人类糖尿病肾病。但此类模型种类有限，疾病动物饲养条件要求高，发病率低，病程长，价格较高。

（1）非肥胖糖尿病（non-obese diabetic mouse，NOD）小鼠：来源于 ICR 小鼠，它通过自身免疫系统破坏胰岛细胞，小鼠胰腺在 4～5 周自发出现不同程度的炎症反应，到 24～30 周龄时多数胰腺 β 细胞遭到破坏出现糖尿病，37 周龄时 NOD 小鼠可发展为糖尿病肾病，主要表现为蛋白尿增加、肾脏病理学变化、系膜细胞增生、肾小球毛细血管基底膜增厚、细胞外基质增多，最后出现肾小球硬化。

（2）Ins2 Akita 小鼠：此小鼠在 Ins2（C96Y）中有一个突变，导致胰岛素 2A、B 链间无法正确地形成二硫键，导致胰岛素构象发生剧烈的变化，同时对胰腺 β 细胞产生蛋白毒性，导致 β 细胞团减少，分泌胰岛素的能力减弱。4 周龄 Akita 小鼠就出现明显的高血糖症、高水平的蛋白尿以及持续的组织学变化。另外，Akita 小鼠还会出现高血压及心脏衰竭等糖尿病并发症。

（3）KK-Ay 小鼠：这种小鼠最早由日本学者近藤恭司和西村正彦将 *Ay* 基因导入 KK 小鼠体内建立。与 KK 小鼠相比，KK-Ay 小鼠早期会出现重度肥胖及高血糖，且模型小鼠肾脏损伤与人类 2 型糖尿病肾脏损伤非常相似，可作为 2 型糖尿病模型动物。

（4）BB 大鼠：此种大鼠是由 Wistar 大鼠经筛选而得，可作为自身免疫性胰岛素依赖性糖尿病动物模型，其肾脏病理改变较轻微且周期较长，18 个月才出现肾小球基底膜增厚，系膜容量增加。

2. 诱发型糖尿病肾病模型

（1）化学药物诱导糖尿病肾病模型：造模方法：最常用的动物是 SD 及 Wistar 大鼠，小鼠作为造模对象也有相关报道。STZ 腹腔注射剂量为 50～75mg/kg，病程为 4～24 周。动物从 4 周开始出现肾脏早期病变，系膜基质扩张，基底膜增厚。随病程延长，后期可出现肾间质小血管玻璃样变等肾小管及间质病理改变，利用 STZ 结合单侧肾切除术，成功地建立了 1 型糖尿病肾病模型。研究人员对 6 周龄 C57BL/6J 小鼠行左侧肾切除术后，每只小鼠隔日注射 50mg/kg STZ，共 3 次。12 周后，与对照组相比，模型组小鼠血糖水平差异显著，24h 蛋白尿明显增加；模型组小鼠肾小球肥大且损伤严重，肾小球系膜基质扩张，TGF-β_1、cTGF、Collagen Ⅳ等纤维化标志物的表达水平明显升高，模型鼠尿蛋白排泄率增加。

（2）合并性诱导糖尿病肾病模型：在糖尿病肾病相对耐受的 C57BL/6J 小鼠中，利用 STZ 结合单侧肾切除术，成功地建立了 1 型糖尿病肾病模型。研究人员对 6 周龄 C57BL/6J 小鼠行左侧肾切除术后，每只小鼠隔日注射 50mg/kg STZ，共 3 次。12 周后，与对照组相比，模型组小鼠血糖水平差异显著，24h 蛋白尿明显增加；模型组小鼠肾小球肥大且损伤严重，肾小球系膜基质扩张，TGF-β_1、cTGF、Collagen Ⅳ等纤维化标志物的表达水平明显升高。

3. 基因工程小鼠模型

基因工程小鼠遗传背景清晰，造模时间短。由于人类糖尿病肾病的发病机制和遗传决定因素的阐述尚不完善，将相关的基因或遗传变异纳入模型，不能完全真实地反映人类糖尿病肾病。

（1）eNOS 敲除鼠：在 db/db 小鼠中，*eNOS* 基因敲除会导致高血压和内皮功能障碍，并加速肾脏的损伤，可表现为早发性蛋白尿、小动脉透明质化以及肾小球滤过率下降。

（2）OVE26 小鼠：在 FVB 背景下，OVE26 小鼠 2 月龄时出现蛋白尿，9 月龄时表现出肾小球结节性硬化，并且蛋白尿增加了 10 倍。OVE26 小鼠单侧肾切除会促使多种糖尿病肾病特征包括蛋白尿、炎细胞浸润、纤维化和基因表达的变化的产生。

4. 加重糖尿病肾病模型

化学药物诱导和基因工程手段并不能完全模仿人类的糖尿病肾病特征。将糖尿病易感模型与其他致病基因相结合，能够加重模型鼠病理学病变及肾脏损伤程度。

（1）BTBR ob/ob 小鼠：Hudkins 等对 BTBR 背景小鼠进行了 ob/ob 瘦素突变，这些小鼠 8 周时出现明显的高血糖症状，蛋白尿升高，肾小球系膜基质积累，20 周时肾小球出现与晚期糖尿病肾病相似的病变。

（2）MKR 小鼠：Mallipattu 等构建的小鼠骨骼肌中的胰岛素样生长因子-1 受体（IGF1R）功能缺失鼠，即为 MKR 小鼠。MKR 小鼠表现出明显的蛋白尿和肾小球损伤。24 周的高脂饲料喂养会显著增加 MKR 小鼠蛋白尿以及病理学改变包括肾小管扩张、显著的足细胞减少和肾小球基底膜增厚（2型）。

（3）OVE26-TTRhRen 双转基因小鼠：OVE26-TTRhRen 双转基因小鼠的白蛋白尿增加了 40 倍，并伴有更严重的组织病理学损伤，包括肾小球硬化和间质纤维化。在这些小鼠中，GFR 在 12～20 周下降。

（二）糖尿病视网膜病变

成年雄性 Wistar 大鼠（250～300g），所有动物被关在一个 12h 的明暗循环光照环境中。通过每日腹腔注射 STZ 诱导糖尿病，持续 3 天，剂量为 65mg/kg。年龄匹配的非糖尿病动物被注射等量的柠檬酸缓冲液。注射前及注射后每周测量体重和血糖浓度。糖尿病是通过诊断试剂盒测定从尾静脉采集的血液中的葡萄糖浓度来确诊的。血糖水平＞300mg/dl 的大鼠在第一次注射 STZ 后 5 天被确认为糖尿病。注射后 4 周，用水合氯醛麻醉大鼠，并将其断头以便于视网膜脱离。排除有严重白内障、玻璃体出血、视网膜脱离或死亡的眼睛。

（三）2 型糖尿病伴高血压

方法：Wistar Bonn-Kobori 糖尿病脂肪大鼠（WBKDF，WBN/Kob-Lepr fa/fa）是通过将 Zucker 脂肪大鼠的 fa 等位基因导入 WBN/Kob（lean）大鼠基因组而建立的一个新的同源品系，WBKDF 大鼠是一种自发的 2 型糖尿病模型。将雄性 WBKDF 大鼠和年龄匹配的 6 周龄 Wistar 大鼠各分为两组，喂养正常钠（NS，0.26%）饮食或高钠（HS，8%）饮食 14 周：①NS 饮食的 Wistar 大鼠；②HS 饮食的 Wistar 大鼠；③NS 饮食的 WBKDF 大鼠（WBKDF-NS）；④采用 HS 饮食的 WBKDF 大鼠（WBKDF-HS）。研究表明，WBKDF-HS 大鼠发生了与血管功能障碍相关的盐敏感性高血压。WBKDF 大鼠可作为研究 2 型糖尿病伴高血压的有效模型。

（四）糖尿病性神经痛

体重 250～280g 的大鼠禁食过夜，然后腹腔注射 60mg/kg 剂量的新鲜制备的 STZ。对照组年龄相仿的大鼠接受等量的 0.1mol/L 柠檬酸缓冲液（pH 4.2）。STZ 注射后 1 周，通过使用血糖仪 IME-DC 测定从尾静脉采集的血液样本中的血糖水平，确认糖尿病。血糖水平≥16mmol/L 的大鼠被视为糖尿病大鼠，并被选为实验对象。伴有神经源性疼痛的糖尿病大鼠被定义为通过 von Frey 头发试验测量的 50%PWT 5g。

第二节　中医药治疗 2 型糖尿病的实验研究

中医认为，糖尿病以气阴两虚为本，燥热为标。气虚运血无力，血流缓慢致瘀；阴亏液少，血液黏滞，不能载血畅行致瘀，血液瘀滞。加之久病入络，痰浊瘀血搏结于血脉，导致慢性并发症的发生发展。祝谌予教授指出，糖尿病以气阴两虚为本，气虚血瘀或阴虚血滞，则瘀阻脉络。

米庆海观察愈糖益肾胶囊对糖尿病大鼠早期肾脏病变的疗效，认为糖尿病早期肾脏病变的基本病机为气阴两虚，络脉瘀阻，病变在脾、肾二脏，因此益气健脾，养阴生津，补肾涩精，活血化瘀为早期治疗原则，成模大鼠治疗组予以愈糖益肾胶囊灌胃，4 周后通过检测前列腺素、血栓素的代谢产物 TXB_2、6-Keto-$PGF_{1\alpha}$ 的方法来反映其对糖尿病肾病早期肾小球病变的防治作用，结果显示模型组与正常对照组相比 TXB_2 含量明显升高，而 6-Keto-$PGF_{1\alpha}$ 有增高趋势，但无统计学意义，中药组显示出双向调节作用，可使 TXB_2 水平下降，6-Keto-$PGF_{1\alpha}$ 水平上升，使二者比值趋向正常，使激肽-前列腺素-血栓素系统调节功能得到一定的恢复，提示愈糖益肾胶囊有防治糖尿病早期肾脏病变的作用。柴可夫等应用糖克软胶囊治疗糖尿病伴高黏滞血症大鼠模型，治疗组予以糖克软胶囊灌胃，8 天后检测血糖、血脂、血流变、内皮素，发现与模型组有显著性差异，表明糖克软胶囊不仅有明显的降血糖作用，还具有调节脂质代谢的作用，可降低血胆固醇、甘油三酯，还能降低大鼠血浆内皮素、血液黏滞度，显著改善其血液高凝状态，对防止并发症的发生具有积极意义。南征等予以实验性高血糖动物模型（包括大鼠、小鼠、家兔）灌服消渴安胶囊，疗程结束后发现消渴安胶囊灌胃给药对多种实验性高血糖模型动物有降糖作用，能显著增加小鼠血清中胰岛素的含量，对已被摘除胰腺的大鼠仍能抑制肾上腺素引起血糖及肝糖含量的增加，并能增强肾上腺素降低肝糖原的作用，降低血清中总胆固醇含量及血浆中纤维蛋白原含量。颜益志观察消渴方对糖尿病大鼠的治疗作用，成模大鼠治疗组予以一定剂量的消渴方（西洋参、山药、石斛、黄芪、天花粉、山茱萸、牛膝、熟地黄、丹参等）灌胃治疗，6 周后检测 FBG、空腹胰岛素水平，发现与模型组相比消渴方能较好地降低大鼠 FBG 水平，并与剂量有关，对糖尿病大鼠空腹血清胰岛素水平的影响也非常显著，同时发现经中药治疗后可改善由于造模导致的脾脏萎缩，说明消渴方能提高模型大鼠的免疫功能。王莉珍等采用降糖合剂（黄芪、生地黄、地骨皮、黄柏、黄连、水蛭等）干预 2 型糖尿病模型大鼠，治疗 6 周后观察大鼠的一般情况如饮食、毛发、尿量，发现中药治疗组较模型组明显改善，中药治疗组大鼠的胰高血糖素、糖化血红蛋白、FBG、MDA 明显降低，胰岛素、C 肽、SOD 则明显升高，研究说明降糖合剂能有效地改善糖尿病临床症状，降低 FBG、糖化血红蛋白、果糖胺，升高 C 肽含量。田雪飞等采用降糖益肾方治疗 2 型糖尿病肾病模型大鼠，疗程过后采用电镜、光镜观察大鼠的肾脏结构，电镜观察降糖益肾方组肾小球毛细血管结构基本正常，仅少量上皮细胞足突出现融合，而模型组表现为肾单位广泛的微灶性病变，肾脏滤过屏障遭到一定程度的损害，肾小球毛细血管内皮细胞肿胀，足突部分断裂。光镜显示降糖益肾方组出现类似较轻的病理变化，而模型组大鼠肾小球系膜细胞、基质增生，系膜区增宽，基底膜弥漫性增厚，同时发现降糖益肾方组与西药组无显著性差异。薛红丽等采用益气活血法治疗糖尿病大鼠周围神经早期病变，成模大鼠益气活血组给中药（组成：红参、红花等）灌胃，另设弥可保（甲钴胺）肌内注射组，4 周后测定大鼠坐骨神经的运动神经传导速度（MNCV），发现益气活血方和弥可保均能延缓糖尿病大鼠坐骨神经 MNCV 的减慢，与糖尿病模型组相比差异显著，而益气活血方的疗效优于弥可保。赵恒侠等综合现代中医学对本病的研究，认为糖尿病周围神经病变的主要病机为气虚痰瘀。应用通络糖泰治疗 2 型糖尿病周围神经病变，成模大鼠分别采用通络糖泰（黄芪、当归、水蛭、川牛膝、玄参、赤芍、地骨皮、蚕沙、冰片等）灌胃和肌醇治疗，4 周后进行神经电生理、红细胞醛糖还原酶（AR）活性检测，结果发现通络糖泰组、肌醇组治疗后感觉神经传导速度提高，AR 活性降低，与糖尿病模型组比较有显著性差异，通络糖泰组与肌醇组比较也有显著性差异，说明通络糖泰组的效果更好。夏卫军等用单药鬼箭羽治疗 2 型糖尿病模型大鼠，也取得一定效果。首先把鬼箭羽饮片水煎、常压加热挥发浓缩，至 3.0g 生药/ml 待用，成模大鼠给予鬼箭羽 3.0g 生药/kg 体重（另设低剂量组，1.5g 生药/kg 体重），治疗 12 周后检测各项指标，鬼箭羽大剂量组无论是在体重、血糖、糖耐量、血脂方面，均较模型组有显著性差别，鬼箭羽大剂量可明显降低糖尿病大鼠的全血及血浆黏度，使造模大鼠耳郭毛细血管输入输出管径比明显增大，血液流速显著加快，能降低造模大鼠 MDA，提高 SOD 活力，而小剂量组效果不如大剂量组，可见疗效同用药剂量有关，同时发现各给药组大鼠胰岛素和胰高血糖素均低于模型组，各给药组与模型组相比，指标有显著性差异。

第三节　中药成分对糖尿病的作用研究

中药有效成分治疗糖尿病有明显的降血糖作用。现将近年来中药有效成分（组分）治疗糖尿病的研究现状概述如下。

一、多　糖　类

陈远寿等研究发现黄芪多糖（APS）能显著降低糖尿病大鼠血糖、UAER 和肾重/体重的增加，APS 干预后显著降低糖尿病大鼠血浆和肾皮质神经肽 Y（NPY）水平。提示 APS 对糖尿病肾病的保护作用机制可能与下调肾脏 NPY 及其 Y2 受体的表达有关。张峰等采用腹腔注射四氧嘧啶制备糖尿病大鼠模型，研究四叶参多糖对糖尿病大鼠血糖及免疫功能的影响，结果表明中药组大鼠空腹血糖显著降低，胸腺指数显著提高，高剂量组大鼠脾淋巴细胞转化能力增强，刺激指数明显升高。徐先祥等观察菟丝子多糖对 STZ 致糖尿病大鼠糖脂代谢的影响，结果表明菟丝子多糖能改善实验性糖尿病大鼠糖脂代谢。金智生等研究发现红芪多糖可明显改善实验性大鼠糖尿病胰岛素抵抗，降低 TNF-α 水平。张再超等采用尾静脉注射四氧嘧啶（50mg/kg）建立糖尿病小鼠模型，结果表明葛根黄酮能明显改善糖尿病小鼠的病理症状，降低血糖水平，降低血液中果糖胺、山梨醇、醛糖还原酶和晚期糖基化终末产物（AGE）的含量，升高血液中山梨醇脱氢酶的含量，同时还能降低肝脏、肾脏、大脑、心脏和皮肤组织中 AGE 和山梨醇的含量。提示葛根黄酮除具有明显降血糖作用外，还对糖尿病并发症有一定的预防和治疗效果。陈玲玲等观察桑叶黄酮降血糖的作用机制，结果发现桑叶黄酮能明显降低糖尿病小鼠糖化血清蛋白，促进其血清胰岛素、肝己糖激酶的分泌和肝糖原的合成，提高肝 SOD 活力、降低肝 MDA 含量和促进体质量恢复。孙玉秀等发现糖尿病大鼠经豹皮樟总黄酮治疗后葡萄糖耐量明显改善，空腹血糖（FBG）、糖化血红蛋白（HbA1c）、空腹胰岛素（FINS）、游离脂肪酸（FFA）、总胆固醇（TC）、甘油三酯（TG）和低密度脂蛋白胆固醇（LDL-C）显著下降，高密度脂蛋白胆固醇（HDL-C）明显增加，肝匀浆 MDA 含量下降，SOD 活性升高，其降糖机制可能与其降低 2 型糖尿病大鼠肝脏中 PTP-1B 的表达，增强胰岛素信号通路有关。赵海燕等研究发现甘草黄酮具有降低糖尿病大鼠血糖、调节脂代谢紊乱的作用，并可显著改善胰岛素抵抗。何佳奇等采用四氧嘧啶腹腔注射建立糖尿病小鼠模型，并灌胃给予不同剂量的紫苏总黄酮提取物，其结果发现对四氧嘧啶导致的糖尿病小鼠有明显的治疗作用，其降糖机制可能与其提高糖尿病小鼠抗氧化能力及改善血脂、血糖水平有关。薄海美等研究发现荷叶总黄酮能有效地降低 2 型糖尿病模型大鼠的血糖，增加胰岛素敏感性，纠正脂代谢紊乱，调节血脂。

二、苷　　类

章超群等利用 STZ 诱导的大鼠糖尿病模型探讨白芍总苷（TGP）对糖尿病大鼠肾组织 Toll 样受体（TLR）信号通路的影响，结果显示 TGP 给药组大鼠肾组织 TLR 信号通路相关蛋白表达明显低于糖尿病组，其机制可能与抑制糖尿病大鼠肾组织中 TLR 信号通路有关。张家瑞等研究发现槲皮苷能够有效地降低小鼠的血糖、TG、TC 和 MDA 水平，对增加血清 SOD、GSH-Px 活性也有明显促进作用。林华等观察多酚类化合物芒果苷对四氧嘧啶型糖尿病小鼠糖脂代谢的调节作用，发现芒果苷通过促进糖尿病小鼠肌糖原、肝糖原的合成和胰岛素的分泌，降低血清 TG 和 TC 含量来调节糖尿病小鼠的糖脂代谢。张园等发现二苯乙烯苷对 2 型糖尿病大鼠有抗氧化、抗炎作用，并能抑制主动脉细胞凋亡相关基因的表达。孙玉红等发现积雪草苷能明显抑制糖尿病血管平滑肌细胞（VSMC）中 NF-κB 从胞质转移到胞核，推测其抑制糖尿病 VSMC 增殖可能与 NF-κB 核转移有关。刘冬恋等研究表明牛蒡子苷能改善糖尿病大鼠视网膜的形态结构，增加视网膜的内核层细胞数和视网膜各层的厚度。常景芝等研究提示雷公藤多苷对降低 STZ 大鼠肾病的血糖、尿素氮、血肌酐均有显著作用。

三、生 物 碱 类

东野圣伊等观察盐酸小檗碱对 2 型糖尿病 db/db 小鼠胰岛 β 细胞增殖和凋亡的影响，结果表明小檗碱干预 db/db 小鼠的血糖曲线下面积显著降低，胰岛素分泌显著改善。Bcl-2 阳性表达率显著升高，Fas 及 Fas-L 阳性率显著降低，胰岛 β 细胞凋亡率下降。其可能通过提高 Bcl-2、降低 Fas 和 Fas-L 的表达来抑制凋亡，从而保护胰岛 β 细胞。王会玲等研究发现小檗碱具有明显的降糖作用，其降糖作用与刺激胰岛素释放水平无关，而与激活 AMPK/PGC-1α 信号途径、提高线粒体能量代谢有关。王凤玲等研究发现小檗碱亦可通过下调肾脏组织纤维连接蛋白（FN）与结缔组织生长因子（CTGF）的表达，延缓糖尿病大鼠肾脏损伤。陈艳华等发现槟榔碱能显著性降低大鼠的空腹血糖水平，明显改善凝血功能指标和血液流变学指标的异常变化。尹金凤等探讨青藤碱对糖尿病大鼠肾脏的保护作用，发现青藤碱治疗组大鼠 24h 尿蛋白排泄量及 MCP-1 mRNA 的表达水平明显改善，血肌酐及光镜下病理改变有所好转，其机制可能与降低 MCP-1 的表达有关。

四、内 酯 类

李珍珠等发现穿心莲内酯衍生物 AL-1 能显著降低 2 型糖尿病大鼠 FBG 水平，其降糖作用及对胰岛形态的保护作用比穿心莲内酯衍生物 NDS、穿心莲内酯、硫辛酸及格列本脲更好；并且 AL-1 可显著降低血清 MDA 水平，上调血清 SOD 和 NOS 水平。推测二硫键是 AL-1 起疗效的活性部位之一，且 AL-1 可消除自由基，抗氧化应激作用是 AL-1 发挥抗糖尿病作用的机制之一。闵志雪等发现银杏内酯 B 具有降低血浆血小板活化因子水平，从而改善实验性糖尿病大鼠血管张力的作用，其机制可能通过 NOS-GC-NO 途径而实现。

第四节 常用中药复方及成药对糖尿病的作用研究

一、六味地黄丸

六味地黄丸由熟地黄、山药、山茱萸、牡丹皮、泽泻和茯苓组成，具有滋补肾阴的功能。近年来，六味地黄丸在临床广泛用于治疗糖尿病。李佳等研究结果表明六味地黄丸早期干预能降低糖尿病大鼠糖尿病并发症发病率，改善脂代谢，减少肝脏局部脂肪堆积，减轻肝脏脂毒性，保护肝脏形态，可能是其预防糖尿病的机制之一。贾评评等研究表明，六味地黄丸可能通过降低肾脏组织 RhoA、ROCK1 的表达，降低蛋白尿，减轻肾脏病理损害，且对肝肾功能无明显影响。于洋等研究表明六味地黄丸可显著改善 2 型糖尿病大鼠的血管内皮舒张功能障碍，其机制可能是通过调节 MDA/PRMT1/NO 的表达，抑制氧化应激损伤而保护血管内皮。

二、葛根芩连汤

葛根芩连汤出自张仲景《伤寒论·辨太阳病脉证并治》：“太阳病，桂枝证，医反下之，利遂不止。脉促者，表未解也，喘而汗出者，葛根黄芩黄连汤主之。”由葛根、黄芩、黄连、甘草按 8∶3∶3∶2 组成，具有解表清里之功效，主治协热下利。葛根芩连汤降糖降脂的主要有效成分为葛根素、黄芩苷等黄酮类和小檗碱、黄连碱、药根碱等生物碱类。王烨等研究显示葛根芩连汤降低血清游离脂肪酸及核因子，升高 IRS-2 表达，提高外周组织对胰岛素的敏感性。有研究表明葛根芩连汤提高 IRS-2/PI3K/AKT 信号转导通路活性，升高胰腺 IRS-2、PI3K 的表达，调节亚基 p85、*AKT2* 等基因 mRNA 及蛋白表达来保护胰岛 β 细胞。

三、玉 液 汤

玉液汤是中医治疗消渴的传统药方，能发挥止渴、升元气的作用。由生黄芪、生山药、天花粉、知母、鸡内金、五味子、葛根组成。刘勇等研究表明玉液汤能发挥抗氧化作用，修复胰岛β细胞，有效控制2型糖尿病大鼠血糖。胡久略等研究表明玉液汤能降低糖尿病大鼠血糖、血脂、糖化血红蛋白水平，增加糖尿病大鼠胰岛素的含量，增加糖尿病大鼠肝脏胰岛素受体（IR）、胰岛素受体底物1（IRS-1）mRNA水平，说明玉液汤治疗2型糖尿病（阴虚燥热证）安全、有效，其机理是通过改善胰岛素抵抗实现的。胡霞等研究表明，玉液汤可以降低血清TG、LDL-C、Scr、BUN、FBG及24h尿蛋白和肾组织TNF-α、MCP-1、MDA水平；降低肾组织p38MAPK、Caspase-3 mRNA表达；升高血清HDL-C及肾组织SOD水平；上调肾组织SIRT1、PGC-1α蛋白表达。玉液汤治疗糖尿病肾病大鼠，有效改善其体内糖脂代谢，并修复肾脏损伤的机制可能与抑制炎症反应、调节氧化应激反应有关。

四、玉　泉　丸

玉泉丸来源于宋代《仁斋直指》，由葛根、天花粉、地黄、麦冬、五味子、甘草等组成。全方配合具有养阴生津、止渴除烦、益气和中的功效，适用于消渴病，肺胃阴亏，热病后期。傅大莉等研究发现玉泉丸一方面可通过改善胰岛素敏感性发挥其防治糖尿病慢性并发症的作用，另一方面也可通过调节血脂代谢改善糖尿病患者大血管病变以及微血管病变，为临床应用该药以改善糖尿病慢性并发症提供了一定的试验依据。王大庆研究表明玉泉丸能不同程度地降低糖尿病大鼠TC、TG、LDL-C，升高胰岛素、HDL-C，改善OGTT结果，进而降低2型糖尿病大鼠血糖，改善血脂紊乱。

五、交　泰　丸

交泰丸由黄连、肉桂两味药物组成，黄连入心经，清泻心火效佳，但不入肾经，故方中少用肉桂，其味甘辛大热，主入肾经，性主下行，功可引火归原，补肾水阴寒。肉桂性虽辛热，但于本方中用量仅为黄连的十分之一，非但无助火之忧，又可制约黄连苦寒伤阳之性，以温肾阳。胡娜等研究表明交泰丸可以降低血清FFA、TG、胰岛素水平，同时对胰岛结构具有保护作用。邹欣等研究结果发现经交泰丸治疗后2型糖尿病大鼠OGTT结果改善，FINS、HOMA-IR、FFA下降，血脂紊乱好转，胰腺组织脂肪沉积减少，胰腺组织TG含量明显下降，胰岛细胞凋亡减少。表明交泰丸可有效治疗大鼠2型糖尿病，其机制可能与减少胰腺脂肪沉积和胰岛细胞凋亡有关。许啸虎等研究中，交泰丸组体质量、肾湿重、FBG、FINS、HOMA-IR、血脂（TC、TG、LDL-C、NEFA）、肾脏组织TG含量降低，肾功能及氧化应激相关指标好转，肾脏组织病理学变化改善，表明交泰丸能够有效改善2型糖尿病大鼠糖脂代谢，并对早期肾脏损害有保护作用，推测其机制可能与改善氧化应激有关。

六、消　渴　丸

消渴丸是由黄芪、地黄、天花粉、葛根、五味子、山药、玉米须7味中药与西药格列本脲组成。从中医角度上看，消渴丸具有滋阴补肾、益气生津等功效；从西医的角度来看，消渴丸中定量的格列本脲有强效降血糖作用，减轻糖毒性，保护胰岛β细胞功能，改善患者倦怠乏力、多食易饥等症状。消渴丸中药成分抑制 Wistar 大鼠小肠上端促进葡萄糖吸收的葡萄糖苷酶活性，作用强弱程度与给药浓度呈线性关系，其西药成分格列本脲通过刺激胰岛β细胞释放胰岛素，多重途径协同降糖。消渴丸及其中药组分可以降低糖尿病 GK 大鼠 LDL、TC、FFA 水平，以高剂量组 2.8g/kg 最为显著，升高心肌细胞 Ca^{2+}-ATP 酶含量，改善心肌细胞结构，调节糖脂代谢，保护胰岛β细胞，并减轻格列本脲低血糖的副作用。

七、金芪降糖片

金芪降糖片是由金银花、黄芪和黄连组成的纯中药制剂，具有清热益气、生津止渴之功效，降血糖成分与黄芪多糖、黄芪皂苷、绿原酸及黄连生物碱有关。金芪降糖片改善糖尿病 KKAy 糖脂代谢，上调 AKT 磷酸化水平，增强葡萄糖摄取，改善 Ins 信号传导，减轻炎症反应以及氧化应激，激活 AMPK 信号通路，改善β细胞功能。此外，该药降低 2 型糖尿病模型鼠血糖，增加胰岛素受体敏感性，抑制辅助性 T 细胞 17 活性，下调 IL-23 和 IL-17 达减轻糖尿病肾病的效果，联合胰岛素给药上调肝脏 PPARα 表达，升高血清成纤维细胞因子 21 含量来改善胰岛素抵抗。

综上所述，中药有效成分通过改善胰岛素抵抗、降糖、降脂等多环节，多靶点发挥治疗糖尿病及其并发症的作用，具有广阔的研究前景。但目前对糖尿病的实验研究还存在诸多问题和不足，今后应从如下几方面加强研究：①应用生物芯片、生物色谱等现代分子生物学手段，深入探讨中药有效成分作用机制、作用环节、作用靶点。②以中医辨证论治、整体观念为指导，探索不同中药有效成分的配伍疗效、规律及作用机制等。③注重临床研究与实验研究相结合，开发病证相结合的实验模型，进行有效性优化和多药比较与筛选研究。

参考文献

薄海美，田春雨，魏勃，等，2014. 唐山产荷叶中荷叶总黄酮对 2 型糖尿病大鼠糖、脂代谢作用研究[J]. 辽宁中医药大学学报，16（4）：41.

柴可夫，周敏，杨明华，2006. 糖克软胶囊治疗糖尿病伴高黏滞血症的实验研究[J]. 中国实验方剂学杂志，12（1）：51-52.

常景芝，王琛，陈剑，2013. 雷公藤多苷对糖尿病大鼠肾脏病变的疗效观察[J]. 中华中医药学刊，31（4）：839.

陈潮江，周兴，孔桃红，等，2013. 链脲佐菌素复制大鼠糖尿病神经源性膀胱模型[J]. 中国现代医学杂志，23（32）：18-21.

陈玲玲，刘炜，陈建国，等，2010. 桑叶黄酮对糖尿病小鼠调节血糖的作用机制研究[J]. 中国临床药理学杂志，26（11）：835.

陈瑞，马宁宁，范姗姗，等，2018. 基于代谢组学分析金芪降糖片改善 2 型糖尿病大鼠脂代谢紊乱的作用机制[J]. 中国实验方剂学杂志，24（20）：102-107.

陈艳华，蒋丽琴，王柏琦，2011. 槟榔碱对 2 型糖尿病大鼠凝血功能和血液流变学的影响[J]. 中国动脉硬化杂志，19（4）：319-322.
陈远寿，刘华庆，秦伟，等，2011. 黄芪多糖对糖尿病大鼠神经肽 Y 及其 Y2 受体表达的影响[J]. 辽宁中医药大学学报，13（1）：48-51.
程玉龙，2015. mir-221/222 调控胰岛 β 细胞增殖和功能的机制研究[D]. 北京：中国科学院大学.
邓慧敏，刘菊妍，周杰，等，2014. 消渴丸对 GK 大鼠糖尿病心肌病的作用及机理初探[J]. 实用糖尿病杂志，10（1）：31-35.
东野圣伊，张惠杰，张志国，等，2012. 盐酸小檗碱对糖尿病小鼠胰岛 β 细胞增殖与凋亡的影响[J]. 内科理论与实践，7（3）：169.
傅大莉，张娅莉，唐大轩，等，2013. 玉泉丸防治糖尿病慢性并发症的作用机理研究[J]. 四川生理科学杂志，35（1）：7-9.
葛学美，郭俊生，赵法及，等，2000.高脂诱发小鼠型糖尿病模型建立及谷氨酰胺的保护作用研究[J]. 解放军预防医学杂志，18（1）：21-23.
耿春贤，刘菊妍，邹琦，等，2014. 消渴丸中药组分对 GK 大鼠血脂、胰岛素和胰腺影响的实验研究[J]. 世界中西医结合杂志，（8）：822-825.
何佳，祁珊珊，郑红星，等，2019. 链脲佐菌素诱导 SD 大鼠 1 型糖尿病性骨质疏松模型的建立[J]. 中国骨质疏松杂志，25（12）：1716-1720.
何佳奇，李效贤，熊耀康，2011. 紫苏总黄酮提取物对四氧嘧啶致糖尿病小鼠糖脂代谢及抗氧化水平的影响[J]. 中华中医药学刊，29（7）：1667.
胡久略，张瓅方，侯紫君，等，2019. 玉液汤对气阴两虚型糖尿病大鼠血糖与胰岛素受体的影响[J]. 科学技术与工程，19（3）：62-66.
胡科锋，车勇，2018. 二甲双胍联合六味地黄丸治疗 2 型糖尿病的疗效[J]. 临床医学研究与实践，3（25）：118-119.
胡娜，袁琳，刘志强，等，2011. 交泰丸对 2 型糖尿病大鼠胰岛形态的影响[J]. 中国中医药科技，18（5）：387-389.
胡霞，唐宏图，戴红，等，2020. 玉液汤对 2 型糖尿病性肾病大鼠肾损害的保护作用研究[J]. 中药材，43（2）：464-468.
贾评评，宋丹，宋纯东，等，2018. 六味地黄丸对糖尿病肾病大鼠肾脏组织 RhoA/ROCK1 表达的影响[J]. 中医学报，33（9）：1636-1640.
金智生，孙丹凤，汝亚琴，等，2010. 红芪多糖对实验性糖尿病胰岛素抵抗大鼠 TNF-α 的影响[J]. 上海中医药杂志，44（9）：61.
李佳，薛耀明，朱波，等，2018. 从改善“脂毒性”看六味地黄丸对自发性糖尿病 OLETF 大鼠肝脏的保护[J]. 暨南大学学报（自然科学与医学版），39（2）：162-168.
李路丹，谢梦洲，赵蒙蒙，等，2011. 鬼箭羽对 2 型糖尿病血瘀证大鼠血糖及血液流变学的影响[J]. 中南大学学报：医学版，（2）：128-132.
李珍珠，燕军，张高小，等，2014. 穿心莲内酯衍生物对 2 型糖尿病大鼠的降糖作用及机制研究[J]. 中南药学，（1）：10-13.
李振中，尹翠梅，2005. 痰浊瘀血与糖尿病血管病变理论探讨[J]. 中西医结合心脑血管病杂志，3（11）：983-985.
林华，牛艳芬，王芳，等，2012. 芒果苷对糖尿病小鼠糖脂代谢的影响[J]. 中药药理与临床，28（6）：41.
刘冬恋，马松涛，2013. 牛蒡子苷对糖尿病大鼠视网膜和视神经病变的治疗作用[J]. 中华中医药杂志，28（12）：3732.
刘勇，柏合，刘洁婷，等，2017. 中药方剂玉液汤治疗 2 型糖尿病大鼠的作用机制研究[J].光明中医，32

（12）：1727-1729.
吕元军，李长平，谭效锋，等，2017. 金芪降糖片对糖尿病大鼠肾脏 IL-17 和 IL-23 表达的影响[J]. 天津医药，45（3）：249-253.
米庆海，2006. 愈糖益肾胶囊治疗糖尿病肾病的实验研究[J]. 中医药学刊，24（12）：2302-2304.
闵志雪，包鹏举，崔凤娟，等，2012. 银杏内酯 B 对实验性糖尿病血管病变的保护作用[J]. 医学理论与实践，25（21）：2616-2619.
南征，南红梅，何泽，等，2005. 消渴安胶囊治疗 2 型糖尿病 920 例临床与实验研究[J]. 长春中医学院学报，21（1）：13-15.
钱瑾，黎明，吴嘉瑞，等，2012. 消渴丸中药成分对 α-葡萄糖苷酶抑制作用的研究[J]. 中国实验方剂学杂志，18（7）：173.
乔凤霞，申竹芳，叶菲，等，2000. 链脲佐菌素糖尿病金黄地鼠模型建立的研究[J]. 中国糖尿病杂志，8（4）：215-218.
宋绍华，何黎升，金岩，等，2004. 猪糖尿病皮肤溃疡模型建立的实验研究[J]. 中国临床康复，8（36）：8217-8219.
孙桂菊，王少康，张小强，等，2003. 2 型糖尿病大鼠模型的建立及糖尿病并发症相关指标测定[J]. 上海实验动物科学，23（2）：79-81.
孙玉红，姜鲜，张红，等，2013. 积雪草苷通过抑制 NF-κB 核转移影响糖尿病大鼠血管平滑肌细胞增殖[J]. 四川生理科学杂志，35（2）：49.
孙玉秀，鲁云霞，汪凌云，等，2010. 豹皮樟总黄酮降低 2 型糖尿病大鼠血糖的可能机制研究[J]. 中国中西医结合杂志，30（6）：617.
田雄，郑敬民，2020. 糖尿病肾病动物模型研究进展[J]. 实验动物科学，37（2）：4.
田雪飞，易法银，周青，2002. 降糖益肾方对 2 型糖尿病肾病大鼠影响的实验研究[J]. 湖南中医学院学报，22（2）：15-18.
王大庆，2017. 玉泉丸对 2 型糖尿病大鼠糖脂代谢的影响[J]. 中医药临床杂志，29（1）：88-90.
王凤玲，唐丽琴，杨峰，等，2013. 小檗碱对高脂合并 STZ 诱导的糖尿病肾病大鼠肾脏 FN 与 CTGF 表达的影响[J]. 安徽医药，17（4）：549.
王会玲，李燕，胡伟锋，等，2014. 小檗碱影响 AMPK/PGC-1 信号途径改善糖尿病胰岛素抵抗和线粒体功能的研究[J]. 中华临床医师杂志（电子版），8（5）：896.
王莉珍，沈晓燕，胡艳，等，2002. 降糖合剂治疗 2 型糖尿病的临床与实验研究[J]. 上海中医药杂志，10：16-18.
王烨，周琦，朱向东，等，2017. 葛根芩连汤对自发肥胖型 2 型糖尿病 ZDF 大鼠 FFA 及 NF-κB/IRS2 通路的影响[J]. 上海中医药大学学报，31（6）：65-69.
夏卫军，程海波，张莉，2001. 鬼箭羽治疗 2 型糖尿病实验研究[J]. 陕西中医，22（8）：505-507.
徐先祥，李道中，彭代银，等，2011. 菟丝子多糖改善糖尿病大鼠糖脂代谢作用[J]. 中国实验方剂学杂志，17（18）：232.
许啸虎，周俪姗，邹欣，等，2018. 交泰丸对 2 型糖尿病大鼠糖脂代谢及肾脏保护作用的实验研究[J]. 中国医院药学杂志，38（2）：111-115.
薛红丽，王文健，陈剑秋，等，2001. 益气活血法治疗糖尿病周围神经病变的实验研究[J]. 中国中医基础医学杂志，7（12）：32-34.
颜益志，2004. 消渴方治疗 2 型糖尿病的实验研究[J]. 湖北中医杂志，26（12）：3-4.
杨凤艳，于敬，罗刚，等，2012. 新工艺金芪降糖片对糖尿病小鼠血糖血脂的影响[J]. 时珍国医国药，23（3）：677-678.
尹金凤，周阳，沈江山，2012. 青藤碱对糖尿病肾病大鼠肾脏 MCP-1 表达的影响[J]. 江西医药，（3）：195-197.

尹清晟，范姗姗，陈瑞，等，2018. 金芪降糖片联合胰岛素激活 PPAR-α/FGF21 信号改善 2 型糖尿病大鼠胰岛素抵抗[J]. 药物评价研究，41（8）：1425-1429.

于洋，赵宁，张娜，2018. 六味地黄丸对糖尿病大鼠血管功能的影响及抗氧化应激机制[J]. 中国老年学杂志，38（11）：2712-2715.

张峰，高永峰，张继国，2012. 四叶参多糖对糖尿病大鼠血糖及免疫功能的影响[J]. 中国实验方剂学杂志，18（2）：184.

张家瑞，2013. 槲皮苷和山奈酚对糖尿病小鼠血糖及血脂水平的影响[J]. 现代食品科技，29（3）：459.

张玲玉，叶鹏，2011. 在患有可诱导型血管紧张素Ⅱ依赖性恶性高血压的 Cyp1a1-Ren2 转基因大鼠中，应用阿利吉仑直接抑制肾素使血压恢复正常[J]. 中华高血压杂志，（9）：872-872.

张园，董林，许晓乐，等，2012. 二苯乙烯苷对 2 型糖尿病大鼠氧化应激、炎症反应及主动脉细胞凋亡相关基因的影响[J]. 中国糖尿病杂志，20（10）：775.

张再超，叶希韵，徐敏华，等，2010. 葛根黄酮降血糖防治糖尿病并发症的实验研究[J]. 华东师范大学学报（自然科学版），（2）：77.

章超群，武晓旭，吴永贵，等，2014. 白芍总苷对糖尿病大鼠肾组织 Toll 样受体信号通路调节的研究[J]. 中国药理学通报，30（3）：354.

赵海燕，王勇，吴力武，等，2012. 甘草黄酮对 2 型糖尿病大鼠血糖、血脂等生化指标的影响[J]. 中国糖尿病杂志，20（1）：65.

赵恒侠，虢周科，李惠林，等，2003. 通络糖泰治疗 2 型糖尿病周围神经病变的实验研究[J]. 陕西中医学院学报，26（6）：48-49.

周立，连辉，王志勇，2018. 肌肽对 1 型糖尿病大鼠心脏的保护作用[J]. 中国病理生理杂志，（9）：1565-1570.

周琦，朱向东，仝小林，等，2018. 葛根芩连汤对 2 型糖尿病模型大鼠胰岛细胞 IRS-2/PI3K-Akt 通路的影响[J]. 中医杂志，59（11）：973-977.

邹晓蕾，曹瑜，袁思佑，等，2006. T 细胞介导的 1 型糖尿病小鼠模型的建立及机制研究[J]. 中国药师，9（10）：883-888.

邹欣，刘德亮，陆付耳，等，2014. 交泰丸对 2 型糖尿病大鼠胰腺脂肪沉积和胰岛细胞凋亡的影响[J]. 中国中药杂志，39（11）：2106-2111.

邹志远，2017. 胰岛 β 细胞及脑组织特异性杀除的糖尿病模型构建及分析[D]. 北京：中国农业大学.

Abel E D, Peroni O, Kim J K, et al, 2001. Adipose-selective targeting of the GLUT4 gene impairs insulin action in muscle and liver[J]. Nature，409（6821）：729-733.

Ackermann A M，Zhang J，Heller A，et al，2017. High-fidelity Glucagon-CreER mouse line generated by CRISPR-Cas9 assisted gene targeting[J]. Molecular Metabolism，6（3）：236-244.

Chae Y J，Song J S，Ahn J H，et al，2018. Model-based pharma-cokinetic and pharmacodynamic analysis for acute effects of a small molecule inhibitor of diacylglycerol acyltransferase-1 in the TallyHo/JngJ polygenic mouse[J]. Xenobiotica，49（7）：823-832.

Gao L H，Liu Q，Liu S N，et al，2014. A refined-JinQi-JiangTang tablet ameliorates prediabetes by reducing insulin resistance and improving beta cell function in mice[J]. J Ethnopharmacol，151（1）：675-685.

Grotle A K，Garcia E A，Huo Y，et al，2017. Temporal changes in the exercise pressor reflex in type 1 diabetic rats[J]. American Journal of Physiology Heart and Circulatory Physiology，313（4）：708-714.

Guillam M T，Hummler E，Schaerer E，et al，1997. Early diabetes and abnormal postnatal pancreatic islet development in mice lacking Glut-2[J]. Nature Genetics，17（3）：327-330.

Liu Q，Liu S，Gao L，et al，2017. Anti-diabetic effects and mechanisms of action of a Chinese herbal medicine preparation JQ-R in vitro and in diabetic KKAy mice[J]. Acta Pharm Sin B，7（4）：461-469.

Long L，Li Y，Yu S，et al，2019. Scutellarin prevents angiogenesis in diabetic retinopathy by downregulating

VEGF/ERK/FAK/Src pathway signaling[J]. Experimental Diabetes Research，28（2019）：4875421.

Nishimura M，1969. Breeding of mouse strains for diabetes mellitus[J]. Experimental Animals，18：147-157.

Ola M S, Ahmed M M, Ahmad R, et al, 2015. Neuroprotective effects of rutin in streptozotocin-induced diabetic rat retina[J]. Journal of Molecular Neuroscience，56（2）：440-448.

Ren X，Sun H，Zhang C，et al，2016. Protective function of pyridoxamine on retinal photoreceptor cells via activation of the pErk1/2/Nrf2/Trx/ASK1 signalling pathway in diabetic mice[J]. Molecular Medicine Reports，14（1）：420-424.

Shi X, Chacko S, Li F, et al, 2017. Acute activation of GLP-1-expressing neurons promotes glucose homeostasis and insulin sensitivity[J]. Molecular Metabolism，6（11）：1350-1359.

Soedling H, Hodson D J, Adrianssens A E, et al, 2015. Limited impact on glucose homeostasis of leptin receptor deletion from insulin-or proglucagon-expressing cells[J]. Molecular Metabolism，4（9）：619-630.

Sone H，Suzuki H，Takahashi A，et al，2001. Disease model：hyperinsulinemia and insulin resistance：part A-targeted disruption of insulin signaling or glucose transport[J]. Trends in Molecular Medicine，7（8）：320-322.

Stephanie F，Fredrik P，2015. Endothelin type A receptor inhibition normalises intrarenal hypoxia in rats used as a model of type 1 diabetes by improving oxygen delivery[J]. Diabetologia，58（10）：2435-2442.

Tomino Y，2012. Lessons from the KK-Ay mouse，a spontaneous animal model for the treatment of human type 2 diabetic nephropathy[J]. Nephro-Urology Monthly，4（3）：524-529.

Wang C Y，Liao J K，2012. A mouse model of diet-induced obesityand insulin resistance[J]. Methods in Molecular Biology，821：421-433.

Wang Q，Zhang P，Aprecio R，et al，2016. Comparison of experimental diabetic periodontitis induced by Porphyromonas gingivalis in mice[J]. Journal of Diabetes Research，2016：4840203.

Yan J，Wang C，Jin Y，et al，2018. Catalpol ameliorates hepatic insulin resistance in type 2 diabetes through acting on AMPK/NOX4/PI3K/AKT pathway[J]. Pharmacol Res，130：466-480.

Zhu Y，Devi S，Kumar M，et al，2020. Evaluation of gamma amino butyric acid（GABA）and glibenclamide combination therapy in streptozotocin induced diabetes[J]. Endocr Metab Immune Disord Drug Targets，21（11）：2005-2016.

第八章　古今医家诊治糖尿病医案精选

第一节　朱丹溪医案

化痰清热法为主治中消

朱丹溪治徐兄，年四十岁，口干小便数，春末得之，夏来求治。诊其两手，左涩右略数而不弦，重取似大而稍有力，左稍沉略弱而不弦，然涩却多于右，喜两尺皆不甚起。此由饮食味厚生热，谓之痰热，禁其味厚，宜降火以清金，抑肝以补脾。用三消丸十粒，左金丸、阿魏丸各五粒，以姜汤吞下，一日六次，又以四物汤加参、术、陈皮、生甘草、五味、麦冬煎服，一日三次，与丸药间服。

一二日自觉轻快，小便减三之二，口亦不干，止渴未除。头晕眼花，久坐则腰疼，遂以摩腰膏治腰疼，仍以四物汤用参芪减川芎，加牛膝、五味子、炒黄柏、麦冬煎饮，调六一散服。反觉便多，遂去六一散，令仍服丸药而安。

（《续名医类案》）

【按语】 患者因过食肥甘厚味致痰热内生。治疗上初以三消丸、左金丸、阿魏丸降火清金、清热化痰，继以四物汤加味，益气养血而收功。

化痰治疗消渴病，古代医家已有论述。如清代医家费伯雄在《医醇賸义・三消》中指出："上消者，肺病也……当于大队清润中，佐以渗湿化痰之品，盖火盛则痰燥，其消烁之力，皆痰为之助虐也，逢原饮主之；中消者，胃病也……宜清阳明之热，润燥化痰，除烦养胃汤主之；下消者，肾病也……急宜培养真阴，少参以清利，乌龙汤主之。"此说补充发展了化痰利湿的治疗方法。

至今化痰利湿或清热化痰多用于糖尿病并发症的治疗，如糖尿病脑血管病急性期表现为风痰闭阻、痰热腑实证者可采用化痰清热通腑治疗，每每获效，常用药物：瓜蒌、半夏、胆南星、竹沥、大黄、丹参等。再如糖尿病肾病肾衰期，表现为气血阴阳俱虚、痰湿中阻证候者采用当归补血汤合二陈汤，益气养血、化痰利湿治疗多能获效，常用药物：当归、黄芪、陈皮、半夏、茯苓、竹茹、大黄、甘草等。

第二节　李东垣医案

生津甘露饮子加减治中消

李东垣治顺德安抚张耘夫，年四十余，病消渴，舌上赤裂，饮水无度，小便数多。李曰：消之为病，燥热之气胜也。《内经》云：热淫所胜，佐以甘苦，以甘泻之，热则伤气，气伤则无润，折热补气，非甘寒之剂不能。故以人参、石膏各二钱半，甘草生、炙草各一钱，甘寒为君。

启元子云：滋水之源，以镇阳光，故以黄连三分，酒黄柏、知母、山栀各一钱，苦寒泻热补水为臣。以当归、麦冬、白芍、兰香各五分，连翘、杏仁、白芷各一钱，全蝎一个，甘辛寒和血润燥为佐。以升麻二钱、柴胡三分、藿香二分，反佐以取之。桔梗三钱，为舟楫，使浮而不下也。名之曰生津甘露饮子。为末，汤浸蒸饼和成剂，捻作饼子，晒半干，杵筛如米大，食后每服二钱，抄在掌内，以舌舐之，随津咽下，或白汤少许送下亦可。此治制之缓也。治之旬日良愈。

古人消渴，多传疮疡，以成不救之疾，此既效，亦不传疮疡，以寿考终，后以此方治消渴诸症皆验。

（《卫生宝鉴》）

【按语】 李东垣认为，消渴病属燥热内盛的疾病。《卫生宝鉴》云："热淫所胜，佐以甘苦，以甘泻之，热则伤气，气伤则无润，折热补气，非甘寒之剂不能"。从配伍来看，人参、石膏、生甘草、炙甘草益气清热，黄连、酒黄柏、知母、连翘、山栀苦寒泄热解毒，当归、麦冬、白芍滋阴养血润燥，桔梗、杏仁、甘草宣降肺气，调畅气机。生津甘露饮子的配方以清热解毒、益气生津润燥为主，主要药物都具备显著的降血糖药理作用，适合消渴初期，燥热亢盛、阴津损耗的病证。

第三节　张锡纯医案

健脾益气生津治疗糖尿病

邑人某，年二十余，贸易津门，得消渴证，更医十余人不效，归家就医于愚，诊其脉甚微细，旋饮水旋即小便，须臾数次，投以此汤[1]，加野台参四钱，数剂渴见止，而小便仍数，又加萸肉五钱连服十剂而愈。

（《医学衷中参西录》）

【注】 [1]指玉液汤：生山药、黄芪、知母、生内金、葛根、五味子、天花粉。

【按语】 张锡纯认为消渴为气不布津、肾虚胃燥所致。津液不布，胃燥耗津则口渴引饮；脾气亏虚，肾失封藏，水精下流则小便频数量多；肾虚胃燥，气虚胃燥津伤则困倦气短，舌嫩红而干，脉虚细无力。玉液汤中山药、黄芪可补脾固肾、益气生津，二药相配，一则使脾气升，散精达肺，输布津液以止渴；二则使肾气固，封藏精微以缩尿。知母、天花粉可滋阴清热，生津养液，润燥止渴。四药相配，共奏益气养阴、生津布津（气旺生津）、润燥止渴、固肾缩尿之功。葛根清热生津止渴，且葛根与黄芪相配，升发脾胃清阳，输布津液而止渴。鸡内金助脾健运，运化水谷精微，兼能缩尿，可化饮食中糖质为津液。五味子固肾生津，不使津液下流，与山药相配，补肾固精生津之力更强。现今实验验证玉液汤可显著降低血糖，值得临床推广应用。

第四节　施今墨医案

梅花取香汤及麦冬煎益气阴、滋肝肾、补心脾治糖尿病

满某某，男，48 岁。患者病已多年，在铁路医院检查空腹时血糖 14.8mmol/L，尿糖（+++），诊断为糖尿病。现症：烦渴引饮，小便频数，多食善饥，日渐消瘦，身倦乏力，头晕心悸，大便微结，夜寐不实，多梦纷纭，舌苔薄白，脉数，重按无力。

中医辨证分析：心火不降，乱梦纷纭，热灼肺阴，烦渴多饮；脾胃蕴热，消谷善饥；肝阴不足，头晕目眩；肾阴亏耗，小便频多。综观脉症，气阴两亏，精血不足，三消俱备，五脏皆损，证候复杂。

治则：益气阴、滋肝肾、补心脾。

方药：生黄芪 30g，党参 10g，麦冬 10g，怀山药 18g，五味子 10g，玄参 12g，乌梅 4.5g，绿豆衣 12g，天花粉 12g，山茱萸 12g，桑螵蛸 10g，远志 10g，何首乌 15g，茯苓 10g，生地黄 12g。水煎服，每日 1 剂。共进上方 7 剂，再诊时烦渴解，尿次减，饮食如常，夜寐转佳，精神舒畅。空腹血糖 8.7mmol/L，尿糖（+）。效不更方，前方嘱再服 7～10 剂。

（《施今墨临床经验集》）

【按语】 本例患者，烦渴引饮，小便频数，多食善饥，三消俱备。脉数、重按无力，说明以虚证为主。施氏辨证分析认为肾阴亏虚为本，久病五脏俱虚，阴津滋润不足是一方面，也存在阴虚及于气虚的一面。肾水不足，不能上济于心，相对心火亢盛，壅于上焦，心神不安，故心悸，夜寐不实，乱梦纷纭；肾阴不足，不能润养于肺，肺燥则渴；肾阴不足，肝阴亦不足，阴血不得化生，脑失充养，故头晕目眩。肾阴亏耗，日久肾气亦有亏虚，脾不得肾气的推动、温煦和激发，运化失健，水谷精微不足，不充于肌肉四肢，则身倦乏力，不能充养于脑，则头晕目眩；“肾者，胃之关也”，胃喜润恶燥，不得真阴滋润，则胃热亢盛，邪火不能消化水谷为人体所用，故消谷善饥，而身体日渐消瘦；肾气不足，气化不及，故津液不能正常蒸腾气化，反而下注膀胱，从小便而出，故小便频多。施氏认为，本病虽证候复杂，但肾阴亏虚为本，治宜滋补肾阴为主，兼以益气，使水升火降，五脏可安。

《景岳全书》云：“治消之法最当先辨虚实，若察其脉证，果为实火，致耗津液者，但去其火，则津液自生而消渴自止；若由真水不足，则悉属阴虚，无论上中下急宜治肾，必使阴气渐充，精血渐复，则病必自愈。”《沈氏尊生书》云：“阴虚者，肾中真阴虚也。”

从处方用药看，生黄芪、党参、怀山药益气，养心、肺、脾、肾；麦冬、生地黄、玄参、天花粉滋心肺阴、清热；山茱萸、桑螵蛸、何首乌、五味子滋肾气，敛养肝肾阴精；茯苓、远志健脾化痰宁心，沟通心肾；绿豆衣、乌梅配何首乌解热毒，酸甘化阴。全方配伍严谨，阴阳兼顾，以此达到滋肾水、涵肝木、泻心火、除燥热、济精血之目的。可使热去津生，燥除渴止，阴平阳秘，水火既济，诸症改善。故本例患者虽患病多年，病情复杂，但只服药 7 剂，症状明显改善，血糖、尿糖均有下降。足见施老辨证精确，

用药精当，疗效卓著。

第五节　祝谌予医案

滋阴清热，清肝泻热治糖尿病

岑某某，男，46岁，初诊日期：1974年1月13日。素患夜间盗汗，全身尽湿。2个月前体检发现血糖9.7mmol/L，尿糖（+++）。症见两胁窜痛，手足心热，夜间盗汗，口干思饮，大便偏溏，纳食差，皮肤瘙痒，脉沉弦细，舌红。证属阴虚生热，气阴两伤。方用丹栀逍遥散加减。

方药：牡丹皮9g，山栀9g，柴胡9g，白术9g，茯苓9g，当归9g，麦冬9g，五味子9g，生龙骨24g，生牡蛎24g，生黄芪15g，山药12g，生麦芽30g。

二诊：服上方6剂后，盗汗减少，手足心热消失，仍口干思饮，脉沉弦，舌质红。

方药：生黄芪30g，天冬9g，麦冬9g，山药15g，太子参15g，玄参15g，苍术15g，生地黄15g，葛根15g，天花粉15g，五味子9g，乌梅6g，茯苓12g，肉桂3g，绿豆12g。

三诊：上方连服13剂，除口稍干，微有盗汗外，其他症状全消。检查血糖已正常，尿糖（–），脉沉弦，舌质偏红，改用丸药巩固。二诊方加4倍量山药打糊为丸，如梧桐子大，每饭后服6g。

[祝谌予. 对糖尿病的治疗体会. 新医药杂志，1976，5（37）：36-37]

【按语】 患者素患夜间盗汗，手足心热，口干思饮，脉细为阴虚蕴热，两胁窜痛，脉沉弦，舌红，说明肝郁，大便偏溏，纳食差，说明脾气弱，故用丹栀逍遥散加减治疗，方用牡丹皮、栀子、柴胡疏肝解郁，清解肝热；黄芪、白术、茯苓、山药、生麦芽益气健脾；当归、麦冬滋阴；五味子、龙骨、牡蛎敛汗滋肾。二诊盗汗减少，手足心热消失，说明虚热已退，证以气阴不足为主，生黄芪、山药、天冬、麦冬、太子参、玄参、生地黄、葛根、天花粉、茯苓益气养阴；天花粉、绿豆解热；五味子、乌梅酸敛；肉桂强肾之气化，一般均认为苍术性燥，不宜选用，但祝氏认为苍术有敛脾精作用，其性虽燥，如配用玄参，可制其短而扬其长。

第六节　邓铁涛医案

封藏肾精，澄其源则流自清

陈某，男，44岁，于2000年10月入院。患者自诉多饮、多食易饥、多尿半年，空腹血糖高达17.0mmol/L，常服格列齐特、盐酸二甲双胍片等药物，多饮多尿症状稍好转，但多食易饥未能改善，空腹血糖降至11.0mmol/L。后未能进一步改善，遂要求服用中药治疗。入院时症见：精神倦怠，形体消瘦，腰膝酸软，大便溏薄，舌边有齿痕、苔薄白，脉细缓。西医诊断为2型糖尿病。中医诊断为消渴，辨证属脾胃气阴两伤。方用邓氏糖尿病方。

药用：熟地黄12g，生地黄12g，怀山药90g，黄芪60g，山萸肉15g，泽泻10g，云苓 15g，牡丹皮 10g，玉米须 30g，仙鹤草 30g。每日 2 剂，饭前 1h 服用。嘱患者坚持糖尿病饮食。

服上药 1 周后，患者自觉脘腹饱胀，纳食减少，无易饥感，且体力渐增，大便成形。服上药 2 周后，症状基本消失，空腹血糖降至 7.05mmol/L。再服药 2 周（改为每日 1 剂）后，血糖稳定在 5.6mmol/L 左右。出院后在门诊以原方出入继服巩固之。追踪 3 个月，血糖稳定在正常范围内。

（《中医研究》）

【按语】 邓氏认为肾为先天之本，主藏精而寓元阴元阳。肾阴亏虚则虚火内生，上燔心肺则多饮；中灼脾胃则消谷；阴虚阳亢固摄失司，故小便量多。《石室秘录·消渴》曾明确指出："消渴之证，虽分上、中、下，而肾虚以致渴则无不同也。故治消之法，以治肾为主，不必问其上、中、下之消也。"可见，消渴病以肾气阴两虚为本。《素问·阴阳应象大论》指出："年四十而阴气自半也。"阴气即肾气，含肾阴、肾阳。中老年消渴患者，肾虚真水不足是三消之本，水亏命门火衰乃下消之因。脾为后天之本，主运化，为胃行其津液。脾阴不足，胃热亢盛，则多食多饮；脾气虚，不能摄水谷精微，则小便味甘；水谷精微不濡养肌肉，故形体消瘦。说明脾气阴亏虚与消渴病发病密切相关。因此，邓氏认为滋阴益肾、健脾益气乃治疗本病的关键所在，而六味地黄丸其立法以肾、肝、脾三阴并补，在此基础上加强益气之功，则能符合临床治疗之要求。

邓氏糖尿病方中熟地黄、生地黄滋肾阴，益精髓；山萸肉酸温滋肾益肝；山药、黄芪健脾益气，用量要大，有气复津还之意，共成三阴并补，以补肾治本之功，亦即王冰所谓"壮水之主，以制阳光"之义。茯苓、泽泻健脾利水，牡丹皮消虚热，虽然补泻并用，但以补为主。现代药理研究证实，生地黄配熟地黄，山药配黄芪有明显降血糖作用。且山药能抑制胃排空运动及肠管推进运动，能增强小肠吸收功能，抑制血清淀粉酶的分泌。仙鹤草、玉米须降血糖作用亦早被人们所公认。

总之，邓氏认为肾宜闭藏而不宜耗散。肾精不可泄，肾火不可伐。对于消渴病的治疗，除服用药物外，还应配合饮食疗法，以提高疗效。可嘱患者用猪胰 2 条、怀山药 30g，清水适量煎后饮汤食渣，或者用南瓜、洋葱头、山慈菇、黄豆、薏苡仁等适量做菜，多食代饭，对消除糖尿病症状，降低血糖有一定帮助。在治疗期间或治愈之后，都必须保持心情舒畅，节制房事，注意饮食，这对提高与巩固疗效也是很重要的。

第七节　周仲瑛医案

自拟方滋阴润燥，化瘀除湿并重治糖尿病

臧某，男，35 岁，2001 年 11 月 15 日初诊。患者因口渴、疲劳乏力反复 6 个月就诊。患者有家族性高血压、高血脂史，父逝于中风。今年 5 月以来，明显口干欲饮，疲劳乏力，去某医院就诊，查空腹血糖 10.2mmol/L，餐后 2h 血糖 14.3mmol/L。即嘱服用格列齐特 80mg，每日 2 次；阿卡波糖片 50mg，每日 3 次。服药数月后，查空腹血糖 8.7mmol/L，餐后 2h 血糖 12.2mmol/L，甘油三酯 9.3mmol/L，胆固醇 2.28mmol/L。且自觉症状明显，自感口干，

口黏，疲劳乏力，大便干结，3 日 1 次，手足麻木，尿黄，疲劳后尿沫增加，苔黄薄腻质暗，脉小弦滑。乃求诊于中医。辨证属肝肾阴虚，燥热、湿热、瘀热互结，以燥热、肝肾阴伤为著。治宜补益肝肾，清热润燥，兼以清热利湿，活血化瘀。

药用：制何首乌 12g，制黄精 12g，枸杞子 12g，生地黄 15g，山茱萸 6g，地骨皮 15g，太子参 10g，黄芪 10g，玄参 10g，生山楂 15g，决明子 12g，麦冬 10g，知母 10g，天花粉 12g，黄连 3g，佩兰、泽兰各 10g，泽泻 10g，桑叶 15g，炙鸡内金 10g。每周服 5 剂，共 40 剂。

2002 年 3 月 3 日二诊：患者诉服上药后，疲劳缓解，口渴消失，口黏已不显，晨起略有口干，大便干结已缓解，偶有手足麻木，尿黄，疲劳后尿沫仍明显增加，舌质暗，苔黄薄腻，脉小弦滑。检查空腹血糖 7.2mmol/L，餐后 2h 血糖 9.2mmol/L，甘油三酯 5.38mmol/L，胆固醇 1.67mmol/L。治疗有效，原方继进，改原方为丸药以缓图。

药用：制何首乌 15g，制黄精 12g，枸杞子 12g，生地黄 15g，山茱萸 10g，地骨皮 15g，太子参 10g，黄芪 10g，玄参 10g，生山楂 15g，决明子 12g，麦冬 10g，知母 10g，天花粉 12g，黄连 3g，佩兰、泽兰各 10g，泽泻 10g，鬼箭羽 15g，桑叶 15g，玉米须 15g，炙鸡内金 10g。上述诸药研极细粉，另用桑叶、玉米须煎汤代水，水泛为丸。每次于餐前服用 6g，每日 3 次。

（《中医杂志》）

【按语】 周氏根据糖尿病患者常多出现的症状，如咽燥、口干、欲饮、口苦、口中黏腻，大便干结或稀溏，尿量多、尿浑浊或伴尿艰涩难行，肢体麻木，或易生疮疡，两目干涩，视物模糊，耳鸣，腰酸膝软，周身乏力，易于疲劳、舌苔黄腻难化等，判定本病在标为燥热、湿热与瘀热三热互结，在本为气阴两虚、肝肾不足。病变脏腑在肺、脾、胃、肝和肾。从而提出以“三热”论治糖尿病的观点。

本案患者辨证属肝肾阴虚，燥热、湿热、瘀热互结，以燥热、肝肾阴伤为著。燥热伤肺，肺失濡润，津不上承，故出现口干、咽燥、欲饮；湿热蕴于脾胃，运化功能失健，故出现口苦、口中黏腻、大便干结、苔黄腻难化；肾阴亏虚，阴虚及阳，阳虚气不化水，肾失固摄，膀胱气化无权，则小便浑浊；瘀热阻络，经络不利，故肢体麻木；气阴两虚，则周身乏力，易于疲劳。

周氏糖尿病方清燥泻热，清利芳化，凉血化瘀，益气养阴，培补肝肾，攻补兼施，药物组成：桑叶 15g，地骨皮 20g，天花粉 12g，知母 10g，黄连 3g，藿香、佩兰各 10g，苍术 10g，鬼箭羽 20g，水蛭 3g，泽兰 12g，炙僵蚕 10g，玄参 12g，煨葛根 12g，生黄芪 12g，太子参 12g，生地黄 15g，山茱萸 6g。

方中以桑叶、地骨皮、天花粉、知母清肺润燥，滋阴生津；黄芪、太子参及生地黄益气养阴；患者血脂较高用制何首乌、制黄精以滋阴补肾，化痰泄浊；以黄连、佩兰清中燥湿，芳香化湿悦脾；鬼箭羽、泽兰、玄参凉血活血，化瘀通络；生地黄、山茱萸酸甘滋肾阴。全方共奏补益肝肾、清热润燥，兼以清热利湿，活血化瘀之功。现代中药药理研究亦证明，处方中一些药物在体外实验中证明有降糖作用。如黄芪、生地黄具有降低血糖及血脂、提高糖耐量的作用，鬼箭羽具有降低血糖、促进胰岛素分泌或恢复损伤的胰岛 β 细胞的作用。

原书提及若肝肾阴亏明显、两目干涩为主，可酌加石斛、枸杞子、麦冬，去苍术；若络热血瘀为甚，表现为肢体感觉不灵、麻木不仁，加姜黄、鸡血藤、丹参；若伴有肢体浮肿，可酌加泽泻、路路通、天仙藤、鸡血藤、楮实子、炙水蛭以化瘀理气、利水通络；若湿阻壅盛，脾胃运化失健，表现为大便溏泻为主症，加煨木香、砂仁、凤尾草、怀山药以化湿健脾理气；若肾虚，尿浑浊或量多为主，则当加用玉米须、泽泻、菟丝子、覆盆子以补肾通利；若伴有肝火上炎，面红目赤，血压升高，适当加罗布麻叶、夏枯草、苦丁茶以清肝化火降压；若形体肥胖，痰浊较重，血脂增高，可适当加入制黄精、制何首乌、石菖蒲、海藻、荷叶等以滋阴补肾、化痰泄浊，可供临床参考。

第八节　全小林医案

温阳化瘀法治糖尿病足

患者，女，71 岁，2008 年 8 月 18 日初诊。有血糖升高病史 20 余年，一直服用降糖西药控制血糖，2004 年开始使用胰岛素泵，糖化血红蛋白控制在 6%～7%。刻下：两足大趾瘀黑，阵发性疼痛，双下肢发凉，易感冒，时有心悸，胸闷，气短，头晕，健忘，口干欲饮，尿少、有泡沫，偶有手足麻木，手臂刺痛，舌淡、舌底瘀，苔白微腻，脉沉细。

证属气阴两虚，络脉寒瘀内结。治以益气养阴，温经通络，散寒祛瘀。

投以自拟泡脚方：生麻黄 30g，桂枝 30g，艾叶 30g，透骨草 30g，川芎 30g，葱白 2 根，生姜 50g。14 剂，每日 1 剂，水煎泡脚，每日 1 次。

二诊：患者双足大趾黑甲减轻，趾甲生长加快，疼痛消失，双下肢仍发凉，大便干结，每夜尿 2 次，眠差。上方加制川乌、制草乌各 30g，连续泡脚半年。

三诊：双足大趾黑甲大有好转，双下肢仍发凉、浮肿、乏力、大便干，需服通便药，夜尿 1～2 次。上方加桃仁 15g，葱白改为 4 根。连续泡脚 4 个月后，双足大趾黑甲消失，留紫痕，双下肢发凉好转，双下肢浮肿好转。

（《全小林治疗糖尿病末梢神经病变验案举隅》）

【按语】　糖尿病在发生发展过程中，由燥热伤津到津伤耗气，出现气阴亏虚，气无力以行血，进则血脉瘀阻，痰瘀结聚脉络；当营气亏耗，阴阳俱虚，精气大损，营卫不调时，无以营养脉络肌腠，外加风寒湿邪侵袭肌腠，凝聚脉络，发为坏疽、痈肿。此案病人年老体衰，正气不足，风寒湿邪侵袭阻塞经络，气血运行不畅，刻诊见两足大趾瘀黑、阵发性疼痛、下肢凉，证属风寒侵袭脉络，痰瘀阻络化毒，故治以益气养阴、温经通络、散寒祛瘀。全小林医生采用的是外用中药煎液泡患脚，方中麻黄温通发散，外则宣透皮毛腠理，内可深入积痰凝血；桂枝温经通脉、通阳化气；艾叶和葱白有温经通络散寒的作用；川芎可行气活血、祛风止痛。诸药合用，可疏通络滞、温经通络。二诊时患者络脉寒湿瘀血尚盛，新加入制川乌和制草乌。两药辛大热，药力猛，可搜剔筋骨风寒湿邪，温经祛寒止痛之效力强盛，和麻黄相配，能加强祛风除湿、散寒止痛之效。三诊加用活血化瘀的桃仁，连续 4 个月治疗，基本治愈。另此案未见中医药内服治疗处方，以笔者所经治的一些糖尿病坏疽病例总结，内服中药能快速有效地改善人体内在的精气损伤和血脉瘀阻，改善整个血液循环，调和营卫，能促使坏疽溃烂部位的炎性物质吸收和伤口的收敛愈合，所以内服外洗应当是中医药治疗糖尿病坏疽的有效思路。

参 考 文 献

金末淑，仝小林，2011. 仝小林治疗糖尿病末梢神经病变验案举隅[J]. 中国中医药信息杂志，（2）：93-94.

罗天益，2018. 卫生宝鉴[M]. 北京：中国中医药出版社.

魏之琇，2018. 续名医类案[M]. 北京：人民卫生出版社.

尹涛，2016. 大国医经典医案诠解（病症篇）[M]. 北京：中国医药科技出版社.

张锡纯，2010. 医学衷中参西录[M]. 太原：山西科学技术出版社.

祝谌予，1976. 对糖尿病的治疗体会[J]. 新医药杂志，5（37）：36-37.

祝谌予，翟济生，施如雪，等，2005. 施今墨临床经验集[M]. 北京：人民卫生出版社.